常见内科疾病诊疗

刘春辉 主编

CHANGJIAN NEIKE
JIBING ZHENLIAO

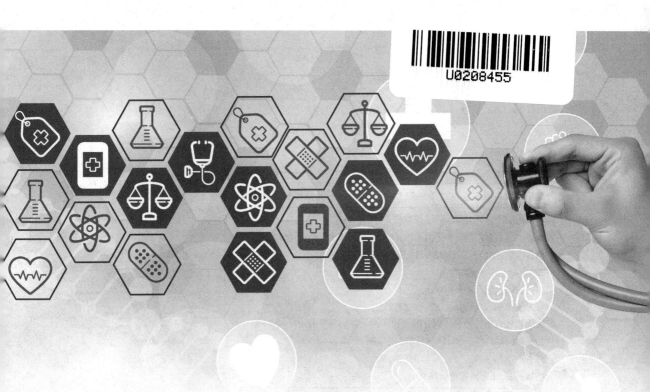

U0208455

中国纺织出版社有限公司

图书在版编目（CIP）数据

常见内科疾病诊疗 / 刘春辉主编. —— 北京：中国
纺织出版社有限公司，2020.8（2023.5 重印）

ISBN 978-7-5180-7757-1

Ⅰ.①常… Ⅱ.①刘… Ⅲ.①内科—常见病—诊疗
Ⅳ.①R5

中国版本图书馆CIP数据核字（2020）第153905号

责任编辑：舒文慧　　责任校对：高　涵　　责任印制：王艳丽

中国纺织出版社有限公司出版发行
地址：北京市朝阳区百子湾东里A407号楼　邮政编码：100124
销售电话：010—67004422　传真：010—87155801
http://www.c-textilep.com
中国纺织出版社天猫旗舰店
官方微博 http://weibo.com/2119887771
大厂回族自治县益利印刷有限公司印刷　各地新华书店经销
2020年8月第1版　2023年5月第2次印刷
开本：787×1092　1／16　印张：13
字数：283千字　定价：78.00元

凡购本书，如有缺页、倒页、脱页，由本社图书营销中心调换

编 委 会

前　　言

　　随着社会经济和医学科技的发展，内科学的内容变得越来越广，疾病的诊疗与研究日益活跃，新理论、新设备不断出现并应用于临床，取得了良好的效果。目前，关于内科疾病诊疗的书籍众多，有些书籍存在观点不明、图表不清等不妥之处。鉴于此，本书作者参考大量国内外文献资料，结合国内临床实际情况，编写了本书。

　　本书重点介绍了临床内科各系统常见病、多发病的诊疗，具体包括呼吸内科、心内科、消化内科、肾内科、内分泌科、风湿免疫科、神经内科等。本书的编者均从事内科工作多年，具有丰富的临床经验和深厚的理论功底。希望本书能为内科医务工作者处理相关问题提供参考，也可供医学院校学生和基层医生学习之用。

　　在本书编写过程中，由于作者较多，写作方式和文笔风格不一，再加上时间有限，难免存在疏漏和不足之处，恳请广大读者提出宝贵的意见和建议。

编者

2020 年 4 月

目　录

第一章
呼吸内科疾病

第一节 慢性支气管炎

慢性支气管炎简称"慢支"，是指气管、支气管黏膜及周围组织的慢性非特异性炎症。临床以咳嗽、咳痰或伴有喘息及反复发作的慢性过程为特征。病情若缓慢进展，常并发阻塞性肺气肿，二者被统称为慢性阻塞性肺疾病（COPD）。据世界卫生组织（WHO）估计，目前慢性阻塞性肺疾病为世界第4大致死原因，仅次于心脏病、脑血管病和急性肺部感染，与艾滋病一起并列第4位，但至2020年可能上升为世界第3大致死原因。2002年，世界卫生组织COPD全球倡议（GOLD），决定将每年的11月19日定为"世界慢性阻塞性肺疾病日"，旨在促使公众和医生更多地关注慢性支气管炎及由其所引发的诸如阻塞性肺气肿、肺动脉高压、肺源性心脏病等一系列病症。

一、病因和发病机制

病因尚未完全清楚，一般认为与以下因素有关，可分外因和内因两方面。

（一）外因

1. 吸烟　研究证明，吸烟与慢性支气管炎的发生有密切关系。大部分患者均有吸烟史，吸烟时间越长，烟量越大，患病率越高；戒烟后可使病情缓解，甚至痊愈。动物实验证明，吸烟雾可引起以下改变：①副交感神经兴奋，支气管痉挛。②呼吸道上皮纤毛变短、不规则，纤毛运动减弱。③支气管杯状细胞增生，黏液分泌增加，气道净化能力减弱。④支气管黏膜充血、水肿、黏液积聚，肺泡中吞噬细胞功能减弱，易导致感染。

2. 感染　感染是慢性支气管炎发生和发展的重要因素，主要为病毒和细菌感染。病毒以鼻病毒、黏液病毒、腺病毒、呼吸道合胞病毒多见，细菌以流感嗜血杆菌、肺炎链球菌、甲型溶血性链球菌及奈瑟球菌多见。

3. 理化因素　刺激性烟雾、粉尘、大气污染（二氧化硫等）的慢性刺激，常为慢性支气管炎的诱发病因。长期吸入硫酸、盐酸蒸气的工作人员，由于化学性损伤，可患职业性慢性支气管炎。在我国城市和农村，以煤炭和木材为燃料做饭取暖，无排烟设施，造成室内空气污染，也是一个重要的致病因素。

4. 过敏因素　据调查，喘息型支气管炎往往有过敏史，如尘埃、尘螨、细菌、真菌、寄生虫、花粉及煤烟、油烟等都可成为过敏原而致病。过敏反应可使支气管收缩或痉挛、组织损害和炎症反应，继而发生慢性支气管炎。

5. 气候　寒冷常为慢性支气管炎发作的重要诱因。寒冷可引起以下改变：①减弱上呼吸道的防御功能。②黏膜血液循环障碍。③支气管平滑肌反射性收缩，分泌物排出困难，从而诱发或加重感染。

（二）内因

1. 自主神经功能失调　呼吸道副交感神经功能亢进，气道反应性增高，进而出现支气管收缩、痉挛、分泌增加，产生咳嗽、咳痰、喘息等症状。

2. 呼吸道防御功能低下　正常人呼吸道始终保持无菌状态，其机制有以下几个方面：①上呼吸道对吸入空气的过滤、加温和湿润作用。②气管、支气管的黏液纤毛运动。③咳嗽反射。④细支气管、肺泡的巨噬细胞吞噬作用。⑤分泌型免疫球蛋白A（SIgA）的作用。

3. 营养因素　维生素C、维生素A缺乏，支气管黏膜上皮修复差，溶菌酶活性降低，也是慢性支气管炎的易患因素。

4. 遗传因素　遗传因素也可能是慢性支气管炎的易患因素，但机制尚待研究。

二、病理生理

早期病变限于气道黏膜上皮，表现为气道上皮细胞的纤毛粘连、倒伏、脱失。上皮细胞空泡变性、坏死、增生，鳞状上皮化生；杯状细胞增多和黏液腺肥大、增生，分泌旺盛，大量黏液潴留；黏膜和黏膜下层充血，浆细胞、淋巴细胞浸润及轻度纤维增生。急性发作时可见大量中性粒细胞浸润及黏膜上皮细胞坏死、脱落。病情较重且病程较久者，炎症由支气管壁向周围组织扩散，黏膜下层平滑肌束断裂、萎缩。病变发展至晚期，黏膜萎缩，支气管周围纤维组织增生，支气管壁中的软骨片可发生不同程度的萎缩变性，造成管腔僵硬、塌陷。病变蔓延至细支气管和肺泡壁，形成肺组织结构破坏或纤维组织增生。

电镜观察可见Ⅰ型肺泡上皮细胞肿胀、变厚，Ⅱ型肺泡上皮细胞增生；毛细血管基底膜增厚，内皮细胞损伤，血栓形成，管腔纤维化、闭塞；肺泡壁纤维组织弥漫性增生。

早期一般没有明显病理生理变化，少数患者可表现为小气道（内径＜2 mm的气道）功能异常。随着病情加重，逐渐出现气道狭窄、阻力增加，常规肺通气功能检查可有不同程度异常。缓解期大多可恢复正常。随着病情发展，气道阻力增加，气流受限可成为不可逆改变。

三、临床表现

（一）症状

1. 常见症状　慢性支气管炎的主要症状为咳嗽、咳痰、喘息。多数起病缓慢，病程较长，反复急性发作而加重。

（1）咳嗽：支气管黏膜充血、水肿，管腔内分泌物聚集可引起咳嗽，慢性支气管炎的咳嗽具有长期、反复、逐渐加重的特点。开始时仅在冬春气候变化剧烈时或接触有害气体、颗粒时发作，夏季或停止接触有害气体、颗粒后咳嗽减轻或消失。此外可有以下表现：①咳嗽的严重程度与支气管黏膜炎症及痰量多少有关；晨起多，白天较少；临睡前有阵咳或排痰。②咳嗽的声音早期清朗有力，单声咳或间歇咳；有痰时咳声重浊，连声阵咳。

（2）咳痰：清晨排痰较多，一般为白色黏液或浆液泡沫性痰，急性发作合并细菌感染时，咳黏液脓性痰，痰量增多。晚期患者支气管黏膜腺体萎缩，咳痰量可以减少，但黏稠不易咳出，给患者带来很大痛苦。

（3）喘息：喘息多由支气管痉挛引起，或因支气管黏膜水肿，管壁肥厚和痰液阻塞所致；以喘息型慢性支气管炎多见。喘息可反复发作，并发阻塞性肺气肿时，可有气急，先有活动后气急，严重时稍活动即气急加重。

2. 非典型症状

（1）咳、痰、喘症状的不典型：慢性支气管炎的典型表现为咳嗽、咳痰或伴喘息，每年发病持续 3 个月，连续 2 年或以上，但临床上部分患者临床表现不典型，缺乏典型的咳嗽、咳痰、喘息这 3 大表现。另有部分患者虽有咳嗽、咳痰病史，但每年连续发病不到 3 个月，缺乏慢性支气管炎的典型临床症状，但影像学检查有慢性支气管炎表现，并可发展到阻塞性肺气肿阶段。

（2）咯血：少数慢性支气管炎患者在病程中可出现咯血。此类患者咯血的特点是常发生于急性发作期，伴随咳嗽、咳痰等其他症状出现，极少单独咯血。咯血量一般为痰中带血或小量咯血。因此，在临床工作中，处于临床缓解期的慢性支气管炎患者出现咯血，或急性发作期、慢性迁延期患者出现中量以上咯血，应考虑是否患有其他疾病。

（二）体征

早期轻症慢性支气管炎可无任何体征。急性发作期肺部可有散在的干、湿啰音，以中、细湿啰音为主，多在肺底部和背部，多少和部位不恒定，咳嗽后可减少或消失。喘息型支气管炎可听到哮鸣音。

（三）分型和分期

1. 分型　可分为单纯型和喘息型。单纯型患者表现为咳嗽、咳痰两项症状；喘息型除咳嗽、咳痰症状外，还有喘息。有人认为喘息型慢支实际上是慢支合并哮喘。

2. 分期　按病情进展分为 3 期。

（1）急性发作期：指在 1 周内咳、痰、喘 3 大症状中任一症状加重或伴发热者。

（2）慢性迁延期：指不同程度的咳嗽、咳痰或喘息症状迁延不愈超过 1 个月者。

（3）临床缓解期：上述症状明显缓解或基本消失，并保持 2 个月以上者。

四、辅助检查

1. 血液检查　急性发作期或并发肺部感染时，白细胞计数及中性粒细胞百分比增多。喘息型患者嗜酸性粒细胞可增多。

2. 痰液检查　痰涂片及培养可见流感嗜血杆菌、肺炎链球菌、甲型溶血性链球菌及奈瑟球菌等；痰涂片中可见大量中性粒细胞、已破坏的杯状细胞，喘息型患者可见较多嗜酸性粒细胞。

3. X 线检查　可见双肺纹理增粗、紊乱，可有斑点状或网状阴影，以双下肺野较明显。有 37.1% ~ 46.3% 的慢性支气管炎患者胸部 X 线检查无异常改变。只有当支气管炎症波及末梢支气管，导致支气管壁增厚、腔内炎性分泌物阻塞和（或）小叶间隔和（或）支气管—血管周围纤维组织增生等，胸部 X 线才能显示非血管性纹理增多、粗乱和（或）网织结节影。

4. 呼吸功能检查　早期无异常。小气道阻塞时，最大呼气流速—容积曲线在 75% 和 50% 容量时流量明显下降，闭合气量和闭合容积明显增加。发展到气道狭窄或阻塞时，第 1 秒用力呼气容积（FEV_1）减少（<70%），最大自主通气量（MVV）减少（<预计值的 80%）。

五、诊断

多数患者主要根据临床症状做出诊断。

1. 咳嗽、咳痰或伴喘息，每年发病持续 3 个月，连续 2 年或以上，排除其他心肺疾患时，可做出诊断。

2. 每年发病持续时间不足 3 个月，但有明确的客观检查依据（X 线、肺功能），也可诊断。

六、鉴别诊断

慢性支气管炎的诊断属排他性诊断，做出诊断前必须首先排除其他可以引起慢性咳嗽、咳痰或喘息的心、肺疾患。

（一）常见表现鉴别诊断

1. 肺纤维化　两者均有慢性咳嗽、气短等症状，肺纤维化患者胸片上的网状纹理容易误诊为慢性支气管炎。部分患者肺部听诊可在胸部下后侧闻及 velcro 啰音（爆裂音），血气分析动脉血氧分压（PaO_2）降低，肺功能检查为限制性通气功能障碍。可出现杵状指。胸部 CT 见间质性结节影和（或）间质性网格影，甚至为纤维条索影，均有助于鉴别。

2. 支气管哮喘　单纯型慢支与支气管哮喘的鉴别较容易，支气管哮喘常于青年或幼年起病；一般无慢性咳嗽、咳痰史；以发作性哮喘为特征；发作时两肺布满哮鸣音，缓解期无症状。但喘息型支气管炎与已经具有一定程度不可逆性气道阻塞的支气管哮喘的鉴别有时十分困难。有人认为喘息型慢支就是慢支合并支气管哮喘，因而不需要对二者再进行鉴别，而且此时二者在治疗上有很多相同之处。对咳嗽变异型支气管哮喘须注意与慢支进行鉴别，前者多为阵发性干咳，无痰，夜间及清晨症状较重，X 线胸片无异常改变，支气管激发试验阳性。

3. 嗜酸性粒细胞支气管炎　两者均有慢性咳嗽、胸闷等症状，但嗜酸性粒细胞支气管炎患者常有过敏史，常规肺功能检查正常，支气管激发试验阴性，痰中嗜酸性粒细胞比例增高，超过 3%，这些检查有助于鉴别。

4. 硅沉着病　两者均有慢性咳嗽、气短等症状，但硅沉着病患者有粉尘和职业接触史；胸部 X 线检查肺部可见矽结节，肺门阴影扩大，较易鉴别。

（二）非典型表现鉴别诊断

1. 支气管扩张　与慢支相似，也有慢性反复咳嗽、咳痰，但痰量常较慢支多，痰的性质多为脓性，合并感染时可有发热、大量脓痰，常有反复咯血；肺部体征以固定性湿啰音为主，部位与病灶位置吻合；病程长者可伴消瘦，可有杵状指（趾）；X 线检查常见病变部位肺纹理紊乱，严重者呈卷发状或蜂窝状；胸部 CT（尤其是高分辨率薄层 CT）可以明确诊断。

2. 肺结核　患者多有低热、盗汗、乏力、消瘦、食欲不振等结核中毒症状，约 1/3 患者有咯血；胸部 X 线和痰结核分枝杆菌检查可明确诊断。

3. 肺癌　起病隐匿，早期没有任何特异性临床表现，部分有慢性咳嗽、咳痰表现的肺癌患者可被误诊为慢支。肺癌患者年龄常在 40 岁以上；可为刺激性咳嗽，常伴咯血（多为痰中带血丝）；胸部 X 线检查可发现肺部肿块影或结节影；痰脱落细胞及纤维支气管镜活检可明确诊断。对于以往已明确诊断为慢支的患者，并不能据此排除罹患肺癌的可能，仍应定期行胸部 X 线检查，以免漏诊。

七、治疗

采取防治结合的综合措施，目的在于缓解症状，防止肺功能损伤，促进康复。急性发作期和慢性迁延期应以控制感染、祛痰和止咳为主；伴发喘息时，应予解痉平喘治疗。在缓解期以加强锻炼、增强体质、提高机体抵抗力、预防复发为主。

（一）急性发作期的治疗

慢支急性发作的原因最多见的是细菌或病毒感染，应确定急性发作的原因及病情严重程度，决定门诊或住院治疗。

1. 控制感染　应用抗菌药物，可分为经验治疗与目标治疗，经验治疗可给予 β-内酰胺类/β-内酰胺酶抑制药、第二代头孢菌素、大环内酯类或喹诺酮类。如门诊可用阿莫西林/克拉维酸、头孢唑肟 0.25 g，3 次/d。左氧氟沙星 0.2 g，2 次/d。

近年研制开发的新喹诺酮类，与环丙沙星、氧氟沙星等相比，具有以下特点：①对革兰阳性球菌的抗菌活性增强，如葡萄球菌属［包括抗甲氧西林金黄色葡萄球菌（MRSA）及耐甲氧西林金黄色葡萄球菌（MRCNS）］、化脓性链球菌、肺炎链球菌［对青霉素敏感（PSSP）及耐药（PRSP）］、粪肠球菌等，但耐环丙沙星菌株对之耐药。②对厌氧菌包括脆弱拟杆菌的作用增强。③加强对肺炎支原体、肺炎衣原体、沙星衣原体、鹦鹉热衣原体、军团菌、弓形虫、结膜分枝杆菌及其他分枝杆菌的作用。④对革兰阴性杆菌仍保留良好抗菌活性。新开发的品种有莫西沙星、加替沙星、吉米沙星、西他沙星等，其中莫西沙星被称为专为治疗呼吸道感染的新喹诺酮类药物，对肺炎链球菌的体外活性是环丙沙星的 4~16 倍，对金黄色葡萄球菌的活性是环丙沙星的 16 倍，对脆弱拟杆菌也有较好活性，而抗支原体、衣原体的活性较环丙沙星强 66~125 倍。莫西沙星 0.4 g，1 次/d 或加替沙星 0.4 g，2 次/d。较重者可用头孢曲松钠 2.0 g 加于生理盐水 100~250 mL 静脉滴注，1 次/d 或莫西沙星 0.4 g，静脉滴注，1 次/d。目标治疗为根据痰培养及药敏结果选药。

2. 祛痰、镇咳　对痰不易咳出者可应用祛痰镇咳药。常用药物有溴己新，16 mg，3 次/d；盐酸氨溴索，30 mg，3 次/d；羧甲司坦，0.5 g，3 次/d。

3. 解痉、平喘

（1）茶碱类：茶碱缓释或控释片，0.2 g，2 次/d；氨茶碱，0.1 g，3 次/d。

（2）抗胆碱药：异丙托溴铵气雾剂，一次 40~80 μg，雾化吸入，2 次/d。噻托溴铵为一种新的抗胆碱类舒张支气管药物，在缓解症状、改善患者肺功能、改善健康状况及减少急性加重频率方面均优于异丙托溴铵，用量为 18 μg/d。

（3）β 肾上腺素受体激动药：沙丁胺醇气雾剂，100~200 μg（每喷 100 μg），吸入，疗效持续 4~5 h，每 24 h 不超过 8~12 喷。特布他林气雾剂，一次 0.25~0.50 mg（1~2喷），喷雾吸入，3~4 次/d，严重患者每次可增至 1.5 mg（6 喷），24h 内的总量不超过 6 mg（24 喷）。

（二）缓解期治疗

应注意避免各种致病因素，吸烟者须戒烟。加强锻炼，增强体质，提高机体免疫能力。可"冬病夏治"，如穴位敷贴；还可运用中医药防治，有一定效果。也可用卡介苗注射液 1 mL 肌内注射，隔天 1 次，连用 1~2 个月，临床上已观察到较好疗效。

八、预后

慢性支气管炎如无并发症，消除诱发因素（如吸烟、寒冷、粉尘等），并积极进行治疗，防止复发，预后良好。如病因持续存在，治疗不彻底，迁延不愈或反复发作，使病情不断发展，易并发阻塞性肺气肿、慢性阻塞性肺疾病，甚至慢性肺源性心脏病，危及生命。

第二节　上气道阻塞

上气道阻塞（UAO）是一类由多种原因导致的上气道气流严重受阻的临床急症，其临床表现不具特异性，易与支气管哮喘及慢性阻塞性肺疾病等疾病相混淆。临床上，该症以儿童多见，在成人则较为少见。引起上气道阻塞的原因较多，其中，以外源性异物所致者最为常见，其余较常见者有喉运动障碍、感染、肿瘤、创伤以及医源性等。对上气道阻塞的及时诊断和治疗具有极为重要的临床意义，因为大多数患者既往身体健康，经有效治疗后可以完全康复。

一、上气道解剖

呼吸系统的传导气道包括鼻、咽喉、气管、主支气管、叶支气管、段支气管、细支气管直至终末细支气管等部分。根据周围小气道和中心大气道在机械力学等呼吸生理功能上的不同，一般将呼吸道分为 3 个部分，即：①小气道，指管径小于 2 mm 的气道。②大气道，指气管隆突以下至直径 2 mm 的气道。③上气道，为自鼻至气管隆突的一段呼吸道，包括鼻、咽、喉及气管等。

通常以胸腔入口或胸骨上切迹为界将上气道分为胸腔外上气道和胸腔内上气道两个部分。胸腔外上气道包括下颌下腔（包括可产生 Ludwig 咽峡炎的区域）、咽后腔（包括可生产咽后脓肿的区域）和喉部。广义的喉部范围上至舌根部，下至气管，可分为声门上区（会厌、杓会厌皱襞及假声带）、声门区（包括杓状软骨的声带平面内的结构）和声门下区（为一长 1.5~2.0 cm，由环状软骨所包绕的气道）。

成人气管的总长度为 10~13 cm，其中胸腔内的长度 6~9 cm，胸腔外气管的长度 2~4 cm，从环状软骨的下缘至胸腔入口，其在前胸部高于胸骨上切迹 1~3 cm。正常气管内冠状直径，男性为 13~25 mm，女性为 10~21 mm。引起气管管径缩小的因素有以下几种：①剑鞘样气管。②淀粉样变性。③复发性多软骨炎。④坏死性肉芽肿性血管炎。⑤气管支气管扁骨软骨成形术。⑥鼻硬结病。⑦完全性环状软骨。⑧唐氏综合征。

二、病理生理

正常情况下，吸气时，呼吸肌收缩使胸内压力降低，气道内压力低于大气压，气体由外界进入肺内；相反，呼气时，呼吸肌松弛使胸内压力升高，气体由肺内排出体外。急性上气道阻塞则可直接影响机体的通气功能，外界的氧气不能被吸入肺内，机体代谢所产生的二氧化碳也不能排出体外，引起急性呼吸衰竭，如未能获得及时救治，会因严重缺氧和二氧化碳潴留导致患者死亡。

上气道的胸外部分处于大气压之下，胸内部分则在胸膜腔内压作用之下。气管内外两侧的压力差为跨壁压。当气管外压大于胸膜腔内压，跨壁压为正值，气道趋于闭合；当跨壁压为负值时，即气管内压大于气管外压，气管通畅。上气道阻塞主要影响患者的通气功能，由于肺泡通气减少，在患者运动时可产生低氧血症，但其弥散功能则多属正常。上气道阻塞的位置、程度、性质（固定型或可变型）以及呼气或吸气相压力的变化，引起患者出现不同的病理生理改变，产生吸气气流受限、呼气气流受限，抑或两者均受限。临床上，根据呼吸气流受阻的不同可将上气道阻塞分为以下3种：胸廓外非固定性大气道阻塞、胸廓内非固定性大气道阻塞和固定性大气道狭窄。

（一）胸廓外非固定性大气道阻塞

非固定性大气道阻塞指梗阻部位气管内腔大小可因气管内外压力改变而变化的上气道阻塞。胸廓外非固定性大气道阻塞，见于患气管软化及声带麻痹等疾病的患者。正常情况下，胸外上气道外周的压力在整个呼吸周期均为大气压，吸气时由于气道内压降低，引起跨壁压增大，其作用方向为由管外向管内，导致胸廓外上气道倾向于缩小。存在胸廓外非固定性大气道阻塞的患者，当其用力吸气时，由于文丘里效应和湍流导致阻塞远端的气道压力显著降低，跨壁压明显增大，引起阻塞部位气道口径进一步缩小，出现吸气气流严重受阻；相反，当其用力呼气时，气管内压力增加，由于跨壁压降低，其阻塞程度可有所减轻。

（二）胸廓内非固定性大气道阻塞

胸廓内非固定性大气道阻塞，见于胸廓内气道的气管软化及肿瘤患者。由于胸廓内上气道周围的压力与胸腔内压接近，管腔外压（胸腔内压）与管腔内压相比为负压，跨壁压的作用方向由管腔内向管腔外，导致胸内气道倾向于扩张。当患者用力呼气时，文丘里效应和湍流可使阻塞近端的气道压力降低，也可引起阻塞部位气道口径进一步缩小，出现呼气气流严重受阻。

（三）固定性大气道狭窄

固定性大气道狭窄指上气道阻塞性病变部位僵硬固定，呼吸时跨壁压的改变不能引起梗阻部位的气道口径变化者，见于气管狭窄和甲状腺肿瘤患者。这类患者，其吸气和呼气时气流均明显受限且程度相近，出现明显的呼吸困难。

三、病因和发病机制

临床上，上气道阻塞虽较为少见，但可由多种疾病引起，这类原因主要包括：①气道瘢痕狭窄，多为气管结核、外伤、气管内插管或切开术等治疗所致。②气道壁病变，如咽喉部软组织炎、咽后壁脓肿、扁桃体肿大、声带麻痹，喉或气管肿瘤、气管软化以及复发性多软骨炎等。③气道腔内病变，以气道内异物为多见，以及带蒂气管内息肉或肿瘤和炎性肉芽肿。④气道外部压迫，气道周围占位性病变，如甲状腺癌、食管癌、淋巴瘤、脓肿、血肿或气体的压迫。⑤气道内分泌物潴留，如呼吸道出血或大量痰液未能咳出，胃内容物大量吸入等。

四、临床表现

上气道阻塞的症状和体征与气道阻塞的程度和性质有关。上气道阻塞早期一般无任何表现，往往在阻塞较严重时始出现症状。急性上气道阻塞起病急骤，病情严重，甚至导致窒息而死亡，常有明显的症状和体征。上气道阻塞的临床表现并无特异性，可表现为刺激性干咳、气喘和呼吸困难，患者往往因呼吸困难而就诊；其呼吸困难以吸气困难为主，活动可引起呼吸困难明显加重，且常因体位变化而出现阵发性发作。少数患者夜间出现打鼾，并可因呼吸困难加重而数次惊醒，表现为睡眠呼吸暂停综合征。吸入异物所致者，可有呛咳史，常有明显的呼吸窘迫，表情异常痛苦，并不时抓搔喉部。偶见慢性上气道阻塞引起肺水肿反复发生而出现肺水肿的表现。

临床上所见的大多数上气道阻塞为不完全性阻塞，主要体征为吸气性喘鸣，多在颈部明显，肺部也可闻及但较弱，用力吸气可引起喘鸣明显加重。出现喘鸣提示气道阻塞较为严重，此时气道内径往往小于 5 mm。吸气性喘鸣多提示胸外上气道阻塞，多见于声带或声带以上部位；双相性喘鸣提示阻塞在声门下或气管内；屈颈时喘鸣音的强度发生变化多提示阻塞发生于胸廓入口处。儿童出现犬吠样咳嗽，特别是夜间出现，多提示为喉支气管炎，而流涎、吞咽困难、发热而无咳嗽则多见于严重的会厌炎。一些患者可出现声音的改变，其改变特点与病变的部位和性质有关，如单侧声带麻痹表现为声音嘶哑；双侧声带麻痹声音正常，但有喘鸣；声门以上部位病变常出现声音低沉，但无声音嘶哑；口腔脓肿出现含物状声音。

五、辅助检查

1. 肺功能检查　气道阻塞时，流量—容积曲线出现明显的变化，具有一定的诊断价值。但肺功能检查对有急性窘迫的患者不能进行，且对上气道阻塞的敏感性并不高。因此，目前已逐渐为内镜检查所替代。

2. 颈部 X 线片　气道 X 线片对上气道阻塞的诊断虽可提供重要信息，但其准确性较差，应与病史和体征相结合进行判断，目前已较少使用。

3. CT 扫描　气道 CT 扫描可以了解阻塞处病变的大小和形态，气道狭窄的程度及其与气道壁的关系，以及病变周围组织的情况，是目前诊断上气道阻塞的主要检查手段之一。对疑为上气道阻塞的患者应进行颈部和胸部的 CT 扫描，必要时进行气道三维重建。增强 CT 扫描尚有助于明确病变的血供情况。

4. MRI 检查　具有很好的分辨能力，可预计气道闭塞的程度和长度，对评价纵隔情况具有较好的价值。

5. 内镜检查　内镜如纤维喉镜或纤维支气管镜检查能直接观察上气道情况，观察声带、气管环的变化以及呼吸过程中病变的动态特征，且可采集活体组织进行病理学检查，故对诊断具有决定性作用，其价值优于影像学检查。因此，对疑为上气道阻塞者，均应考虑进行内镜检查。但严重呼吸困难者不宜进行检查，且对血管性疾病严禁进行活组织检查。

六、诊断

要对上气道阻塞做出及时而准确的诊断，关键在于考虑到上气道阻塞的可能性。虽然呼吸困难为上气道阻塞的主要表现，但呼吸困难常见于其他疾病。因此，对临床上存在以下情况者，应及时进行 CT 扫描和内镜检查：①以气促、呼吸困难为主要表现，活动后明显加重，有时症状的加重与体位有关，经支气管扩张药治疗无效者。②存在上气道炎症、损伤病史，特别是有气管插管和气管切开史者。③肺功能检查示最大呼气流速、最大通气量进行性下降，肺活量不变，FEV_1 降低不明显，与最大通气量下降不成比例者。根据影像学检查和内镜检查，即可做出上气道阻塞的诊断。

七、治疗

由于引起上气道阻塞的原因较多，治疗方法的选择须根据其病因和严重程度而定。对严重的上气道阻塞应采取紧急处理措施，解除呼吸道阻塞，挽救患者生命。对一些类型的上气道阻塞，改变体位可以使其症状得以减轻；对感染性疾病所致者，如会厌炎、咽后壁脓肿等应及时给予敏感而有效的抗生素治疗。

急性上气道阻塞常发生在医院外，如不能及时获得诊断和处理，易导致患者死亡。由于上气道阻塞不可能允许进行临床治疗的对比研究，其治疗措施均基于有限的临床观察资料，且存在较大的争议。但有关内镜下治疗上气道阻塞，近年来获得长足的发展，取得了较为满意的疗效。

（一）上气道异物阻塞的救治

1. 吸入异物的急救手法　首先使用牙垫或开口器开启口腔，并清除口腔内异物；以压舌板或示指刺激咽部，同时以海姆利希手法使患者上腹部腹压急速增加，可排出一些气道内异物；对清醒可直立的患者，施救者可从患者后面抱住其上腹部，右手握拳，拇指指向剑突下方，左手紧压右拳，急速地向上向内重压数次；对于仰卧的患者，施救者可面向患者跪于其双腿两侧，上身前倾，右手握拳置于剑突下方，左手置于右手之上，急速地向下向前内重压上腹部。

2. 支气管镜摘除异物　经上述手法不能取出的异物，或不适宜手法取出的异物如鱼刺，应尽快在喉镜或支气管镜的窥视下摘除异物。

（二）药物治疗

对于喉或气管痉挛所致的上气道阻塞，以及一些炎症性疾病引起的黏膜水肿所致上气道阻塞，药物治疗具有重要的价值。对这类上气道阻塞有效的药物主要为肾上腺素和糖皮质激素，常可挽救患者的生命。但应注意，这两类药物对会厌炎的治疗效果不佳，甚至导致不良反应，因此不宜使用。

1. 肾上腺素　可兴奋 α 肾上腺素受体，引起血管收缩，减轻黏膜水肿，对喉支气管炎具有良好的治疗作用，也可用于治疗喉水肿。使用时，多采用雾化吸入或气管内滴入的方式，每次 1～2 mg，也可选用皮下或肌内注射，每次 0.5～1 mg，起效迅速，但维持时间短暂，应多次用药。

2. 糖皮质激素　具有消除水肿、减轻局部炎症的作用，可用于多种原因所致的上气道阻塞，如气管内插管后水肿等。对于病毒性喉支气管炎，吸入激素有良好的效果。Durward 等发现给予布地奈德吸入治疗，可明显降低插管率。但激素治疗对上气道瘢痕或肿瘤性狭窄所致者无效。

（三）气管内插管或气管切开术

气管内插管或气管切开可建立有效的人工气道，为保持气道通畅和维持有效呼吸提供条件。尤其对需要转院治疗者，气管内插管可明显降低患者的死亡率。对于喉水肿、喉痉挛、功能性声带功能失调、吸入性损伤、咽峡炎、会厌炎、喉和气管肿瘤等，可考虑进行气管内插管或切开。但应注意，气管内插管或切开本身也可引起上气道阻塞，故对接受这类治疗的患者更应密切观察。

（四）手术治疗

对于喉或气管肿瘤或狭窄所致的上气道阻塞，可采用喉气管切除和重建进行治疗，87%的患者可获得良好的治疗效果。对于扁桃体肥大的上气道阻塞，进行扁桃体摘除可使其症状明显改善。对于口咽部狭窄所致者，进行咽部手术具有一定的治疗作用。对于内镜下无法摘除的异物，也应行手术治疗。

（五）激光治疗

激光治疗可使肿瘤、肉芽肿等病变组织碳化、缩小，并可部分切除气管肿瘤，从而达到解除气管狭窄、缓解症状的效果，具有一定的治疗作用。激光治疗可经纤维支气管镜使用。目前临床上使用的激光主要是以钇铝石榴石晶体为其激活物质的激光（Nd：YAG 激光），其穿透力较强。

（六）气道支架

气道支架置入即通过气管镜将支架安置于气道的狭窄部位，以达到缓解患者呼吸困难的目的。可用于气管肉芽肿、瘢痕所致的良性狭窄或肿瘤所致的恶性狭窄。近年来，纤维支气管镜下支架置入在临床使用较多且疗效显著。诸多文献对其疗效及并发症等进行评价，大部分作者认为，支架置入的近期疗效显著，并发症较少，远期疗效尚待评估。目前广泛使用的镍钛记忆合金制备的气管支架，具有较好的临床效果，且长期置入后无变形及生锈变色等，对气道不产生严重的炎症反应和刺激。一般先将支架置于冰水中冷却并塑形为细管状，并装入置入器内，经纤维支气管镜检查将导引钢丝送入狭窄气道，让患者头部尽量后仰，将置入器沿导引钢丝置入气道狭窄部位，然后拔出导引钢丝。再次纤维支气管镜检查确定支架良好地置于狭窄部位。置入后，支架受机体温度的影响，恢复其原有形状与气道紧密贴合，并逐渐将狭窄部位撑开扩张，达到解除狭窄的目的。

第三节　支气管哮喘

支气管哮喘简称哮喘，是由多种炎症细胞（嗜酸性粒细胞、肥大细胞和淋巴细胞等）介导的气道慢性变态反应性炎症疾病。这种炎症导致气道高反应性，并引起广泛的、可逆的气流阻塞。临床上表现反复发作性的喘息、呼气性呼吸困难、胸闷或咳嗽等症状，常在夜间和（或）清晨发作、加剧，多数患者可自行缓解或经治疗缓解。

全球约有 1.6 亿支气管哮喘患者，各国患病率为 0.3% ~ 9.2%，我国患病率为 0.5% ~ 1.0%。一般认为儿童发病率高于成人，成人男女患病率大致相同，约 40% 患者有家族史。发达国家高于发展中国家，城市高于农村。合理的防治至关重要。全球性哮喘防治创议（GINA）已成为目前防治哮喘的工作指南。

一、病因和发病机制

哮喘的病因和发病机制十分复杂，目前还不十分清楚，大多认为是与多基因遗传有关的疾病，同时受遗传因素和环境因素的双重影响，与变态反应、气道炎症、气道反应性增高及神经等因素相互作用有关。环境因素主要包括某些激发因素，如二氧化硫、氨气等各种特异和非特异性吸入物；感染，如细菌、病毒、原虫、寄生虫等；食物，如鱼、虾蟹、蛋类、牛奶等；药物，如普萘洛尔、阿司匹林等；气候变化、运动、妊娠等都可能是哮喘的激发因素。

（一）变态反应

当外源性变应原（尘螨、花粉、真菌、动物毛屑等）进入具有特异性体质的机体后，可刺激机体通过 T 细胞的传递，由 B 细胞合成特异性 IgE 抗体，与肥大细胞和嗜碱性粒细胞表面的高亲和性 IgE 受体结合；IgE 抗体也能结合于某些 B 细胞、巨噬细胞、单核细胞、嗜酸性粒细胞、自然杀伤细胞（NK 细胞）及血小板表面低亲和性 Fc 受体。若变应原再次进入体内，与特异性抗体 IgE 结合后，肥大细胞等合成并释放多种活性介质，导致平滑肌收缩、黏液分泌增加、血管通透性增高和炎症细胞浸润等，使支气管腔狭窄。炎症细胞在介质的作用下又可分泌多种介质，炎症浸润增加，使气道病变加重，产生哮喘的临床症状，导致速发型哮喘反应（IAR）。这种I型变态反应几乎在吸入变应原的同时立即发生，在 15～30 min 达到高峰，2 h 后逐渐恢复正常。过敏性哮喘的发病与吸入外源性变应原关系密切，哮喘患者血清中 IgE 水平显著增高，且常同时伴有过敏性鼻炎等其他变态反应性疾病，故支持本学说。但临床上支气管哮喘发作持续时间长，而且临床症状重，尚有其他发病机制存在。

（二）气道炎症

哮喘的本质是慢性变态反应性气道炎症（AAI）。表现为多种炎症细胞特别是肥大细胞、嗜酸性粒细胞和 T 细胞在气道的浸润和聚集。肥大细胞激发后可释放出组胺、嗜酸性粒细胞趋化因子（ECF-A）、中性粒细胞趋化因子（NCF-A）、白三烯（LT）等介质，可把嗜酸性粒细胞、中性粒细胞、淋巴细胞、巨噬细胞等炎症细胞从外周循环血液聚集至气道，活化、释放出各种炎症介质。这些细胞相互作用可以分泌出 50 多种炎症介质和 25 种以上的细胞因子，其中以嗜酸性粒细胞释放的主要碱基蛋白（MBP）、嗜酸性粒细胞阳离子蛋白（ECP）、血小板活化因子（PAF）、LT 较为重要，可使气道反应性增高，气道收缩，气道黏膜上皮破坏、黏膜水肿、黏液分泌增加，血管渗出增多，导致迟发相哮喘反应（LAR）。LAR 约 6 h 发病，可达数日，常呈持续性哮喘表现，肺功能损害严重而持久，较 IAR 更具临床意义。不同类型、不同病期和不同严重程度的哮喘均存在 AAI，只是程度不同。

（三）气道高反应性

气道高反应性（AHR）表现为气道对各种刺激因子出现过强或过早的收缩反应，是哮喘发生、发展的另一个重要因素。目前普遍认为气道炎症是导致 AHR 的重要机制之一。当气道受到变应原或其他刺激后，由于多种炎症细胞、炎症介质和细胞因子的参与，气道上皮和上皮内神经的损害等而导致 AHR。AHR 常有家族倾向，受遗传因素的影响。AHR 为支气管哮喘患者的共同病理生理特征，然而出现 AHR 者并非都是支气管哮喘，如长期吸烟、接触臭氧、病毒性上呼吸道感染、COPD 等也可出现 AHR。

（四）神经—受体失衡机制

支气管受复杂的自主神经支配。除胆碱能神经、肾上腺素能神经外，还有非肾上腺素能非胆碱能（NANC）神经系统，均包含使气道平滑肌收缩或舒张的受体。哮喘患者的气道中 β 受体功能低下和迷走神经张力亢进，并可能存在 α 肾上腺素能神经的反应性增加。NANC 能释放舒张支气管平滑肌的神经介质如血管活性肠肽（VIP）、一氧化氮（NO），以及收缩支气管平滑肌的介质如 P 物质、神经激肽，两者平衡失调则可引起支气管平滑肌收缩。

（五）遗传机制

目前大多数学者认为哮喘是一种具有多基因遗传倾向的疾病。有人提出哮喘的发病模式为吸入的抗原在易感个体的支气管内引发特异性 T 细胞/嗜酸性粒细胞介导的炎症反应，从而导致哮喘。提示至少在 2 个水平存在遗传基因调控，一个是决定炎症反应的性质；一个是决定气道易感性。许多遗传因素可影响炎症反应的调控，一个（或多个）决定对抗原起反应的辅助性 T 细胞 2（Th2）基因，这可能是由人白细胞抗原（HIA）单倍型、T 细胞抗原受体（TCR）结构或其他目前尚未了解的因素决定；一个（或多个）决定 IgE 及嗜酸性粒细胞水平的基因；一个（或多个）控制炎症消退的基因。气道易感性仍是一个模糊的概念，仅支气管高反应性（BHR）是其一个可能的表型，这种易感性也可能由一个（或多个）基因调控。

二、病理生理

哮喘患者气道内主要病理特征为嗜酸性粒细胞浸润为主的变态反应性炎症。疾病早期，因病理的可逆性，肉眼观解剖学上很少有器质性改变。随着疾病发展，病理学变化逐渐明显。肉眼可见肺膨胀及肺气肿，支气管及细支气管内含有黏稠痰液及黏液栓，支气管壁增厚，黏液栓塞局部可见肺不张。显微镜下可见气道上皮下有肥大细胞、嗜酸性粒细胞、淋巴细胞与中性粒细胞浸润，气道黏膜下组织水肿，微血管通透性增加，支气管内分泌物潴留，支气管平滑肌痉挛，纤毛上皮剥离，基膜露出，杯状细胞增生及支气管分泌物增加等病理改变。

若哮喘长期反复发作，表现为支气管平滑肌肌层肥厚、气道上皮细胞下纤维化等，致气道重构。初期表现为呼气为主的通气障碍，后期产生不可逆的通气障碍，形成阻塞性肺气肿，甚至肺源性心脏病。

三、临床表现

（一）症状

哮喘发作常有明显的季节性，好发于春、秋季。常伴有过敏性鼻炎、过敏性皮炎等。多数患者发病前有变应原接触（花粉、灰尘、海鲜食品、发霉物品、棉絮等）、吸入冷空气或刺激性气体、上呼吸道感染、过度疲劳、运动及情绪激动等诱因。

1. 先兆症状 典型的哮喘发作可有黏膜过敏的先兆症状，如鼻痒、打喷嚏、流泪、干咳等。常见于吸入花粉及各种刺激性气体等，或由运动或情绪因素诱发。

2. 发作期症状 先兆症状后随即出现胸闷、胸部紧束甚至窒息感，十余分钟后出现以呼气相为主的呼吸困难伴哮鸣音。患者常被迫端坐位，两肩耸起，头向前俯，用力喘息伴出汗。发作可持续几十分钟至数小时，自行或经药物治疗后缓解，此即速发性哮喘反应（IAR）。某些患者数小时后哮喘再次发作或表现为顽固的夜间哮喘，甚至发展为哮喘持续状态，此即迟发性哮喘反应（LAR）。哮喘发作开始缓解时，由于支气管痉挛及黏膜水肿减轻，可咳出较多稀黏痰液或黏性痰栓。一些患者可仅表现为频繁的刺激性干咳或胸闷，通常也有较明显的季节性，常发生于夜间，尤以凌晨多见，这类患者一般无喘息，也无哮鸣音。

（二）体征

哮喘缓解期或不典型哮喘可无明显体征。轻度发作者可仅有两肺呼气相延长及散在哮鸣音。重度发作者可有颈静脉怒张、发绀、大汗，两肺广泛哮鸣音，不用听诊器也可闻及，呼气相明显，重者吸气相也有。当支气管极度痉挛或广泛的痰栓阻塞，或全身衰竭而呼吸浅慢时哮鸣音反而减少甚至消失即"沉默肺"，不应误为病情好转，而是病情恶化的表现，如合并感染时可有湿啰音。

四、辅助检查

1. 常规肺功能检查　哮喘发作时，由于气道阻塞，气道提早关闭使肺过度充气，用力肺活量（FVC）、第1秒用力呼气量（FEV_1）、最大呼气流量（PEF）和最大呼气中段流量（MMFR）均降低；功能残气量（FRC）、残气量/肺总量（RV/TLC）增高；动态肺顺应性下降。哮喘缓解后肺功能逐渐恢复正常。

2. 支气管激发试验　气道反应性增高是哮喘的重要特征，绝大多数患者在发作期和缓解期均有 AHR。AHR 的测定通常采用醋甲胆碱或组胺做吸入激发试验。测试方法不同，评定标准亦不同。潮气呼吸法采用使 FEV_1 下降20%所需激发剂的浓度（PC20-FEV_1）作为判断指标，PC20-FEV_1 < 8 mg/mL 者为气道反应性增高。计量法采用使 FEV_1 下降20%所需激发剂的累计量（PD20-FEV_1）作为判断指标，如组胺 PD20-FEV_1 < 7.8 μmol 或醋甲胆碱 PD20-FEV_1 < 12.8 μmol 表示气道反应性增高。也可做运动试验（踏车法），运动停止后 FEV_1 最大下降率 >10% 为运动试验阳性。对临床表现不典型者，支气管激发试验可作为排除或确诊依据。激发试验可能引起哮喘严重发作，故应严格掌握指征，对肺功能明显障碍或以往有严重哮喘发作者不宜进行检查，检查地点应具备必要的抢救措施。

3. 支气管舒张试验　用于哮喘诊断和疗效判断，又称气道阻塞可逆性测定。先测受试者基础 FEV_1 值，然后用定量雾化器（MDI）吸入 β_2 受体激动药（如沙丁胺醇 200～400 μg），15 min 后重复测定 FEV_1 值，计算 FEV_1 改善率 [（吸药后 FEV_1 值 - 吸药前 FEV_1 值）/吸药前 FEV_1 值×100%]，若改善率≥12%为试验阳性。支气管舒张试验阳性有助于哮喘的诊断，而结果阴性则不足以否定哮喘的诊断。

4. 最大呼气流量（PEF）、昼夜波动率测定　可用微型峰速仪于每天清晨和傍晚分别测定 PEF 值。PEF 昼夜波动率 =（日内最高 PEF 值 - 日内最低 PEF 值）/0.5（日内最高 PEF 值 + 日内最低 PEF）×100%。PEF 昼夜波动率测定可用于观察病情变化，在连续观察过程中若 PEF 昼夜波动率≥20%（不稳定）或 PEF 曲线有进行性下降趋势，提示近期内可能有急性发作或病情加重的潜在危险。

5. 动脉血气分析　中重度哮喘发作可因通气/血流比例失调导致生理无效腔、静动脉分流增大，使 PaO_2 有不同程度降低。哮喘发作早期可因过度通气，$PaCO_2$ 偏低或正常。当发生严重而广泛的小气道阻塞或呼吸肌过度疲劳而通气不足时，$PaCO_2$ 升高，表示病情危重。重度和危重哮喘急性发作可出现严重低氧血症，合并呼吸性酸中毒和代谢性酸中毒；对不伴 $PaCO_2$ 升高者，不能认为病情不重，因严重低氧血症本身常是导致死亡的原因。

6. 其他　胸部 X 线检查在急性发作期可见肺过度膨胀，肺野透亮度增加。如在短期内出现肺内小块状阴影，提示可能为支气管炎栓引起的局限性肺不张。痰液镜检可见嗜酸性粒细胞、库斯曼螺旋体和夏科-莱登结晶。血嗜酸性粒细胞、总 IgE 和特异性 IgE 可升高。皮肤过敏试验阳性提示患者存在相应抗体。

五、诊断

（一）诊断标准

1. 反复发作喘息，呼吸困难，胸闷或咳嗽，多与接触变应原、冷空气、物理化学刺激、病毒性上呼吸道感染及运动等有关。

2. 发作时双肺可闻及散在或弥漫性、以呼气相为主的哮鸣音，呼气相延长。

3. 对症状不典型者（如无明显喘息或体征），应至少具备以下一项试验阳性：①支气管激发试验或运动试验阳性。②支气管舒张试验阳性（FEV_1 增加 15% 以上，且 FEV_1 增加绝对值 > 200 mL）。③PEF日内变异率或昼夜波动率 ≥ 20%。

4. 排除可引起喘息或呼吸困难的其他疾病。

（二）分型

根据有无变应原和发病年龄，可分为外源性哮喘和内源性哮喘。如难以区分，则称为混合性哮喘。也可根据诱发哮喘的病因不同，分为运动性哮喘、药物诱发性哮喘、心因性哮喘及职业性哮喘。

（三）分期

根据临床表现，支气管哮喘可分为急性发作期、慢性持续期和缓解期。缓解期是指经过治疗或未经治疗，症状、体征消失，肺功能恢复到急性发作前水平，并维持 4 周以上。

（四）支气管哮喘病情的评价

哮喘患者的病情评价应分为 2 个部分。

1. 非急性发作期病情的总评价　许多哮喘患者即使没有急性发作，但在相当长的时间内总是不同频度和（或）不同程度地出现症状（喘息、咳嗽、胸闷），因此需要依据临床表现、肺功能以及为控制其症状所需用药对其病情进行总的评价。

2. 哮喘急性发作时严重度的评价　哮喘急性发作是指气促、咳嗽、胸闷等症状突然发生，常有呼吸困难，以呼气流量降低为其特征，常因接触变应原等刺激物或治疗不当所致。其程度轻重不一，病情加重可在数小时或数日内出现，偶尔可在数分钟内即危及生命，故应对病情做出正确评估，以便给予及时有效的紧急治疗。

六、鉴别诊断

1. 心源性哮喘　心源性哮喘常见于左心衰，发作时的症状与哮喘相似，但心源性哮喘多有高血压、心脏病病史和体征。阵发性咳嗽，常咳出粉红色泡沫痰，两肺可闻及广泛的湿啰音和哮鸣音，左心界扩大，心率增快，心尖部可闻及奔马律。病情许可做胸部 X 线检查时，可见心脏增大、肺淤血征，有助于鉴别。

2. 喘息型慢性支气管炎　实际上为慢性支气管炎合并哮喘，多见于中老年人，有慢性咳嗽史，喘息长年存在，有加重期。有肺气肿体征，两肺可闻及湿啰音。

3. 支气管肺癌　中央型肺癌由于肿瘤压迫导致支气管狭窄或伴发感染时，可出现喘鸣或类似哮喘样呼吸困难，肺部可闻及哮鸣音。

4. 变态反应性肺浸润　致病原为寄生虫、原虫、花粉、化学药品、职业粉尘等，多有接触史，症状较轻，患者常有发热，胸部 X 线检查可见多发性、游走性淡薄斑片浸润阴影，可自行消失或再发。

七、治疗

目前尚无特效的治疗方法。但哮喘症状能得到控制、减少复发乃至不发作。长期使用最少量或不用药物能使患者活动不受限制，并能与正常人一样生活、工作和学习。为此，WHO 和我国均相继制定了哮喘管理和预防指南。

（一）脱离变应原

部分患者能找到引起哮喘发作的变应原或其他非特异刺激因素，应立即使患者脱离变应原的接触，这是治疗哮喘最有效的方法。对于尘螨、花粉等无法避免的外源性过敏原，可给予减敏治疗。

（二）药物治疗

治疗哮喘药物因其均具有平喘作用，常称为平喘药。临床上根据它们作用的主要方面分类如下：

1. 支气管舒张药　此类药除主要作用为舒张支气管，也具有抗感染等某些作用。

（1）β_2 受体激动药：是控制哮喘急性发作症状的首选药物。长期应用可引起 β_2 受体功能下调，因而多不主张长期应用。常用的 β_2 受体激动药有沙丁胺醇、特布他林和非诺特罗，属短效 β_2 受体激动药，作用时间为 4~6 h。新一代长效 β_2 受体激动药如丙卡特罗、沙美特罗和班布特罗，作用时间达12~24 h，适用于夜间哮喘。β_2 受体激动药的用药方法有定量吸入、口服或静脉注射，多用吸入给药。

（2）茶碱类：为目前治疗哮喘的有效药物，可口服和静脉用药，长效茶碱可控制夜间哮喘。

（3）抗胆碱药：吸入抗胆碱药有舒张支气管作用。与 β_2 受体激动药联合吸入治疗使支气管舒张作用增强并持久，尤其适用于夜间哮喘及多痰的患者。可用压力式定量气雾剂（MDI）或用溶液持续雾化吸入。

2. 抗感染药

（1）糖皮质激素：由于哮喘的病理基础是慢性非特异性炎症，糖皮质激素是当前防治哮喘最有效的药物。主要作用机制是抑制炎症细胞的迁移和活化；抑制细胞因子的生成；抑制炎症介质的释放；增强平滑肌细胞 β_2 受体的反应性。可分为吸入（包括 MDI 或干粉剂）、口服和静脉用药。多主张吸入给药。

（2）色甘酸钠：为一种非甾体抗炎药。可部分抑制 IgE 介导的肥大细胞释放介质，对其他炎症细胞释放介质也有选择性抑制作用。它能预防变应原引起的速发和迟发反应，以及预防过度通气引起的气道收缩。可雾化吸入。

（3）其他药物：酮替酚和新一代组胺 H_1 受体拮抗药阿司咪唑、曲尼斯特、氯雷他定对轻症哮喘和季节性哮喘可能有一定效果，也可用于对 β_2 受体激动药有不良反应的患者或联合用药。

（4）LT 调节剂：LT 是哮喘发病过程中重要的炎症介质。它不仅能收缩气道平滑肌，而且能促进炎症细胞在气道聚集及促进气道上皮、成纤维细胞等增殖，从而参与气道炎症和重构的过程。LT 拮抗药有 5 -脂氧酶抑制剂和半胱氨酰白三烯受体拮抗药如扎鲁司特和孟鲁司特，可用于哮喘的预防和长期治疗。

（三）哮喘急性发作期的治疗

急性发作的治疗目的是尽快缓解气道阻塞、纠正低氧血症、恢复肺功能、预防进一步恶化或再次发作、防止并发症。一般根据病情的分度进行综合性治疗。

1. 轻度　吸入短效 β_2 受体激动药如沙丁胺醇、特布他林。通过 MDI 或干粉剂吸入（200～400 μg）后，通常 5～10 min 即可见效，疗效维持 4～6 h，可间断吸入。效果不佳时可加用口服 β_2 受体激动药控释片或小量茶碱控释片（200 mg/d），夜间哮喘可以吸入长效 β_2 受体激动药（如沙美特罗）或口服长效 β_2 受体激动药（如班布特罗）。每天定时吸入糖皮质激素（200～600 μg）或加用抗胆碱药，如异丙托溴铵气雾剂吸入。

2. 中度　规则吸入 β_2 受体激动药或口服长效 β_2 受体激动药。加用氨茶碱 0.25 g，加入 10%葡萄糖注射液 40 mL 中缓慢静脉注射。若仍不能缓解，加用抗胆碱药气雾剂吸入，或加用口服 LT 拮抗药。同时加大糖皮质激素吸入剂量（>600 μg/d）或口服糖皮质激素 60 mg/d。

3. 重度至危重度　雾化吸入 β_2 受体激动药，或静滴沙丁胺醇或氨茶碱。雾化吸入抗胆碱药。静脉滴注糖皮质激素如琥珀酸氢化可的松 100～300 mg/d。待病情得到控制和缓解后，再逐渐减量，改为口服给药。口服 LT 拮抗药。注意补液量一般为 2500～3000 mL，维持水、电解质平衡，纠正酸碱平衡；应用抗生素，预防下呼吸道感染；氧疗，如病情恶化、缺氧不能纠正时，进行机械通气。如有严重并发症如气胸、纵隔气肿时，在切开引流气体后仍可机械通气。

（四）哮喘非急性发作期的治疗

一般哮喘经过急性期治疗后症状得到控制，但哮喘的慢性炎症病理生理改变仍然存在。为了防止哮喘再次急性发作，必须制订哮喘的长期治疗方案。根据哮喘非急性发作期的病情评价，按病情不同程度选择合适的治疗方案。

1. 间歇至轻度　根据个体差异吸入 β_2 受体激动药或口服 β_2 受体激动药以控制症状。小剂量茶碱口服也能达到疗效。也可考虑每天定量吸入小剂量糖皮质激素（≤200 μg/d）。在运动或环境中对已知抗原接触前吸入 β_2 受体激动药或色甘酸钠。

2. 中度　除按需吸入 β_2 受体激动药，效果不佳时改用口服 β_2 受体激动药的控释片，口服小剂量控释茶碱外，可加用 LT 拮抗药口服。此外可加用抗胆碱药。每天定量吸入糖皮质激素（200～600 μg/d）。

3. 重度　应规律吸入 β_2 受体激动药或口服 β_2 受体激动药或茶碱控释片，或 β_2 受体激动药联用抗胆碱药或加用 LT 拮抗药口服，每天吸入糖皮质激素量 >600 μg/d。若仍有症状，需规律口服泼尼松或泼尼松龙；长期服用者，尽可能将剂量维持于 ≤10 mg/d。

以上方案为基本原则，但必须个体化，联合应用，以最小量、最简单的联合，不良反应最少，达到最佳控制症状为原则。每 3～6 个月对病情进行一次评估，然后再根据病情调整治疗方案，或升级或降级治疗。此期患者还可选用一些确有疗效的中药配合治疗，防止发作。

八、教育和管理

哮喘患者的教育与管理是提高疗效、减少复发、提高患者生活质量的重要措施。包括：

①通过适当的治疗可以控制哮喘发作。②了解哮喘的诱发因素，避免诱因。③了解哮喘的本质和发病机制。④熟悉哮喘发作先兆表现及相应处理办法。⑤自行监测病情变化，掌握峰流速仪的使用方法，记录哮喘日记。⑥哮喘发作时进行简单的紧急自救。⑦了解常用平喘药物的作用、正确用量、用法、不良反应。⑧掌握正确的吸入技术［MDI 或垫片（spacer）用法］。⑨知道何时去医院就诊。⑩与医生共同制订出防止复发、保持长期稳定的方案。

　　哮喘管理成功的目标：①尽可能控制、消除有关症状，包括夜间症状。②预防、控制哮喘发作，使去医院就诊的次数达到最低限度。③使肺功能尽可能接近正常水平。④保证患者能参加正常活动，包括体育锻炼，将因病误工、误学时间减少到最低限度。⑤β_2 受体激动药用量最少，乃至不用也能控制病情。⑥任何药物不良反应减至最少（或无）。⑦预防发展为不可逆性气道阻塞。⑧预防患者发生猝死。

九、预后

　　哮喘的转归和预后因人而异，通过正规的治疗可控制哮喘的症状，以达到哮喘控制和临床治愈的目的。轻症容易临床治愈；病情重、气道反应性增高明显或伴有其他过敏性疾病者则不易控制。若反复发作，且并发 COPD、肺源性心脏病，预后则不良。

第四节　支原体肺炎

　　支原体肺炎是由肺炎支原体引起的呼吸道和肺部的急性炎症。常同时有咽炎、支气管炎和肺炎。秋冬季节发病较多，但季节性差异并不显著。临床主要表现为发热、咽痛、咳嗽及肺部浸润，肺部 X 线征象可较明显，体征相对较少。

　　本病约占非细菌性肺炎的 1/3 以上，或各种原因引起的肺炎的 10%，常于秋季发病。患者中儿童和青年人居多，婴儿有间质性肺炎时应考虑支原体肺炎的可能性。

　　本病潜伏期和呼吸道带菌时间长，但病死率较低，约为 1.4%。

　　支原体肺炎过去称"非典型肺炎"，该名称首次应用于 1938 年，描述一种常见的气管—支气管炎及症状。病原体于 1944 年由 Eaton 等首先自非典型肺炎患者的痰中分离，但直到 1961 年才被 Chanock 鉴定为肺炎支原体。

一、流行病学

　　血清流行病学显示全球范围的肺炎支原体感染率较高。支原体肺炎以儿童及青年人居多，主要通过呼吸道飞沫传播。支原体肺炎冬季高发，症状持续 1～3 周。

　　在普通人群中，肺炎支原体感染常呈家庭内传播。在大、中、小学校和集体单位可引起小范围的暴发和流行。儿童支原体肺炎有一定的流行规律，一般每 3～4 年流行一次。支原体肺炎占小儿肺炎的 15%～20%，占成人肺炎的比例可高达 15%～50%。40 岁以下的人群是支原体肺炎高发人群。

　　支原体肺炎的传染源是支原体肺炎患者和支原体携带者，主要通过口、鼻的分泌物在空气中传播，引起散发的呼吸道感染或者小流行。

二、病理生理

支原体是一组原核细胞型微生物，介于细菌和病毒之间，是能在无细胞培养基上生长的最小微生物之一；无细胞壁，仅有三层结构的细胞膜，基本形态为杆状，长 $1\sim2~\mu m$、宽 $0.1\sim0.2~\mu m$，能在含有血清蛋白和甾醇的琼脂培养基上生长，$2\sim3$ 周后菌落呈煎蛋状，中间较厚，周围低平。

首次感染肺炎支原体后，病原体可在呼吸道黏膜内常驻，时间可长达数月（免疫功能低下患者甚至可达数年），成为正常携带者。另外，肺炎支原体可进入黏膜下和血流，并播散至其他器官。

肺炎支原体吸入呼吸道后，在支气管周围可有淋巴细胞和浆细胞浸润及中性粒细胞和巨噬细胞聚集，向支气管和肺蔓延，呈间质性肺炎或斑片融合性支气管肺炎。而且支原体通常存在于纤毛上皮之间，不侵入肺实质，通过细胞膜上神经氨酸受体位点，吸附于宿主呼吸道上皮细胞表面，抑制纤毛活动与破坏上皮细胞。

肺炎支原体致病性还可能与患者对病原体或其代谢产物的过敏反应有关。肺外器官病变的发生，可能与感染后引起免疫反应、产生免疫复合物和自身抗体有关。

肺炎支原体可附着并破坏呼吸道黏膜纤毛上皮细胞。在显微镜下，可见间质性肺炎、支气管炎和细支气管炎。支气管周围有浆细胞和小淋巴细胞浸润。支气管腔内有多形核白细胞、巨噬细胞、纤维蛋白束和上皮细胞碎片。

由于大环内酯类抗生素是临床上治疗支原体感染的首选药物，此类药物的广泛使用，导致支原体对大环内酯类抗生素耐药形势严峻。日本学者 Morozumi 等发现，2002 年肺炎支原体对大环内酯类耐药为 0，2003 年耐药为 5%，2004 年为 12.5%，2005 年为 13.5%，2006 年上升至 30.6%。而另一日本学者报道在 2000~2003 年上呼吸道感染患者分离的肺炎支原体中，有约 20% 对大环内酯类耐药。我国辛德莉等将 2004 年 1 月至 2005 年 7 月期间北京友谊医院临床确诊的肺炎支原体感染 260 例患儿留取鼻咽分泌物或咽拭子，经培养和鉴定阳性 13 例，分离的 13 例阳性株中有 9 株耐药，占 69.2%，而且耐药株同时对阿奇霉素和交沙霉素耐药。可见肺炎支原体对大环内酯类耐药的形势十分严峻。

三、临床表现

（一）症状

大多数感染者仅累及上呼吸道。潜伏期 2~3 周，起病缓慢。潜伏期过后，表现为畏寒、发热，体温多在 38~39 ℃，伴有乏力、咽痛、头痛、咳嗽、食欲缺乏、腹泻、肌肉酸痛、全身不适、耳痛等症状。发热可持续 2~3 周，体温恢复正常后可能仍有咳嗽。偶伴有胸骨后疼痛。少数患者有关节痛和关节炎症状。

咳嗽是肺炎支原体感染的特点，咳嗽初期为干咳，后转为顽固性剧烈咳嗽，无痰或伴有少量黏痰，特别是夜间咳嗽较为明显，偶可有痰中带血。由于持续咳嗽，患者可因肌张力增加而发生胸骨旁胸腔疼痛，但真正的胸膜疼痛较少见。

病情一般较轻，有时可重，但很少死亡。发热 3 天至 2 周，咳嗽可延长至 6 周左右。可有血管内溶血，溶血往往见于退热时，或发生于受凉时。

（二）体征

体检示轻度鼻塞、流涕，咽中度充血、水肿。耳鼓膜常有充血、水肿，约15%有鼓膜炎。颈淋巴结可肿大。少数病例有斑丘疹、红斑或唇疱疹。胸部一般无明显异常体征，约半数可闻及干性或湿性啰音，10%~15%病例发生少量胸腔积液。

（三）并发症

可并发皮炎、鼓膜炎或中耳炎、关节炎等；中枢神经受累者，可见脑膜炎、脑炎及脊髓炎病变；可伴有血液（急性溶血、血小板减少性紫癜）或雷诺现象（受冷时四肢间歇苍白或发绀并感疼痛），此时病程延长。心包炎、心肌炎、肝炎也有发现。

四、辅助检查

1. X线胸片 显示双肺纹理增多，肺实质可有多形态的浸润形，以下叶多见，也可呈斑点状、斑片状或均匀模糊阴影。约1/5有少量胸腔积液。肺部病变表现多样化，早期间质性肺炎，肺部显示纹理增加及网织状阴影，后发展为斑点片状或均匀的模糊阴影，近肺门较深，下叶较多。约半数为单叶或单肺段分布，有时浸润广泛、有实变。儿童可见肺门淋巴结肿大。少数病例有少量胸腔积液。肺炎常在2~3周内消散，偶有延长至4~6周者。

2. 血常规 血白细胞总数正常或略增高，以中性粒细胞为主。

3. 尿液分析及肝功能检查 可有微量蛋白，肝功能检查可有氨基转移酶升高。

4. 病原学检查 可采集患者咽部分泌物、痰、支气管肺泡灌洗液等进行培养和分离支原体。

肺炎支原体的分离，难以广泛应用，无助于早期诊断。痰、鼻和咽拭子培养可获肺炎支原体，但需时约3周，同时可用抗血清抑制其生长，也可借红细胞的溶血来证实阴性培养。此项检查诊断可靠，但培养技术难度大，烦琐费时，无助于本病的早期诊断。

5. 血清学检查 血清学检查是确诊肺炎支原体感染最常用的检测手段，如补体结合试验、间接荧光抗体测定、间接血凝试验、酶联免疫吸附试验（ELISA）及生长抑制试验等。酶联免疫吸附试验最敏感，免疫荧光法特异性强。血清学方法可直接检测标本中肺炎支原体抗原，用于临床早期快速诊断。肺炎支原体IgM抗体阳性可作为急性感染的指标，尤其是在儿科患者。在成人，IgM抗体阳性是急性感染的指标，但阴性时不能排除肺炎支原体感染，因为再次感染时IgM抗体可能缺如。

6. 冷凝集试验 是临床上沿用多年的一种非特异性血清学诊断方法，由于冷凝集抗体出现较早，阳性率较高，下降也快，故在目前仍不失为一项简便、快速、实用和较早期的诊断方法，但其他微生物也可诱导产生冷凝素，故该试验不推荐用于肺炎支原体感染的诊断，必须结合临床及其他血清学检测进行判断。

如果血清病原抗体效价>1:32；链球菌MG凝集试验，效价≥1:40为阳性，连续两次4倍以上增高有诊断价值。

7. 单克隆抗体免疫印迹法、多克隆抗体间接免疫荧光测定、固相酶免疫技术ELISA法等 可直接从患者鼻咽分泌物或痰标本中检测支原体抗原而确立诊断。此法快速、简便，但敏感性、特异性和稳定性尚待进一步提高。

8. 核酸杂交技术及PCR技术等 具有高效、特异而敏感等优点，易于推广，对早期诊断肺炎支原体感染有重要价值。

五、诊断

1. 好发于儿童及青少年，常有家庭、学校或军营的小流行发生，有本病接触史者有助于诊断。

2. 发病缓慢，早期有乏力、头痛、咽痛等症状。多为中等度发热，突出症状为阵发性刺激性咳嗽，可有少量黏痰或脓性痰，也可有血痰，部分患者无明显症状。

3. 肺部检查　多数无阳性体征，部分患者可有干、湿啰音。

4. 周围血白细胞总数正常或稍增多，以中性粒细胞为主。

5. 血清免疫学检查　①红细胞冷凝集试验阳性（滴定效价1:32或以上）持续升高者诊断意义更大。一般起病后2周，约2/3患者冷凝集试验阳性，滴定效价大于1:32，特别是当滴度逐步升高时，有诊断价值。②链球菌MG凝集试验阳性（滴定效价1:40或以上），后一次标本滴度较前次增高达4倍或以上诊断意义更大；约半数患者对链球菌MG凝集试验阳性。③血清特异性补体结合试验阳性［滴定效价（1:40）～（1:80）］，2周后滴度增高4倍，有重要诊断价值。

6. 痰液尤其是支气管吸出分泌物培养分离出肺炎支原体可确诊。

7. X线检查　肺部有形态多样化的浸润阴影，以肺下野斑片状淡薄阴影多见，肺门处密度较深。部分呈叶段性分布。

六、鉴别诊断

1. 气管—支气管炎　大多数感染肺炎支原体的患者症状很轻，起始时主要表现为上呼吸道症状，肺部也没有体征，白细胞通常是正常的，此种情况下容易误诊为急性气管和支气管炎，但通过胸部影像学的检查一般不难鉴别。对于不易诊断者可做胸部CT确诊。

2. 严重急性呼吸综合征（SARS）　本病主要表现为发热等病毒感染的非特异性症状，实验室检查白细胞不升高或降低，特别表现为淋巴细胞数量的下降。由于SARS是新出现的一个疾病，易与支原体肺炎混淆。但SARS有很强的传染性，重症发生率高，对抗生素治疗无效，病情进展快。对于鉴别有困难者，可通过实验室检查进行鉴别。

3. 肺嗜酸性粒细胞浸润症　多数支原体肺炎感染特征不是很明显，影像学特征又不具特异性，很容易与肺嗜酸性粒细胞浸润症、变应性肺炎等混淆，但非感染性肺疾病一般在病理学上有其相应特征，及时进行检查有助于鉴别。

4. 细菌性肺炎　临床表现较肺炎支原体肺炎重，X线的肺部浸润阴影也更明显，且白细胞计数明显高于参考值上限。

5. 流感病毒性肺炎或流感后并发细菌性肺炎　发生于流行季节，起病较急，肌肉酸痛明显，可能伴胃肠道症状。

6. 腺病毒肺炎　尤其多见于军营，常伴腹泻。

7. 军团菌肺炎和衣原体肺炎　临床不易鉴别，明确诊断必须借助于病原的分离鉴定培养和血清学检查。

七、治疗

1. 早期使用适当抗生素可减轻症状，缩短病程至 7 ~ 10 d。大环内酯类抗生素是肺炎支原体感染的首选药物，红霉素、克拉霉素、多西环素治疗有效，可缩短病程。喹诺酮类（如左氧氟沙星、莫昔沙星等）、四环素类也用于支原体肺炎的治疗。疗程一般 2 ~ 3 周。因肺炎支原体无细胞壁，青霉素或头孢菌素类等抗生素无效。若继发细菌感染，可根据痰病原学检查结果，选用针对性的抗生素治疗。

推荐剂量：红霉素 0.5 g/次，每 6h 1 次；克拉霉素的胃肠道反应轻，其他不良反应少，效果与红霉素相仿，用量 0.5 g/d，口服；四环素 0.25 g，每 6h 1 次；多西环素 0.1 g/d，口服。治疗须继续 2 ~ 3 周，以免复发。罗红霉素、阿奇霉素的效果亦佳，且不良反应少。如果不能排除军团菌肺炎，应选用红霉素。如果不能排除衣原体肺炎，推荐四环素和多西环素。

对于耐药的肺炎支原体，可选用他利霉素和利福霉素。他利霉素属于酮内酯类，是新一代大环内酯类抗生素，该类抗生素由 14 元环大环内酯衍生而成，因在菌体内有更广泛的结合位点，具有更强的抗菌活性。

利福霉素具有抗菌谱广、作用强、吸收快、局部浓度高、不良反应小、耐药率较低等优点，对于耐阿奇霉素肺炎支原体引起的下呼吸道感染选用联合利福霉素治疗，有明显的疗效。

支原体耐药与抗生素的使用密切相关，在临床治疗支原体感染时，应结合药敏试验足量使用敏感药物，并使疗程尽可能短，避免低浓度药物与支原体长期接触，人为造成"抗生素压力"，使原来占优势的敏感株被抑制或杀灭，诱导或选择出耐药菌株并使之繁衍成抗菌药物主要作用对象，造成治疗失败。

2. 对剧烈呛咳者，应适当给予镇咳药。

八、预后

本病预后良好。但在老年患者和已有慢性病，如 COPD 的患者，或继发其他细菌性肺炎患者，预后较差。

本病有自限性，部分病例不经治疗可自愈。

注意事项：家庭中发病应注意隔离，避免密切接触。抗生素预防无效。支原体肺炎疫苗的预防效果尚无定论。鼻内接种减毒活疫苗的预防尚在研究中。

九、预防

预防支原体肺炎，一定要多到户外活动，以增强体质；外出回来及用餐前一定要用洗手液或肥皂洗手；咳嗽或打喷嚏时用手绢或纸掩住口鼻，尽量减少飞沫向周围喷射，以免传染他人。

第五节 衣原体肺炎

衣原体肺炎是由衣原体感染引起的肺部炎症，衣原体有沙眼衣原体（CT）、肺炎衣原体（CP）、鹦鹉热衣原体和家畜衣原体。与人类关系密切的为 CT 和 CP，偶见鹦鹉热衣原体肺炎。

一、流行病学

血清流行病学显示人类的衣原体感染是世界普遍性的，但具体的流行病学资料尚缺乏。

二、临床表现

轻症可无明显症状。青少年常有声音嘶哑、干咳，有时发热、咽痛，也可见咽炎、喉炎、鼻窦炎、中耳炎和支气管炎等症状，且可持续数周之久，发生肺炎通常为轻型，与肺炎支原体感染的临床表现极为相似，并可能伴随肺外表现如红斑结节、甲状腺炎、脑炎和吉兰—巴雷综合征。成年人肺炎多较严重，特别是老年人往往必须住院和呼吸支持治疗。

三、辅助检查

1. 肺部 X 线　显示肺亚段少量片状浸润灶，广泛实变仅见于病情严重者。X 线也可显示双侧间质性或小片状浸润，双肺过度充气，CT 肺炎也可急性发病，迅速加重，造成死亡。

2. 血常规检查　示大部分患者血白细胞在正常范围。

四、鉴别诊断

1. 沙眼衣原体肺炎　1975 年有人开始报告新生儿衣原体肺炎，继发于包涵体脓性卡他之后。本病多由受感染的母亲传染，可眼部感染经鼻泪管传入呼吸道。症状多在出生后 2 ~ 12 周出现，起病缓慢，可先有上呼吸道感染表现，多不发热或偶有低热，然后出现咳嗽和气促，吸气时常有细湿啰音或捻发音，少有呼气性喘鸣。胸片显示双侧广泛间质和肺泡浸润，过度充气征比较常见，偶见大叶实变。周围血白细胞计数一般正常，嗜酸性粒细胞增多。鼻咽拭子一定要刮取到上皮细胞。也可用直接荧光抗体试验（DFA）、酶免疫试验（EIA）检测鼻咽标本沙眼衣原体抗原。血清学检查特异性抗体诊断标准为双份血清抗体滴度 4 倍以上升高，或 IgM >1:32，IgG >1:512。也可应用聚合酶链反应（PCR）技术直接检测衣原体 DNA。

2. 鹦鹉热衣原体肺炎　来源于家禽接触或受染于鸟粪，是禽类饲养、贩卖和屠宰者的职业病。人与人的感染少见。病原体自分泌物及排泄物排出，可带菌很久。鹦鹉热衣原体通过呼吸道进入人体，在单核细胞内繁殖并释放毒素，经血流播散至肺及全身组织，引起肺实质及血管周围细胞浸润，肺门淋巴结肿大。潜伏期 6 ~ 14 d，发病呈感冒样症状，常有 38 ~ 40.5 ℃的发热，咳嗽初期为干咳，以后有痰，呼吸困难或轻或重。有相对缓脉、肌痛、胸痛、食欲不振，偶有恶心、呕吐。如为全身感染，可有中枢神经系统感染症状或心肌炎表现，偶见黄疸。多有肝脾肿大，需与伤寒、败血症鉴别。胸部 X 线检查，从肺门向周边，特别在下肺野可见毛玻璃样阴影，中间有点状影。周围血白细胞数正常，红细胞沉降率在患病早期稍增快。肺泡渗出液的吞噬细胞内可查见衣原体包涵体。轻症患儿 3 ~ 7 d 发热渐退，中症 8 ~ 14 d、重症 20 ~ 25 d 退热。病后免疫力减弱，可复发，有报道复发率达 21%，再感染率 10% 左右。

3. 肺炎衣原体肺炎　本症临床表现无特异性，与支原体肺炎相似。起病缓，病程长，一般症状轻，常伴咽炎、喉炎及鼻窦炎为其特点。上呼吸道感染症状消退后，出现干、湿啰音等支气管炎、肺炎表现。咳嗽症状可持续 3 周以上。白细胞计数正常，胸片无特异性，多为单侧下叶浸润，表现为节段性肺炎，严重者呈广泛双侧肺炎。病原学检查与沙眼衣原体肺炎一样，以气管或鼻咽吸取物做细胞培养，肺炎衣原体阳性；或用荧光结合的肺炎衣原体特异性单克隆抗体来鉴定细胞培养中的肺炎衣原体。PCR 检测肺炎衣原体 DNA 较培养更敏感，但用咽拭子标本检测似不够理想，不如血清学检测肺炎衣原体特异性抗体。微量免疫荧光（MIF）试验检测肺炎衣原体仍最敏感。特异性 IgM 抗体 ≥1：16 或 IgM 抗体 ≥1：512 或抗体滴度 4 倍以上增高，有诊断价值。

五、治疗

衣原体肺炎的治疗原则与一般肺炎的治疗原则大致相同。

（一）一般治疗

注意加强护理和休息，保持室内空气新鲜，并保持适当室温及湿度。保持呼吸道通畅，经常翻身更换体位。烦躁不安可加重缺氧，故可给适量的镇静药物。供给热量丰富并含有丰富维生素、易于消化吸收的食物及充足水分。

（二）抗生素治疗

1. 大环内酯类

（1）红霉素：衣原体肺炎的抗生素应首选红霉素，用量为 50 mg/（kg·d），分 3~4 次口服，连用 2 周。重症或不能口服者，可静脉给药。眼泪中红霉素可达有效浓度，还可清除鼻咽部沙眼衣原体，可预防沙眼衣原体肺炎的发生。

（2）罗红霉素：用量为 5~8 mg/（kg·d），分 2 次于早晚餐前服用，连用 2 周。如在第 1 疗程后仍有咳嗽和疲乏，可用第 2 疗程。

（3）阿奇霉素：口服吸收很好，最高血清浓度为 0.4 mg/L，能迅速分布于各组织和器官。对衣原体作用强。治疗结束后，药物可维持在治疗水平 5~7 d。每天口服 1 次，疗程短。以药物原型经胆汁排泄。与抗酸药物的给药时间至少间隔 2 h。尚未发现与茶碱类、口服抗凝血药、卡马西平、苯妥英钠、地高辛等有相互作用。儿童（体重 10 kg 以上）第 1 天每次 10 mg/kg，以后 4 d 每天每次 5 mg/kg，1 次顿服，其抗菌作用至少维持 10 d。

2. 磺胺异噁唑　用量为 50~70 mg/（kg·d），分 2~4 次口服，可用于治疗沙眼衣原体肺炎。

3. 支持治疗　对病情较重、病程较长、体弱或营养不良者应输鲜血或血浆，或应用丙种球蛋白治疗，以提高机体抵抗力。

六、预后

衣原体肺炎治疗反应比支原体肺炎慢，如治疗过早停止，症状有复发趋势。年轻人一般治疗效果好，老年人病死率为 5%~10%。

七、预防

隔离，避免与病原体接触，锻炼身体。

第六节　肺炎链球菌肺炎

肺炎链球菌肺炎是肺炎链球菌感染引起的急性肺组织炎症，为社区获得性细菌性肺炎中最常见的一种，约占社区获得性细菌性肺炎的半数，医院内肺炎中仅占 3%～10%。肺炎链球菌肺炎通常以上呼吸道急性感染起病，临床表现为高热、畏寒、咳嗽、血痰及胸痛，并有肺实变体征等。自从抗生素广泛应用，临床表现趋于不典型。国内肺炎链球菌肺炎缺乏确切的发病率，在美国其每年发病人数约为 50 万。近来虽然在诊断、治疗和预防等方面有了很大进步，但此病在全世界仍有较高的发病率和病死率。

一、病因和发病机制

肺炎链球菌为革兰阳性双球菌，有荚膜，属链球菌科的链球菌属。肺炎链球菌在人体内能形成荚膜，是多糖多聚体，可保护细菌免受吞噬细胞吞噬。在普通染色标本中，菌体外围的荚膜区呈不着色的半透明环。根据荚膜多糖抗原特性，肺炎链球菌可分近 90 个血清型，大多数菌株不致病或致病力很弱，仅部分菌株有致病力，荚膜多糖抗原与肺炎链球菌的致病力有密切关系。成人致病菌多为 1～9 型，以第 3 型毒力最强，常致严重肺炎。

1. 基本发病机制　肺炎链球菌为口咽部定植菌，主要靠荚膜对组织的侵袭作用引起组织的炎性反应，通常在机体免疫功能低下时致病。在全身及呼吸道防御功能受损时，如上呼吸道病毒感染、受凉、淋雨、劳累、糖尿病、醉酒或全身麻醉均可使机体对肺炎链球菌易感。肺炎链球菌经上呼吸道吸入肺泡并在局部繁殖。细菌不产生毒素，不引起原发性组织坏死或形成空洞，其致病力是由于含有高分子多糖体的荚膜对组织的侵袭作用。细菌能躲避机体吞噬细胞的吞噬过程，并主要在肺泡内的富含蛋白质的渗液中繁殖。首先引起肺泡壁水肿，然后迅速出现白细胞和红细胞渗出，含菌的渗出液经肺泡孔向邻近肺泡扩散，甚至蔓及几个肺段或整个肺叶，典型的结果是导致大叶性肺炎。

2. 非典型表现发病机制　患有黏液、纤毛运动障碍疾病的患者如慢性阻塞性肺疾病（COPD），或肺水肿及心力衰竭，特别容易感染本菌，老年及婴幼儿感染可沿支气管分布即支气管肺炎。

二、病理生理

病理改变有充血水肿期、红色肝变期、灰色肝变期和消散期。整个过程包括肺组织充血水肿，肺泡内浆液性渗出和红、白细胞浸润，吞噬细菌，继而纤维蛋白渗出物溶解、吸收，肺泡重新充气。初期阶段是充血，特点是大量浆液性渗出物，血管扩张及细菌迅速增生，持续 1～2 d；下一阶段为"红色肝样变"，即实变的肺脏呈肝样外观，一般从第 3 天开始，肺泡腔内充满多形核细胞，血管充血及红细胞外渗，因此肉眼检查呈淡红色。接着是"灰色肝样变"期，第 4～6 天达到高峰，该期的纤维蛋白集聚与处于不同阶段的白细胞和红细胞有关，肺泡腔充满炎症渗出物。最后阶段是以渗出物吸收为特征的消散期，常在病程第 7～第 10 天出现。实际上 4 个病理阶段很难绝对分开，往往相互重叠，而且在使用抗生素的情况下，这种典型的病理分期已很少见。病变消散后肺组织结构多无损坏，不留纤维瘢痕。

极个别患者由于机体反应性差，肺泡内白细胞不多，白细胞溶解酶少，纤维蛋白吸收不完全，甚至有成纤维细胞形成，发生机化性肺炎。如细菌毒力强且未及时使用有效抗生素，15%～20%细菌经胸淋巴导管进入血液循环，形成肺外感染包括胸膜炎、关节炎、心包炎、心内膜炎、腹膜炎、中耳炎，5%～10%可并发脓胸，少数可发生败血症或感染性休克，侵犯脑膜可引起化脓性脑膜炎。

三、临床表现

（一）症状

1. 常见症状　本病以冬季和初春为多，这与呼吸道病毒感染流行有一定关系。青壮年男性或老幼多见。本病发病随年龄增大，发病率不断增高，春、冬季节因带菌率较高为本病多发季节。

（1）诱因：常有受凉、淋雨、疲劳、醉酒、精神刺激、上呼吸道病毒感染史，半数左右的病例有上呼吸道感染的先驱症状。

（2）全身感染中毒症状：起病多急骤，有高热，体温在数小时内可升到39～40℃，高峰在下午或傍晚，亦可呈稽留热型，与脉率相平行。常伴有畏寒，半数有寒战。可有全身肌肉酸痛，口角或鼻周出现单纯疱疹。

（3）呼吸系统症状：咳嗽，初起无痰或痰量不多，后逐渐变成带脓性、血丝或"铁锈"痰液。

2. 非典型症状　仅表现为高热性胸痛，而呼吸道症状不明显，可有食欲锐减、恶心、呕吐、腹痛、腹泻；患侧胸痛，可放射至肩部、腹部，咳嗽或深呼吸时加重，有时被误诊为急腹症、心绞痛或心肌梗死。累及脑膜时可表现意识模糊、烦躁不安、嗜睡、谵妄等。但在很多情况下，特别是婴幼儿和老年患者，本病较为隐袭，症状可不典型。少数年老体弱者起病后不久便表现为休克。

（二）体征

1. 常见体征

（1）急性热病面容：面颊绯红，鼻翼翕动，皮肤灼热、干燥，口角及鼻周有疱疹；病变广泛、低氧血症时，可出现气急、发绀。

（2）肺部体征：典型的肺部实变体征，受累侧胸部呼吸运动减弱，呼吸音减低，可闻及少许湿性啰音。大片肺叶实变时才有典型的实变体征如叩诊呈浊音，语颤增强，管状呼吸音和湿性啰音。病变累及胸膜时可引起局部胸壁压痛，听诊有胸膜摩擦音；并发大量胸腔积液时，气管可偏移，叩诊实音，呼吸音减弱或消失。

2. 非典型体征

（1）在年幼、体弱和老年人以及感染早期，临床表现可不明显，仅表现出疲乏、精神恍惚或体温升高。

（2）由于早期诊断及治疗，近年来一般肺炎链球菌肺炎可能在未完全实变时已开始消散，部分可不出现明显的异常体征，仅有高热，无干、湿性啰音。

（3）少数有脓毒血症者，可出现皮肤、黏膜出血点，巩膜轻度黄染。发现头痛特别是颈部疼痛或有僵硬感，颈有阻力提示可能累及脑膜。心率增快、心界扩大，提示心力衰竭。炎症延及膈胸膜外围可引起上腹部压痛，炎症严重者可引起腹部胀气及肠梗阻。严重感染可并发休克，血压下降或测不出。

四、辅助检查

1. 血常规检查　血白细胞计数多数在（$10 \times 10^9 \sim 30 \times 10^9$）/L，中性粒细胞比例常超过80%，并有核左移或见胞质内毒性颗粒。年老体弱、酗酒、免疫力低下者的白细胞计数常不增高，但中性粒细胞百分比仍升高。有10%~20%的患者合并菌血症，重症感染不应忽视血培养的临床意义。

2. 病原学检查　合格痰标本涂片检查有大量中性粒细胞和革兰阳性成对或短链状球菌，尤其在细胞内者，具有诊断参考意义。痰培养分离出肺炎链球菌是诊断本病的主要依据，可利用特异性抗血清确定出分离菌株的型别，但国内临床细菌室没有常规做菌型测试。为减少污染，应在漱口后采集深咳痰液，微生物标本必须在抗生素使用前留取，否则明显影响培养阳性率。也可经支气管镜防污染毛刷或支气管肺泡灌洗采样，因是侵袭性检查，仅限于少数重症感染。如合并胸腔积液，应积极抽液液进行细菌培养。血培养阳性率不高，只有在病程早期的短暂菌血症期或并发脓毒血症时血培养才会出现阳性。

3. 血气分析　可出现动脉血氧分压（PaO_2）降低、二氧化碳分压（$PaCO_2$）正常或降低，因原有基础病不同可有代谢性酸中毒改变。

4. X线检查　病变早期肺部仅见纹理增多，或局限于肺段的淡薄、均匀阴影；随着病情进展，典型表现为肺叶或肺段分布的大片均匀致密阴影，在实变阴影中可见支气管充气征。也可表现为一个肺段中单一区域或几个区域的浸润影。在有效抗生素治疗数日后开始消散，一般3周后完全消散。由于抗生素的应用，典型的大叶实变已少见。肋膈角可有少量胸腔积液征。在肺炎消散期，X线显示炎性浸润逐渐吸收，部分区域吸收较早，可呈现"假空洞"征。老年人病灶消散较慢，容易出现吸收不完全而发展为机化性肺炎。少数患者可伴有胸膜增厚，并发胸膜或心包积液时可出现相应改变。

五、诊断

凡急性发热伴咳嗽、胸痛和呼吸困难都应怀疑为肺炎链球菌肺炎。根据病史、体征、胸部X线改变，痰涂片、痰培养或血培养，涂片革兰染色可见成对或短链状排列的阳性球菌、荚膜肿胀反应而缺乏其他优势菌群，并有大量的中性粒细胞，可做出初步诊断。痰培养分离出肺炎链球菌是诊断本病的主要依据，但如能在胸液、血液、肺组织或经气管吸出物中检出肺炎链球菌，则具有确诊价值。严重的患者病情变化急骤，开始表现轻微，但在数小时内发生唇绀、呼吸急促、鼻翼翕动和末梢循环衰竭引起休克等。无发热，特别是低体温往往与病情恶化相关。

六、鉴别诊断

（一）常见表现鉴别诊断

1. 干酪性肺炎　急性结核性肺炎临床表现与肺炎链球菌肺炎相似，X线亦有肺实变，但结核病常有低热乏力，痰中容易找到结核分枝杆菌。X线显示病变多在肺尖或锁骨上、下，密度不均，久不消散，且可形成空洞和肺内播散。典型肺炎多发生于中下叶，阴影密度均匀。而肺炎链球菌肺炎经青霉素等治疗3~5 d，体温多能恢复正常，肺内炎症也较快吸收。

2. 肺癌　少数周围型肺癌 X 线影像颇似肺部炎症。但一般不发热或仅有低热，周围血白细胞计数不高，痰中找到癌细胞可以确诊。中央型肺癌可伴阻塞性肺炎，经抗生素治疗后炎症消退，肿瘤阴影渐趋明显；或者伴发肺门淋巴结肿大、肺不张。对于有效抗生素治疗下炎症久不消散或者消散后又复出现者，尤其在年龄较大者，要注意分析，必要时做 CT、痰脱落细胞和纤支镜检查等，以确定诊断。

3. 急性肺脓肿　早期临床表现与肺炎链球菌肺炎相似。但随着病程的发展，出现大量特征性的脓臭痰。致病菌有金黄色葡萄球菌、克雷伯杆菌及其他革兰阴性杆菌和厌氧菌等。葡萄球菌肺炎病情往往较重，咳脓痰。X 线胸片表现为大片炎症，伴空洞及液平。克雷伯杆菌肺炎常引起坏死性肺叶炎症，累及上叶多见，痰呈红棕色胶冻样。肺脓肿 X 线显示脓腔和液平，较易鉴别。但须警惕肺脓肿与肺结核可同时存在。

4. 其他病菌引起的肺炎　葡萄球菌肺炎和革兰阴性杆菌肺炎，临床表现较严重。克雷伯杆菌肺炎等常见于体弱、心肺慢性疾病或免疫受损患者，多为院内继发感染；痰液、血液或胸液细菌阳性培养是诊断不可缺少的依据。病毒和支原体肺炎一般病情较轻，支原体肺炎和衣原体肺炎较少引起整个肺叶实变，可常年发作，无明显季节特征；白细胞常无明显增加，临床过程、痰液病原体分离和血液免疫学试验对诊断有重要意义。

（二）非典型表现鉴别诊断

1. 渗出性胸膜炎　可与下叶肺炎相混淆，有类似肺炎的表现，如胸痛、发热、气急等症状，但咳嗽较轻，一般无血痰，胸液量多时可用 X 线检查、B 超定位进行胸腔穿刺抽液，以明确诊断，须注意肺炎旁积液的发生。

2. 肺栓塞　常发生于手术、长期卧床或下肢血栓性静脉炎患者，表现为突然气急、咳嗽、咯血、胸痛甚至昏迷，一般无寒战和高热，白细胞中等量增加，咯血较多见，很少出现口角疱疹。肺动脉增强螺旋 CT 或肺血管造影可以明确诊断，但须警惕肺炎与肺栓塞可同时存在。

3. 腹部疾病　肺炎的脓毒血症可发生腹部症状，病变位于下叶者可累及膈胸膜，出现上腹痛，应注意与膈下脓肿、胆囊炎、胰腺炎、胃肠炎等进行鉴别。

七、治疗

（一）药物治疗

一经疑似诊断应立即开始抗生素治疗，不必等待细菌培养结果。青霉素可作为肺炎链球菌肺炎的首选药物，对无并发症的肺炎链球菌肺炎经验性治疗推荐青霉素，给青霉素 G 80 万~240 万 U 静脉注射，每 4~6 h 一次。青霉素自问世以来一直被认为是治疗肺炎链球菌感染的常规敏感药物。但自从 20 世纪 60~70 年代在澳大利亚和南非首次报道发现耐青霉素肺炎链球菌（PRSP）以来，PRSP 流行呈上升趋势；对 PRSP 引起的各种感染均应选择青霉素以外的抗生素治疗，但对低度耐药株可用大剂量的青霉素 G，使血药浓度远高于最低抑菌浓度（MIC）以取得较好的抗菌效果。对于严重肺炎链球菌感染伴发原发疾病患者，也可选用青霉素 G，须在治疗过程中注意观察疗效，并根据药敏结果及时调整给药方案。医源性感染患者对青霉素低度耐药者可选用大剂量青霉素 G 治疗，β-内酰胺类抗生素中以阿莫西林为最有效的药物，其他有效药物包括青霉素类如氨苄西林、阿莫西林，头孢菌素中的头孢唑啉、头孢丙烯、头孢克洛、头孢噻肟、头孢曲松也有效。万古霉素对 PRSP 感染有极强的抗菌活性，替考拉宁作用与万古霉素相似，不良反应减轻，半衰期延长。对青霉素过敏者，可静脉滴注红霉素，或口服克拉霉素或阿奇霉素。大环内酯类抗生素的抗菌活性，以红霉素最强，但国内耐红霉素肺炎链球菌的比例高达 50%。阿奇霉素与红霉素等沿用品种相比，其对流感嗜血杆菌和非典型病原的抗微生物活性明显增强；与头孢呋辛等 β-内酰胺类抗生素相比，对呼吸道非典型病原有良好活性。由于阿奇霉素血浓度较低，国内外不推荐用于治疗伴有菌血症的肺炎链球菌肺炎。大环内酯类新品种，如罗红霉素、阿奇霉素、克拉霉素的抗菌谱没有明显扩大，常用于社区获得性感染，不宜作为重症感染的主要药物，除非有病原体检查结果支持或临床高度疑似为军团菌感染。在体外和动物实验中，许多药物的联合用药表现出了很强的抗菌活性，如头孢曲松与万古霉素，氨苄西林与利福平，阿莫西林与头孢噻肟，氯苯吩嗪与头孢噻肟，对 PRSP 表现出协同作用，可能在将来针对 PRSP 感染的治疗是一种较好的方案。PRSP 感染危及患者的生命，病死率高，更为严重的是 PRSP 菌株在患者之间的传播，控制感染方案失败，抗生素使用不合理，均可引起医院感染，因此对 PRSP 进行预防控制是很有必要的。新一代喹诺酮类药组织渗透性好，痰液中药物浓度多达血药浓度的 50%以上，肺组织浓度可达血浓度的 3~4 倍，如左氧氟沙星、莫西沙星、加替沙星对大多数中度耐药菌株有效。在第三代头孢菌素耐药比较高的某些地区，尽管经验性选用万古霉素治疗的方案有争议，但临床医生根据经验将喹诺酮类药或万古霉素作为首选。如对青霉素高度耐药，可用第三代头孢菌素，如头孢曲松或头孢噻肟，或伊米配能等。抗菌药物疗程一般为 5~7 d，或在退热后 3 d 停药。对衰弱患者疗程应适当延长。除抗生素治疗外，还应予以适当的对症治疗和支持治疗，包括卧床休息、补充液体及针对胸膜疼痛使用止痛药。

（二）治疗矛盾及对策

近二三十年来，肺炎链球菌对抗生素的耐药性日益流行，给临床治疗带来困难。国外已有 20%~40% 的肺炎链球菌对青霉素中度耐药或高度耐药（PRSP），我国肺炎链球菌的耐药率尚低，中度耐药可采取加大青霉素剂量而获得有效治疗的方法，青霉素高度耐药菌株在我国甚少，为 0~5%，但有逐年上升的趋势。国内已有资料显示肺炎链球菌对大环内酯类、磺胺类等抗生素耐药率很高，疑诊或明确为该菌感染时不宜选用。而肺炎链球菌多重耐药株（MDRP）也逐渐增多，引起医院内暴发流行。北京地区多重耐药肺炎链球菌上升到 2001~2002 年的 6.9%。上海地区部分医院研究发现肺炎链球菌对除万古霉素以外的抗菌药有不同程度的耐药性，同时存在交叉耐药现象。在某些地区肺炎链球菌对青霉素、头孢克洛、头孢呋辛等不敏感率也较高，应根据当地实际情况决定是否选用。肺炎链球菌对新型喹诺酮类敏感，但近来报告出现的耐药菌株已引起人们的高度重视。万古霉素对所有肺炎链球菌均有抗菌活性，可作为伴有青霉素高耐药菌株易感因素的重症患者的首选药物。

（三）并发症的处理

1. 肺外感染　经适当抗生素治疗以后，高热一般在 24 h 内消退，或在数天内呈分离性下降，如体温再升或 3 d 后仍不退者，应考虑肺炎链球菌的肺外感染，如脓胸、心包炎或关节炎等。持续发热的其他原因还有混杂细菌感染、药物热或存在其他并存的疾患。肺炎治疗不当，可有 5% 并发脓胸，对于脓胸患者应予置管引流冲洗，慢性包裹性脓胸应考虑外科肋间切开引流。

2. 脑膜炎　如疑有脑膜炎时，给予头孢噻肟 2 g 静脉注射，每 4～6 h 一次或头孢曲松 1～2 g 静脉注射，每 12 h 一次，同时给予万古霉素 1 g 静脉注射，每 12 h 一次，可加用利福平 600 mg/d 口服，直至取得药敏结果。除静脉滴注有效抗生素外，应行腰穿明确诊断，并积极脱水，吸氧并给予脑保护。

3. 感染性休克　强有效的控制感染是关键，有并发症如脓胸则需要引流，有转移感染灶如脑膜炎、心内膜炎、脓毒性关节炎需加大青霉素剂量。补充血容量，对老年发热患者慎用解热镇痛药，特别合并低血压者注意防止虚脱，补足液体量。可加用血管活性药物以维持休克患者的血压，保证重要脏器的血液灌流，并维持血压不低于 100/60 mmHg，现临床上常用以下方法。

（1）多巴胺以微量泵泵入，严重时加间羟胺静脉滴注。

（2）输氧：一般鼻导管给氧，呼吸衰竭可考虑气管插管、气管切开和呼吸机辅助通气。

（3）纠正水、电解质和酸碱失衡：监护期间要密切随访血电解质、动脉血气，尤其是对 COPD 患者。

4. 其他　临床表现腹痛又合并高热患者，排除外科急腹症可应用解热镇痛药，因基础病不同酌情予以解痉止痛药。如果临床症状逐步改善，而且病因明确，不应改变治疗方案。当患者仍无好转时，需考虑以下因素：病因诊断错误，药物选用不当，疾病已属晚期或重复感染，并发症使患者抵抗力低下，用药方法错误，肺炎链球菌属耐药菌株。青霉素的发现使肺炎链球菌性肺炎的病死率大大降低，本病总病死率为 10%，但在已知病原菌的社区获得性肺炎死亡病例中，肺炎链球菌肺炎仍占较大比例。一般主张对 35 岁以上的患者要随访 X 线检查。胸部 X 线检查可能要在几周之后才能看到浸润消散，病情严重及有菌血症或原先已有慢性肺病的患者尤其如此。有肿瘤或异物阻塞支气管时，肺炎虽在治疗后消散，但阻塞因素未除，仍可再度出现肺炎。治疗开始 6 周或 6 周以上仍然有浸润，应怀疑其他疾病如原发性支气管癌或结核的可能。

八、预后

本病自然病程 1～2 周。发病第 5～10 天时，发热可以自行骤降或逐渐减退。使用有效的抗菌药物可使体温在 2～3 d 内恢复正常，患者顿觉症状消失，逐渐恢复健康。接受治疗较早的轻型患者，一般在 24～48 h 内体温下降，但病情严重的患者，特别是具有预后不良因素的患者，往往需 4 d 或 4 d 以上才能退热。预后不佳的因素为：幼儿或老年，特别是 1 岁以下及 60 岁以上，血培养阳性，病变广泛、多叶受累者，周围血白细胞计数 <4.0×10^9/L，合并其他疾病如肝硬化、心力衰竭、免疫抑制、血液丙种球蛋白缺乏、脾切除或脾功能丧失、尿毒症等，某些血清型尤其是第 3 和第 8 型的病原体，发生肺外并发症如脑膜炎或心内膜炎。在已知病原菌的社区获得性肺炎死亡病例中，肺炎链球菌肺炎仍占较大比例。

九、预防

避免淋雨受寒、疲劳、醉酒等诱发因素。对于易感人群可注射肺炎链球菌多糖疫苗。20世纪20年代曾用过肺炎链球菌疫苗，由于抗生素的兴起而被摒弃，随着耐药菌的增加，近十余年来，疫苗接种又重新受到重视。目前多采用多型组合的纯化荚膜抗原疫苗，有商品供应的疫苗含肺炎链球菌型特异多糖抗原中的23种抗原，覆盖85%~90%引起感染的肺炎链球菌菌型。有研究表明，哮喘人群中侵袭性肺炎球菌病的发生率增加；接种肺炎链球菌多价荚膜多糖疫苗可减少其感染和携带率。虽然对精确的保护水平尚不了解，因为通常不能作抗体效价测定，但一般认为健康人注射肺炎链球菌疫苗后2~3周，血清内出现抗体，4~8周抗体效价持续增高，可降低肺炎链球菌肺炎的发病率，有效率超过50%，保护的期限至少1年以上。对于高危人群，5~10年后需重复接种。

第七节　副流感病毒感染

副流感病毒（PIV）是一种常见的呼吸道感染的病原体，可引起咽炎、喉炎、气管炎、支气管炎和肺炎。

副流感病毒属于副黏病毒科的副黏病毒亚科。人副流感病毒（HPIV）在1953年由Kuroyo首先从日本仙台一名死于肺炎儿童的肺组织中分离得到，故以前称之为仙台病毒。该病毒与流感病毒相似之处在于能在鸡胚上繁殖，且具有与红细胞凝集的现象，副流感病毒虽然与流感病毒的核酸类型都是RNA（核糖核酸），而且两种病毒的结构相似，都由遗传物质RNA和蛋白质外壳组成，但由于副流感病毒RNA中的某些基因与流感病毒不同，其翻译的蛋白质外壳和抗原不同，在之后的研究中发现其诸多特性与流感病毒不同，加之又陆续分离到其他毒株，在1959年这一类病毒被命名为副流感病毒。目前副流感病毒根据血清学和遗传学特点主要分5型，其中Ⅳ型又分a和b2个亚型，仙台病毒就属于副流感病毒Ⅰ型。Ⅰ~Ⅳ型的副流感病毒都是人呼吸道感染的主要病原，虽然主要的结构和生物学特征相似，但其各自的流行病学和所引发疾病的临床特征有所差异。目前的研究显示副流感病毒Ⅴ型主要感染灵长类，对人可引起潜伏持续感染，是否致病目前尚不明确。

一、流行病学

副流感病毒感染分布广泛，呈全球性分布，是呼吸道感染性疾病的常见病原，最易引起婴幼儿呼吸道疾病，据统计30%~40%的婴幼儿急性呼吸道感染都是由人副流感病毒引起的。营养不良、维生素A缺乏、居住条件拥挤、非母乳喂养、吸烟和环境污染等是其易感因素。主要通过人与人直接接触或飞沫传播。

副流感病毒感染主要在温带及热带地区，我国主要以Ⅲ型为主。其感染一年四季均可发生。不同类型季节流行各有不同，Ⅰ型主要在秋季流行，Ⅱ型主要在秋末冬初流行，Ⅲ型主要流行于春夏季，且常年均有散发，一般是呈地方性流行，很少发生大流行。一般每隔1年发生一次较大的交替流行是Ⅰ、Ⅱ型的特点。Ⅳ型季节特点不明。

副流感病毒Ⅰ、Ⅱ型感染，4个月以前婴儿很少引起严重下呼吸道感染，4个月以后可引起哮喘，严重下呼吸道感染明显增加，其中国之外研究显示Ⅰ型主要感染人群年龄为7~36个月，高峰为2~3岁并维持较高发病率一直至5岁。Ⅱ型发病高峰年龄为1~2岁。Ⅲ型主要感染1岁以内的婴儿，新生儿和小婴儿（<6个月）的感染率仅次于呼吸道合胞病毒（RSV），3岁以后发病率逐渐减少。Ⅳ型发病率低，病情亦轻，其流行病学报道研究也较少，其研究数据在小于1岁、学龄前儿童、小学适龄儿童和成年人各组的分布较分散。

总的来说，成人的感染率明显低于儿童，副流感病毒约与10%的成人急性呼吸道感染有关。而国内流行病学调查显示，4岁儿童血清副流感病毒阳性率已达85%~90%，5岁儿童高达90%~100%。此外，副流感病毒产生局部免疫反应是不牢固的，可重复感染，免疫功能低下者可再感染。

二、病因和发病机制

副流感病毒外层包膜的2种糖蛋白HN糖蛋白与F糖蛋白在病毒感染中起着重要作用。其中HN糖蛋白与靶细胞表面的神经氨酸残基受体结合，吸附于细胞。裂解的F糖蛋白（F1和F2）对病毒感染靶细胞以及病毒在细胞与细胞间传导是必不可少的。当病毒吸附到能裂解F糖蛋白的细胞时，F糖蛋白被活化才能产生传染性。如果宿主细胞缺乏相应的丝氨酸蛋白酶，F糖蛋白不能裂解，就会导致产生非感染性病毒，也不能维持复制增殖周期。

HPIV大多侵犯呼吸道黏膜的表层组织，在上皮细胞内增殖，引起的病变轻，在成人一般表现为轻度上呼吸道感染。<5岁的婴幼儿，病毒可侵犯气管、支气管黏膜上皮细胞，引起细胞变性、坏死、增生或黏膜糜烂。如果侵犯到肺泡上皮及间质细胞则引起间质性肺炎，导致中性粒细胞、单核细胞、淋巴细胞等在肺泡壁和肺泡间隙浸润，可表现为急性阻塞性喉—气管—支气管炎和肺炎。

副流感病毒感染后可产生血清抗体和局部抗体，但一次感染后产生抗体滴度低，不能产生持久免疫性，多次重复感染产生的抗体才能减轻临床症状。抗NH糖蛋白及抗F糖蛋白对预防疾病很重要。相对于成人，婴幼儿的免疫系统发育不完善，是副流感病毒反复感染的原因之一。对于具有免疫活性的个体，再次感染的症状一般较轻。

三、临床表现

潜伏期3~6 d，临床表现差别很大，轻者症状不明显，重者可发生严重下呼吸道感染，甚至威胁生命。疾病严重程度与病毒型别、年龄、发病季节、初次或再次感染等因素有关。

HPIV引起上呼吸道感染是最常见的，可表现为流涕、打喷嚏、咽炎、喉炎和咳嗽。若有发热、痉挛性犬吠样咳嗽、喘鸣、呼吸困难等症状则提示已经发展为下呼吸道感染。

Ⅰ、Ⅱ型很少感染4月龄以下的小婴儿，大于6岁的儿童及成人感染后主要表现为鼻炎、咽炎等感冒症状，也可伴有声嘶及咳嗽。在7个月至3岁患儿，Ⅰ、Ⅱ型副流感病毒是引起急性喉炎、气管炎、支气管炎的主要病原，表现为哮喘、痉挛性咳嗽、吐大量浓稠黏液痰，并可引起程度不等的气道阻塞和呼吸困难，有2%~3%的严重病例有发绀。Ⅱ型副流感病毒感染症状较轻。

Ⅲ型副流感病毒是引起6月龄以下婴儿毛细支气管炎和肺炎的重要病原，仅次于呼吸道合胞病毒感染而居第2位。Ⅲ型副流感病毒最易传播，也可引起地方性流行。约3/4初次感染副流感病毒者有发热，体温可高达39~40 ℃。多个研究显示，Ⅲ型副流感病毒在喘息性支气管炎患儿的检出率较Ⅰ、Ⅱ型高，说明Ⅲ型感染引起的病情较重。年长儿童及成人均可发生Ⅰ、Ⅱ、Ⅲ型的再感染，但一般病情较轻。老年人、免疫功能低下的成人可引起严重下呼吸道感染甚至致死性肺炎。

Ⅳ型副流感病毒感染不常见，多数无症状或仅有轻微症状，但也有引起人群感染甚至暴发的报道。

有研究表明HPIV病毒株在某些宿主可能有神经亲和力，其在神经系统疾病中可能起着重要作用。另有研究显示HPIV还可导致急性中耳炎。

四、诊断

副流感病毒引起的呼吸道感染的临床表现无特异性，同时要结合流行病学特点，但确诊必须依靠特异性病原学检查。

常用的病原学检测方法包括如下几种。①病毒分离：它是诊断的金标准。一般采用患者的鼻咽冲洗液或鼻咽拭子标本接种在敏感细胞株上，其敏感细胞株包括原代人胚肾细胞、猴肾细胞、传代细胞。②通过特异性抗体抑制红细胞吸附可鉴定HPIV的血清型。③直接免疫荧光检测呼吸道分泌物HPIV抗原，但是其结果往往是不稳定的，而且有些HPIV病毒株不容易被特异性单克隆抗体检测到。④放射免疫测定法和酶免疫测定法检测HPIV抗体，恢复期抗体效价较疾病期升高4倍以上有诊断价值。⑤PCR法：典型的诊断方法，如病毒分离和血清学，要在病毒感染后好几周才能获得诊断结果，因此这些诊断方法很少在治疗上发挥作用。近年来利用PCR技术检测鼻咽分泌物标本中的病毒DNA，方法灵敏性高，可早期诊断，但假阳性较多。

五、鉴别诊断

其鉴别诊断主要是与流感病毒和呼吸道合胞病毒鉴别。前者特点是急起高热，体温可达39～40 ℃，一般3～4 d热退，其全身症状较重，呼吸道症状相对较轻，流行病学特征为突然发病、传播迅速、流传广泛、发病率高、流行过程短。而后者的发病年龄、临床表现与副流感病毒Ⅲ型类似，需要通过血清学或病毒学检查区分。

六、治疗

1. 抗病毒药物的应用　目前在体外研究中发现有抗副流感病毒的药物包括NA抑制药（如扎那米韦）、蛋白质合成抑制药（嘌呤霉素）、核酸合成酶抑制药、维生素C（抗坏血酸）等，但并未应用于临床。金刚烷胺以及其衍生物已经证实对副流感病毒感染无效。在免疫功能低下或使用免疫抑制药患者的感染中，虽然有个案关于雾化或口服利巴韦林导致病毒数下降和病情改善的报道，但最近在Fred Hutchinson癌症研究中心的调查中表明其对HPIV-3导致的肺部感染缺乏反应。总之，目前尚无肯定有效的针对副流感病毒感染的抗病毒药物。

也有研究发现非特异性免疫激活剂可以抵御副黏病毒感染（如咪喹莫特、多核糖胞啶酸），其中部分机制是由于刺激内源性细胞因子，包括干扰素（α和γ）、人粒细胞集落刺激因子和IL-1β。另外蛋白酶抑制药和高剂量的免疫球蛋白可能有一定疗效。同时上述抗病毒方案也只宜在病情早期试用。

2. 对症及支持治疗　是治疗的关键，可改善病情，缩短病程，降低病死率。尤其是副流感病毒感染所引起的哮喘、毛细管支气管炎或肺炎在处理上都以对症治疗和支持疗法为主。很多研究包括最近的一些 Meta 分析已经表明，治疗开始 6 h 后口服或系统性短期使用糖皮质激素可以有效改善哮喘症状。哮喘易发展成急性呼吸道梗阻及呼吸衰竭，必要时应进行气管切开和机械性辅助呼吸。另外冷湿空气可减轻呼吸道黏膜水肿，促进分泌物排出，缓解临床症状。

同时根据具体情况预防和治疗继发细菌感染。

七、预防

从 20 世纪 60 年代人们就试图利用灭活的 HPIV-3 疫苗保护儿童免遭感染，但其仅是一个免疫原，缺乏保护作用。目前研制主要有利用通过反向遗传学技术将重组病毒转化为安全而有效的减毒活疫苗以及亚单位疫苗、基因工程疫苗，但由于这些疫苗接种后产生的免疫力不完全，在人体的实际应用尚未取得理想效果。

第二章
心内科疾病

第一节 高脂血症

高脂血症是促进动脉粥样硬化（AS）的一个直接因素。高脂血症常指甘油三酯（TG）、总胆固醇（TC）、低密度脂蛋白（LDL）升高，这类血脂的升高在动脉粥样硬化、糖尿病的发展过程中起着重要的作用，也都是冠心病的独立危险因素，其中特别是低密度胆固醇（LDL）的升高与 AS 的相关更为密切，因而高 LDL 一直是 AS 重要的生物标志物和干预靶点。大量的 AS 干预研究结果表明降低 LDL 的措施最大限度可引起 1/3 动脉粥样硬化性冠心病死亡率的降低，还有 2/3 的 AS 患者不能通过单纯降低 LDL 治疗而得到控制。近几十年来大量的研究认为低血浆高密度脂蛋白（HDL）是 AS、冠心病的另一重要的独立危险因素，目前大量临床研究在关注升高 HDL 的策略。高脂血症并不能概括低 HDL 在 AS 形成中的危害作用，近来更倾向用血脂紊乱来代替高脂血症。有以下 3 种中的一种就为血脂异常：血清 TC 水平增高，血清 TG 水平增高，血清高密度脂蛋白胆固醇（HDL-Ch）水平减低。

血浆中的脂类主要分为 5 种：甘油三酯、磷脂、胆固醇酯、胆固醇以及游离脂肪酸。除游离脂肪酸是直接与血浆白蛋白结合运输外，其余的脂类均与载脂蛋白结合，形成水溶性的脂蛋白转运。由于各种脂蛋白中所含的蛋白质和脂类的组成和比例不同，所以它们的密度、颗粒大小、表面负荷、电泳表现和其免疫特性均不同。脂蛋白的分离常用密度离心法，可将脂蛋白分为：乳糜微粒（CM）、极低密度脂蛋白（VLDL）、低密度脂蛋白和高密度脂蛋白。CM 是颗粒最大的脂蛋白，主要功能是运输外源性胆固醇。VLDL 主要含内源性甘油三酯。LDL 是富含胆固醇的脂蛋白，主要作用是将胆固醇运送到外周血液。HDL 是血清中颗粒密度最大的一组脂蛋白，主要作用是将肝脏以外组织中的胆固醇转运到肝脏进行分解代谢。

一、临床表现

高脂血症的临床表现主要是脂质在真皮内沉积所引起的黄色瘤和脂质在血管内皮沉积所引起的动脉硬化。尽管高脂血症可引起黄色瘤，但其发生率并不很高；而动脉粥样硬化的发生和发展又是一种缓慢渐进的过程。因此在通常情况下，多数患者并无明显症状和异常体征。不少人是由于其他原因进行血液生化检验时才发现有血浆脂蛋白水平升高。

二、分类

1. 根据病因分类

（1）原发性高脂血症：包括家族性高甘油三酯血症，家族性Ⅲ型高脂蛋白血症，家族性高胆固醇血症；家族性脂蛋白酶缺乏症；多脂蛋白型高脂血症；原因未明的原发性高脂蛋白血症；多基因高胆固醇血症；散发性高甘油三酯血症；家族性高 α 脂蛋白血症。

（2）继发性高脂血症：包括糖尿病高脂血症；甲状腺功能减低；急、慢性肾衰竭；肾病综合征；药物性高脂血症。

2. 根据临床测定结果分类

（1）高甘油三酯血症：血清甘油三酯含量增高，>1.70 mmol/L，而总胆固醇含量正常，即总胆固醇<5.72 mmol/L。

（2）高胆固醇血症：血清总胆固醇含量增高，>5.72 mmol/L，而甘油三酯含量正常，即甘油三酯<1.70 mmol/L。

（3）低高密度脂蛋白血症：血清高密度脂蛋白胆固醇含量降低，<0.9 mmol/L。

（4）混合型高脂血症：血清总胆固醇和甘油三酯的含量均增高，即总胆固醇含量>5.72 mmol/L，甘油三酯含量>1.70 mmol/L。

三、诊断

关于高脂血症的诊断标准，目前国际和国内尚无统一的方法。既往认为血浆总胆固醇浓度>5.17 mmol/L可定为高胆固醇血症，血浆甘油三酯浓度>2.3 mmol/L为高甘油三酯血症。各地由于所测人群不同以及所采用的测试方法的差异等因素，所制定的高脂血症诊断标准不一。但为了防治动脉粥样硬化和冠心病，合适的血浆胆固醇水平应该根据患者未来发生心脑血管疾病的风险来决定，发生风险越高，合适的血浆胆固醇水平应该越低。

新的标准建议在开始药物治疗时，以LDL-Ch浓度<1.15 mmol/L为治疗目标，如果未来发生心脑血管疾病的风险很高应该更早开始药物治疗和采取更严格的治疗目标。低HDL-Ch浓度为冠心病的一项危险因素，治疗目标为<0.46 mmol/L。

四、治疗

（一）非药物治疗

非药物治疗包括饮食和其他生活方式的调节，用于预防血脂过高，也是高脂血症治疗的基础。

1. 饮食调节　适用于预防和治疗。

（1）目的：保持合适的体重，降低过高的血脂，兼顾其他不健康的饮食结构，如限制食盐量。

（2）方式：控制总热卡量；减低脂肪，尤其是胆固醇和不饱和脂肪酸的摄入量；适当增加蛋白质和糖类的比例；减少饮酒和戒烈性酒。

2. 其他非药物治疗措施　包括运动锻炼和戒烟等。

（二）药物治疗措施

1. 高胆固醇血症

（1）首选β-羟-β-甲戊二酸单酰辅酸A（HMG-CoA）还原酶抑制药（他汀类）：其降低TC能力为20%~30%，降LDL-Ch能力为30%~35%，还可轻度增高HDL-Ch及轻度降低TG。洛伐他汀，10~80 mg每晚1次或每天分2次口服；辛伐他汀，5~40 mg每晚1次口服；普伐他汀，10~40 mg每晚1次口服；氟伐他汀，10~40 mg每晚1次口服。

（2）胆酸螯合剂：用足量可降TC与LDL-Ch，效果与HMG-CoA还原酶抑制药相近，但不易耐受，故可以较小剂量用于轻度TC或LDL-Ch增高者。考来烯胺，4~24 g每晚1次或每天分2次口服；考来替哌，5~20 g每晚1次或每天分2次口服。对TC或LDL-Ch极度增高者可采用他汀类与胆酸螯合剂合并治疗。

（3）贝丁酸类：轻至中度降低TC与LDL-Ch，降低TG能力高于他汀类，并升高HDL-

Ch。非诺贝特，100 mg 每天 3 次或微粒型 200 mg 每天 1 次口服；苯扎贝特，200 mg 每天 3 次或缓释型 400 mg 每天 1 次口服；吉非贝齐，300 mg 每天 3 次或 600 mg 每天 2 次，或缓释型 900 mg 每天 1 次口服。

（4）烟酸类：降低 TC、LDL-Ch 与 TG，升高 HDL-Ch，但不良反应使其应用受限；阿昔莫司的不良反应较小。烟酸，100 mg 每天 3 次渐增至 1～3 g/d 口服；阿昔莫司，250 mg 每天 1～3 次口服。

2. 高甘油三酯血症　如非药物治疗包括控制饮食、减轻体重、减少饮酒、戒烈性酒等不能降低 TG 至 4.07 mmol/L 以下时，可应用贝丁酸类，不用烟酸、胆酸螯合剂或他汀类药。

3. 混合型高脂血症　如以 TC 与 LDL-Ch 增高为主，可用他汀类；如以 TG 增高为主则用贝丁酸类；如 TC、LDL-Ch 与 TG 均显著升高，联合用药治疗，联合治疗选择贝丁酸类加胆酸螯合剂类，或胆酸螯合剂类加烟酸。谨慎采用他汀类与贝丁酸类或烟酸类的合并使用。

（三）特殊人群治疗注意事项

1. 老年人　高脂血症使老年人中发生冠心病事件的可能性仍存在，成年人中的防治原则可用于老年人，但药物使用应注意剂量及不良反应，降脂不宜过剧过急。

2. 妇女　绝经期前妇女除非有严重危险因素，一般冠心病发病率低，故可用非药物方法防治，有严重危险因素及高脂血症者方考虑药物防治。绝经期后妇女高脂血症发生机会增多，冠心病危险性也增高，故应积极治疗，除上述药物治疗外，雌激素替代疗法对降低血脂也有效。

五、治疗进程监测

饮食与非调脂药物治疗后 3～6 个月复查血脂水平，如能达到要求即继续治疗，但仍每 6 个月至 1 年复查，如持续达到要求，每年复查 1 次。药物治疗开始后 6 周复查，如能达到要求，逐步改为每 6～12 个月复查一次，如开始治疗 3～6 个月复查血脂仍未达到要求则调整剂量或药物种类，3～6 个月后复查，达到要求后延长为每 6～12 个月复查一次，未达到要求则考虑再调整用药或联合用药种类。在药物治疗时，必须监测不良反应，包括肝、肾功能，血常规，必要时测定肌酶。

六、预防

与一般西方国家不同，目前在我国大多数地方，尤其是内地农村，人群中高脂血症尚不多见。在当前经济发展和改革开放的进程中，应重视对高脂血症，包括高胆固醇血症、高甘油三酯血症和低高密度脂蛋白血症的积极预防。预防措施以饮食控制为主，也包括其他非药物性生活方式调节措施。主要通过多种途径进行广泛和反复的健康教育，并与整个心血管病和其他慢性病防治的卫生宣教相结合的方式。目的是使人群中血脂保持在较低水平，以普遍提高健康水平。

第二节 冠心病

冠状动脉粥样硬化性心脏病（CHD）简称冠心病，是一种最常见的心脏病，是指因冠状动脉狭窄、供血不足而引起的心肌功能障碍和（或）器质性病变，故又称缺血性心脏病（IHD）。症状表现为胸腔中央发生一种压榨性的疼痛，并可迁延至颈、颌、手臂、后背及胃部。发作的其他可能症状有眩晕、气促、出汗、寒战、恶心及昏厥。严重患者可能会发生心力衰竭。

一、病因和发病机制

本病病因至今尚未完全清楚，但认为与高血压、高脂血症、高黏血症、糖尿病、内分泌功能低下及年龄大等因素有关。

1. 年龄与性别　40 岁后冠心病发病率升高，女性绝经期前发病率低于男性，绝经期后与男性相等。

2. 高脂血症　除年龄外，脂质代谢紊乱是冠心病最重要的预测因素。总胆固醇（TC）和低密度脂蛋白胆固醇（LDL-Ch）水平和冠心病事件的危险性之间存在着密切的关系。LDL-Ch 水平每升高 1%，则患冠心病的危险性增加 2%～3%。甘油三酯（TG）是冠心病的独立预测因子，往往伴有低 HDL-Ch 和糖耐量异常，后两者也是冠心病的危险因素。

3. 高血压　高血压与冠状动脉粥样硬化的形成和发展关系密切。收缩期血压比舒张期血压更能预测冠心病事件。140～149 mmHg 的收缩期血压比 90～94 mmHg 的舒张期血压更能增加冠心病死亡的危险。

4. 吸烟　吸烟是冠心病的重要危险因素，是唯一最可避免的死亡原因。冠心病与吸烟之间存在着明显的用量—反应关系。

5. 糖尿病　冠心病是未成年糖尿病患者首要的死因，冠心病占糖尿病患者所有死亡原因和住院率的近 80%。

6. 肥胖症　已明确为冠心病的首要危险因素，可增加冠心病死亡率。肥胖被定义为体重指数［BMI = 体重（kg）/身高的平方（m²）］男性≥27.8，女性≥27.3，BMI 与 TC、TG 增高，HDL-Ch 下降呈正相关。

7. 久坐生活方式　不爱运动的人冠心病的发生和死亡危险性将翻一倍。

8. 其他　尚有遗传、饮酒、环境因素等。

二、临床分类

按照世界卫生组织（WHO）发表的"缺血性心脏病"的命名和诊断标准，可将冠心病归类为以下 5 种：①隐匿性或无症状性冠心病。②心绞痛。③心肌梗死。④缺血性心肌病。⑤猝死。

近年来，从提高诊治效果和降低死亡率出发，临床上提出两种综合征的分类。

1. 慢性心肌缺血综合征　包括隐匿性或无症状性冠心病、稳定型心绞痛和缺血性心肌病等。

2. 急性冠脉综合征（ACS）　包括非 ST 段抬高型急性冠脉综合征和 ST 段抬高型急性冠脉综合征。非 ST 段抬高型急性冠脉综合征包括不稳定型心绞痛（UA）、非 ST 段抬高型心肌梗死（NSTEMI）。ST 段抬高型急性冠脉综合征即 ST 段抬高型心肌梗死（STEMI）。

三、临床表现

根据其临床表现，冠心病可分为以下 5 型。

1. 心绞痛型　表现为胸骨后的压榨感、闷胀感，伴随明显的焦虑，持续 3～5 min，常放射到左侧臂部、肩部、下颌、咽喉部、背部，也可放射到右臂。有时可累及这些部位而不影响胸骨后区。用力、情绪激动、受寒、饱餐等增加心肌耗氧情况下发作的称为劳力性心绞痛，休息和含化硝酸甘油缓解。有时候心绞痛不典型，可表现为气急、晕厥、虚弱、嗳气，尤其是老年人。根据发作的频率和严重程度分为稳定型和不稳定型心绞痛。稳定型心绞痛指的是发作 1 个月以上的劳力性心绞痛，其发作部位、频率、严重程度、持续时间、诱使发作的劳力大小、能缓解疼痛的硝酸甘油用量基本稳定。不稳定型心绞痛指的是原来的稳定型心绞痛发作频率、持续时间、严重程度增加，或者新发作的劳力性心绞痛（发生 1 个月以内），或静息时发作的心绞痛。不稳定型心绞痛是急性心肌梗死的前兆，所以一旦发现应立即到医院就诊。

2. 心肌梗死型　梗死发生前 1 周左右常有前驱症状，如静息和轻微体力活动时发作的心绞痛，伴有明显的不适和疲惫。梗死时表现为持续性剧烈压迫感、闷塞感，甚至刀割样疼痛，位于胸骨后，常波及整个前胸，以左侧为重。部分患者可沿左臂尺侧向下放射，引起左侧腕部、手掌和手指麻刺感，部分患者可放射至上肢、肩部、颈部、下颌，以左侧为主。疼痛部位与以前心绞痛部位一致，但持续更久、疼痛更重，休息和含化硝酸甘油不能缓解。有时候表现为上腹部疼痛，容易与腹部疾病混淆。伴有低热、烦躁不安、多汗和冷汗、恶心、呕吐、心悸、头晕、极度乏力、呼吸困难、濒死感，持续 30 min 以上，常达数小时。发现这种情况应立即就诊。

3. 无症状性心肌缺血型　很多患者有广泛的冠状动脉阻塞却没有感到过心绞痛，甚至有些患者在心肌梗死时也没感到心绞痛。部分患者在发生了心脏性猝死，常规体检时发现心肌梗死后才被发现。部分患者由于心电图有缺血表现，发生了心律失常，或因为运动试验阳性而做冠脉造影才发现。这类患者发生心脏性猝死和心肌梗死的机会和有心绞痛的患者一样，所以应注意平时的心脏保健。心脏性猝死可发生在那些貌似健康的人身上，这里主要说的是冠心病中的一个类型，称为不稳定斑块，因为冠状动脉粥样硬化斑块很小，没有堵塞血管，所以平时没有任何症状，但是斑块会突然破裂，破裂以后，会在局部形成血小板、红细胞组成的血栓，而且同时冠状动脉痉挛缩窄，出现严重缺血，大面积心肌梗死。

4. 心力衰竭和心律失常型　部分患者原有心绞痛发作，以后由于病变广泛，心肌广泛纤维化，心绞痛逐渐减少到消失，却出现心力衰竭的表现，如气急、水肿、乏力等，还有各种心律失常，表现为心悸。还有部分患者从来没有心绞痛，而直接表现为心力衰竭和心律失常。

5. 猝死型　指由于冠心病引起的不可预测的突然死亡，在急性症状出现以后 6 h 内发生心搏骤停所致。主要是由于缺血造成心肌细胞电生理活动异常，而发生严重心律失常导致。

四、辅助检查

1. 心电图　心电图是冠心病诊断中最早、最常用和最基本的诊断方法。与其他诊断方法相比，心电图使用方便，易于普及，当患者病情变化时便可及时捕捉其变化情况，并能连续动态观察和进行各种负荷试验，以提高其诊断敏感性。无论是心绞痛或心肌梗死，都有其典型的心电图变化，特别是对心律失常的诊断更有其临床价值，当然也存在着一定的局限性。

2. 心电图负荷试验　主要包括运动负荷试验和药物试验（如双嘧达莫、异丙肾上腺素试验等）。心电图是临床观察心肌缺血最常用的简易方法。当心绞痛发作时，心电图可以记录到心肌缺血的心电图异常表现。但许多冠心病患者尽管冠状动脉扩张的最大储备能力已经下降，通常静息状态下冠状动脉血流量仍可维持正常，无心肌缺血表现，心电图可以完全正常。为揭示减少或相对固定的血流量，可通过运动或其他方法，给心脏以负荷，诱发心肌缺血，进而证实心绞痛的存在。运动试验对于缺血性心律失常及心肌梗死后的心功能评价也是必不可少的。

3. 动态心电图　是一种可以长时间连续记录并编辑分析心脏在活动和安静状态下心电图变化的方法。此技术于1947年由Holter首先运用于监测电活动的研究，所以又称Holter监测。常规心电图只能记录静息状态短暂仅数十次心动周期的波形，而动态心电图于24 h内可连续记录多达10万次左右的心电信号，可提高对非持续性异位心律，尤其是对一过性心律失常及短暂的心肌缺血发作的检出率，因此扩大了心电图临床运用的范围，并且出现时间可与患者的活动与症状相对应。

4. 核素心肌显像　根据病史，心电图检查不能排除心绞痛时可做此项检查。核素心肌显像可以显示缺血区，明确缺血的部位和范围。结合运动试验再显像，则可提高检出率。

5. 冠状动脉造影（CAG）　是目前冠心病诊断的"金标准"。可以明确冠状动脉有无狭窄，狭窄的部位、程度、范围等，并可据此指导进一步治疗所应采取的措施。同时，进行左心室造影，可以对心功能进行评价。冠状动脉造影的主要指征为：①对内科治疗后心绞痛仍较重者，明确动脉病变情况以考虑旁路移植手术。②胸痛似心绞痛而不能确诊者。

6. 超声和血管内超声（IVUS）　心脏超声可以对心脏形态、室壁运动以及左心室功能进行检查，是目前最常用的检查手段之一。对室壁瘤、心腔内血栓、心脏破裂、乳头肌功能等有重要的诊断价值。血管内超声可以明确冠状动脉内的管壁形态及狭窄程度，是一项很有发展前景的新技术。

7. 心肌酶学检查　是急性心肌梗死诊断和鉴别诊断的重要手段之一。临床上根据血清酶浓度的序列变化和特异性同工酶的升高等肯定性酶学改变便可明确诊断为急性心肌梗死。

8. 心血池显像　可用于观察心室壁收缩和舒张的动态影像，对于确定室壁运动及心功能有重要参考价值。

五、诊断

（一）慢性心肌缺血综合征

1. 隐匿型冠心病诊断　主要根据静息、动态或负荷试验的心电图检查，放射性核素心肌缺血改变，而无其他原因解释，又伴有动脉粥样硬化的危险因素，可行选择性冠状动脉造影，必要时借助血管内超声或光学相干断层成像（OCT）、冠脉血流储备分数（FFR）可确立诊断。

2. 缺血性心肌病诊断　主要依靠动脉粥样硬化的证据和摒除可引起心脏扩大、心力衰竭和心律失常的其他器质性心脏病。有下列表现者应考虑缺血性心脏病：①有心脏明显扩大，以左心室扩大为主。②超声心动图有心功能不全征象。③冠状动脉造影发现多支冠状动脉狭窄病变。但是必须除外由冠心病和心肌梗死后引起的乳头肌功能不全、室间隔穿孔以及由孤立的室壁瘤等原因导致心脏血流动力学紊乱引起的心力衰竭和心脏扩大，它们并不是心肌长期缺氧缺血和心肌纤维化的直接结果。

（二）急性冠脉综合征

对年龄 >30 岁的男性和 >40 岁的女性（糖尿病患者更年轻）主诉符合心绞痛时应考虑急性冠脉综合征，但须与其他原因引起的疼痛相鉴别。随即进行一系列的心电图和心肌坏死标志物的检测，以判断为不稳定型心绞痛、非 ST 段抬高型心肌梗死抑或是 ST 段抬高型心肌梗死。

1. 心绞痛诊断标准　根据典型的发作特点和体征，含用硝酸甘油后缓解，结合年龄和存在冠心病危险因素，除外其他原因所致的心绞痛，一般即可建立诊断。发作时心电图检查可见以 R 波为主的导联中，ST 段压低，T 波平坦或倒置，发作过后数分钟内逐渐恢复。心电图无改变的患者可考虑做心电图负荷试验。发作不典型者，诊断要依靠观察硝酸甘油的疗效和发作时心电图的改变；如仍不能确诊，可多次复查心电图或作心电图负荷试验，或作24 h 的动态心电图连续监测，如心电图出现阳性变化或负荷试验诱致心绞痛发作时亦可确诊。诊断有困难者可考虑行选择性冠状动脉造影。但心绞痛并不全由冠状动脉粥样硬化性心脏病所致，需除外其他原因引起的心绞痛如非粥样硬化性冠状动脉病及非冠状动脉心脏病后，冠状动脉粥样硬化性心脏病、心绞痛诊断才能成立。

2. 急性心肌梗死（AMI）的诊断标准　根据"心肌梗死全球统一定义"，存在下列任何一项时可以诊断心肌梗死。

（1）心肌坏死标志物（最好是肌钙蛋白）增高≥正常上限 2 倍或增高后降低，并有以下至少一项心肌缺血的证据：①心肌缺血临床症状。②心电图出现新的心肌缺血变化，即新的 ST 段改变或左束支阻滞（又分为急性 ST 段抬高型心肌梗死和非 ST 段抬高型心肌梗死）。③心电图出现病理性 Q 波。④影像学证据显示新的心肌活力丧失或区域性室壁运动异常。

（2）突发、未预料的心脏性死亡，冠状动脉造影或尸体解剖显示新鲜血栓的证据。

（3）基线肌钙蛋白正常，接受介入治疗（PCI）的患者肌钙蛋白超过正常上限的 3 倍，定为 PCI 相关的心肌梗死。

（4）基线肌钙蛋白值正常，行冠状动脉旁路移植术（CABG）患者，肌钙蛋白超过正常上限 5 倍并发新的病理性 Q 波或左束支阻滞，或有冠脉造影或其他心肌活力丧失的影像学证据，定义为与 CABG 相关的心肌梗死。

（5）有 AMI 的病理学发现。

六、冠心病患者的筛查

对于冠心病高危人群（男性年龄 >55 岁、女性年龄 >65 岁、吸烟、高血压、糖尿病、血脂异常、腹型肥胖、早发心血管病家族史）宜尽早开始冠心病筛查，重点关注病史中有无胸痛以及胸痛的特点，注意心电图的动态 ST－T 改变以及新发的左束支传导阻滞等心律失常。对于无冠心病高危因素的人群，宜在年龄≥40 岁时开始筛查。首次筛查正常者，宜至少每 2 年筛查 1 次，65 岁以上老年人每年 1 次。

七、治疗

（一）治疗原则

改善冠状动脉的供血和减轻心肌的耗氧，同时治疗和预防动脉粥样硬化的发展。治疗方法有药物治疗、再灌注治疗、心脏移植。具体的治疗措施应针对患者的具体情况，选择不同的治疗方法。

（二）急性发作时的治疗

1. 心绞痛　应立即停止体力活动，就地休息，设法消除寒冷、情绪激动等诱因；立即舌下含化硝酸甘油或异山梨酯 1 片，如未缓解，隔 5～10 min 再含化一次，连续 3 次含化无效，胸痛持续 15 min 以上者有发生心肌梗死的可能，应立即送医院治疗；可口服地西泮 3 mg，有条件者应吸氧 10～30 min。冠心病患者应随身携带硝酸甘油等药物，一旦出现胸痛立即含服，并注意不要使用失效的药物。稳定型心绞痛在休息和含化硝酸甘油后心绞痛会缓解，不稳定型心绞痛是一个严重而潜在危险的疾病，应立即送医院治疗和严密观察。

2. 心肌梗死　急性心肌梗死死亡率高，其中半数以上患者是在住院前死亡的，大多数死亡发生在发病后 1 h 内，一般由心室纤颤引起，所以就地急救和迅速转送医院至关重要。在高危患者（高血压、糖尿病、既往有心绞痛发作者）中一旦发生以下情况：胸部不适，极度疲劳，呼吸困难，尤其伴有大汗、头昏、心悸、濒死感时，要高度怀疑发生了心肌梗死，应立即送距离最近且有条件做心电图、心电监护、直流电除颤、静脉溶栓的医疗机构，同时保持镇静，不要引起患者的惊慌和恐惧，并让患者含化硝酸甘油，或者速效救心丸、冠心苏合丸等。有条件可肌注罂粟碱、哌替啶以及地西泮，并保持通风和吸氧，如无禁忌证，立即口服阿司匹林 300 mg，如发生室性心动过速、心室颤动等恶性心律失常，立即予直流电除颤。一旦发生心搏骤停，应立即人工呼吸和胸外心脏按压进行心肺复苏。

3. 急性心衰和心源性休克　急性心肌梗死和缺血型心肌病都可能发生急性心力衰竭，多为急性左心衰。患者出现严重呼吸困难，伴有烦躁不安、窒息感、面色青灰、口唇发绀、大汗淋漓、咳嗽、咳大量白色或粉红色泡沫痰，这种情况必须立即送医院抢救。

（三）中长期治疗

目前，国际上非常重视冠心病的中长期治疗，其目的就是减少冠心病患者严重冠心病事件和死亡事件的发生，所以选择一种有效的中长期药物是非常必要的。由于动脉粥样硬化是在儿童和成年早期就开始，在中年期出现症状，是一个长期的、逐渐进展的疾病，所以需要坚持中长期治疗防止病变进展，即稳定粥样斑块和使斑块消退。急性发作后病情稳定时，进一步治疗目标有两方面：①近期目标是减少心绞痛发作，改善生活质量。②远期目标是减少心肌梗死、再梗死和死亡发生率。

研究表明，积极治疗危险因素是中长期治疗的主要部分，一些针对病变本身的治疗可使冠心病的死亡率明显降低。

1. 戒烟　戒烟是防止病变进展最有效的方法之一，而且是最便宜的方法。戒烟能减少心绞痛发作，增加药物疗效，减少不良事件包括梗死和死亡的发生率。应该通过自己的努力和借助于医疗手段完全停止吸烟，同时还要杜绝吸二手烟。

2. 降脂治疗　包括饮食、生活方式的调节和药物治疗。控制饮食以保持合适的体重，降低过高的血脂，改善其他不健康的饮食结构，如限制食盐量。具体包括：控制总热卡量；减少脂肪，尤其是胆固醇和饱和脂肪酸的摄入量；适当增加蛋白质和糖类的比例。TC > 2.3 mmol/L，LDL-Ch 浓度 > 1.5 mmol/L 的冠心病患者均应服用药物降脂。

3. 运动治疗　体育锻炼是冠心病综合治疗的组成部分，有助于减少心肌梗死的发生率和死亡率。患者可进行低中等强度的步行、慢跑、太极拳等有氧锻炼，心率一般控制在 130 次/分。在运动量上，一定要严格掌握适度的原则，并且注意根据病情变化，及时调整。

注意事项：在心绞痛发作和心肌梗死病灶尚未修复时期不要运动。老年医学研究者提出，清晨 3～8 时之间是老年心脏病的危险期，此时血压最高，易中风猝死。如果此时进行不恰当的锻炼，特别容易发生意外。因此，建议在上午 10 时左右或者下午 3 时左右锻炼最好。每次外出锻炼时，应随身携带保健盒（急救盒）。

4. 降低血糖　糖尿病会增加冠心病患者死亡率，应严格控制血糖至正常范围。

5. 抗血小板　血小板活性增高会促进冠心病进展，长期服用阿司匹林能降低冠心病患者死亡率，只要没有禁忌证都应该长期服用阿司匹林。稳定型心绞痛每天 1 次服 50～100 mg，病情加重或发生急性心肌梗死时应每天 1 次服用 325 mg，1 个月以后如病情稳定改为每天 50～100 mg，对阿司匹林有禁忌者可服用氯吡格雷和噻氯吡啶。

6. β 受体阻滞药　可缓解心绞痛发作，降低血压，心肌梗死后患者长期服用可降低死亡率。只要没有严重心力衰竭和缓慢性心律失常、血压过低、支气管哮喘、严重慢性阻塞性肺疾病以及变异型心绞痛均应服用，以将心率控制在 50～60 次/分为宜。常用药物有美托洛尔、阿替洛尔等。

7. 血管紧张素转化酶抑制药　所有心肌梗死后患者都要使用，对于稳定的高危患者（前壁心肌梗死、既往心肌梗死、心功能不全）要尽早使用，所有冠心病和其他血管病患者如无禁忌要长期使用。禁忌证有低血压、肾动脉狭窄、重度肾功能不全。

8. 再灌注治疗　即采取办法使闭塞的冠状动脉再通，恢复心肌灌注，挽救缺血心肌，缩小梗死面积，从而改善血流动力学，恢复心脏的血液供应。主要有 3 种方法。

（1）溶栓治疗：是通过静脉滴注溶栓药物，使血栓溶解，达到梗死相关血管再通的目的。此方法主要适用于起病 12 h 内，费用低于介入治疗，但血管再通率稍低，存在一定的出血危险。

（2）介入疗法：介入治疗的基本原理是将球囊导管通过血管穿刺置入狭窄的血管内，在体外将球囊加压膨胀，撑开狭窄的血管壁，使病变血管恢复畅通。这一技术应用于人体冠脉，可保证冠脉的通畅，增加了心肌的血供，降低心肌梗死等引起的病死率。

（3）冠状动脉旁路移植术（CABG）：CABG 的主要原理是使用自身血管（乳内动脉、桡动脉、胃网膜右动脉、大隐静脉）在主动脉和病变的冠状动脉建立旁路（"桥"）使主动脉内的血液跨过血管狭窄的部位直接灌注到狭窄远端，从而恢复心肌的血液供应。

9. 心脏移植　冠心病发展至晚期，经药物治疗无效；外科手术或介入治疗无法矫治、修复、疏导；出现顽固的心力衰竭或心律失常反复发作，危及生命，估测 1 年内死亡风险极高，均应及早施行心脏移植。其他脏器功能基本正常，则可保证或提高手术的成功率。

八、预防

1. 合理饮食，不要偏食，饮食不宜过量。要控制高胆固醇、高脂肪食物，多吃素食。同时要控制总热量的摄入，限制体重增加。

2. 生活要有规律，避免过度紧张；保持足够的睡眠，培养多种情趣；保持情绪稳定，切忌急躁、激动或闷闷不乐。

3. 保持适当的体育锻炼活动，增强体质。

4. 多喝茶，有统计资料表明，不喝茶的冠心病发病率为 3.1%，偶尔喝茶降为 2.3%，常喝茶的（3 年以上）只有 1.4%。此外，冠心病的加剧，与冠状动脉供血不足及血栓形成有关。茶多酚中的儿茶素以及茶多本酚在煎煮过程中不断氧化形成的茶色素，经动物体外实验均提示有显著的抗凝、促进纤溶、抗血栓形成等作用。

5. 不吸烟、酗酒　烟可使动脉壁收缩，促进动脉粥样硬化；而酗酒则易出现情绪激动，血压升高。

6. 积极防治老年慢性疾病　如高血压、高脂血症、糖尿病等，这些疾病与冠心病关系密切。

7. 预防冠心病应积极降压　下列患者达标血压应为 130/80 mmHg，包括：糖尿病、慢性肾病、冠心病（CAD）高危状态、颈动脉病（颈动脉杂音、超声或血管造影证实有颈动脉异常）、周围动脉病、腹主动脉病。弗明汉（Framingham）危险评分≥10%。无以上情况达标血压为 140/90 mmHg。有心肌缺血表现患者，血压应慢慢下降，糖尿病患者或 >60 岁者舒张压（DBP）低于 60 mmHg 要小心降压。老年高血压患者脉压大者，收缩压（SBP）下降时，DBP 也会降得很低（ <60 mmHg）。要密切注意心肌缺血症状。年龄 >80 岁者，降压治疗能减少脑卒中危险，但是否能减少 CAD，还不肯定。

第三节　高血压

原发性高血压是一种以体循环动脉收缩压和（或）舒张期血压持续升高为主要特点的全身性疾病。

一、流行病学

中国高血压调查最新数据显示，2012 ~ 2015 年我国 18 岁及以上居民高血压患病率为 27.9%，与 1958 ~ 1959 年、1979 ~ 1980 年、1991 年、2002 年和 2012 年进行过的 5 次全国范围内的高血压抽样调查相比，虽然各次调查总人数、年龄和诊断标准不完全一致，但患病率总体呈增高的趋势。

2015 年调查显示，18 岁以上人群高血压的知晓率、治疗率和控制率分别为 51.5%、46.1% 和 16.9%，较 1991 年和 2002 年明显增高。不同人口学特征比较，知晓率、治疗率和控制率均为女性高于男性，城市高血压治疗率显著高于农村；与我国北方地区相比，南方地区居民高血压患者的知晓率、治疗率和控制率较高；不同民族比较，少数民族居民的高血压治疗率和控制率低于汉族。

高血压是导致其他心脑血管疾病的主要基础病变之一。我国人群监测数据显示，心脑血管疾病死亡占总死亡人数的 40% 以上，脑卒中的年发病率为 250/10 万。在临床治疗试验中，脑卒中/心肌梗死的发病比值，在我国高血压人群约（5 ~ 8）：1，而在西方高血压人群约 1:1。因此，脑卒中仍是我国高血压人群最主要的心血管风险，预防脑卒中是我国治疗高血压的重要目标。

二、病因和发病机制

高血压是一种由遗传多基因与环境多危险因子交互作用而形成的慢性全身性疾病。但是遗传和环境因素具体通过何种途径升高血压，至今尚无完整统一的认识，原因如下：首先，高血压不是一种均匀同质性疾病，不同个体间病因和发病机制不尽相同；其次，高血压病程较长，进展一般较缓慢，不同阶段始动、维持和加速机制不同。因此，高血压是多因素、多环节、多阶段和个体差异性较大的疾病。

1. 遗传因素　高血压具有明显的家族聚集性。通过高血压患者家系调查发现，父母均患有高血压者，其子女今后患高血压概率高达 46%；父母一方患高血压者，子女患高血压的概率是 28%；而双亲血压正常者其子女患高血压的概率仅为 3%。约 60% 的高血压患者有高血压家族史。高血压的遗传可能存在主要基因显性遗传和多基因关联遗传两种方式。

2. 年龄　医学研究发现，中老年人即使不患高血压，其血压值也随年龄增长，从 40 岁开始，每增加 10 岁，收缩压就增高 10 mmHg。因此年龄增长与高血压是密切相关的。

年龄和遗传因素是高血压不可逆的危险因素。

3. 超重和肥胖　大量研究已证实，肥胖或超重是血压升高的重要危险因素，特别是向心性肥胖是高血压危险性的重要指标。体重指数（BMI）与血压水平有着明显的正相关关系，BMI≥24 kg/m^2 者，在 4 年内发生高血压的风险是 BMI < 24 kg/m^2 者的 2 ~ 3 倍，且随着 BMI 的增加，血压水平也相应增加。肥胖儿童高血压的患病率是正常体重儿童的 2 ~ 3 倍，成人肥胖者中也有较高的高血压患病率，超过理想体重 20% 者患高血压的危险性是低于理想体重 20% 者的 8 倍以上。高血压患者 60% 以上有肥胖或超重，肥胖的高血压患者更易发生心绞痛和猝死。此外，体脂水平也和高血压患病风险相关，体脂量每增加 10%，收缩压和舒张压平均上升 6 mmHg 和 4 mmHg。我国南北地区人群比较研究表明，尽管国人平均 BMI 明显低于西方国家，单因素与多因素分析一致显示 BMI 增高是血压升高的独立危险因素。

减轻体重已成为降血压的重要措施，体重减轻 9.2 kg 可引起收缩压降低 6.3 mmHg，舒张压降低 3.1 mmHg。肥胖导致高血压的机制可能归因于：肥胖引起高脂血症，脂肪组织增加导致心排血量增加、交感神经活动增加以及胰岛素抵抗增加。

4. 高钠低钾膳食　研究表明钠盐摄入与血压升高成正相关，严格控制钠盐摄入量能有效降低血压。钾能促钠排出，钾的摄入量与血压呈负相关，而我国居民的膳食特点是高钠低钾。我国南方人群食盐摄入量平均 8 ~ 10 g/d，北方人群 12 ~ 15 g/d，均远远超过 WHO 推荐的 5 g 标准。我国人群钾的摄入量只有 1.89 g，远低于 WHO 推荐量 4.7 g。高盐膳食不仅是高血压发生的主要危险因素，同时也是脑卒中、心脏病和肾脏病发生发展的危险因素。每天食盐的摄入量从 9 g 降到 6 g，可使脑卒中的发生率下降 22%，冠心病发生率降低 16%。

5. 钙　膳食中钙摄入不足可使血压升高，膳食中增加钙可引起血压降低。美国全国健康和膳食调查结果显示，每天钙摄入量低于 300 mg 者与摄入量为 1200 mg 者相比，高血压危险性高 2~3 倍。一般认为膳食中每天钙的摄入少于 600 mg 就有可能导致血压升高。钙能促进钠从尿中的排泄可能是其降血压作用的机制之一。

6. 镁　镁与血压的研究较少。一般认为低镁与血压升高相关。摄入含镁高的膳食可降低血压。镁降低血压的机制可能包括：降低血管的紧张性和收缩性；减少细胞钙的摄取而引起细胞质的钙降低；促进产生具有舒血管作用的物质等。

7. 过量饮酒　高血压的患病率随着饮酒量增加而增加。高血压患者中，有 5%~10% 是因为过量饮酒造成的。少量饮酒后短时间内血压下降，但随后血压上升。大量饮酒刺激交感神经兴奋，使心跳加快、血压升高及血压波动性增大。重度饮酒者脑卒中的死亡率是不常饮酒者的 3 倍。

8. 精神长期过度紧张　主要机制是：①情绪失调引起大脑皮质兴奋—抑制机制失调，交感神经活动增强，血压升高。②神经内分泌功能失调，诱发心律失常。③血小板活性反应性升高。④诱发冠状动脉收缩、粥样斑块破裂而引起急性事件。有心血管病史的患者，心理压力增加会使病情复发或恶化。

9. 吸烟　烟草中含有 2000 多种有害物质，会引起交感神经兴奋、氧化应激，损害血管内膜，致使血管收缩、血管壁增厚、动脉硬化，不仅使血压增高，还增加冠心病、脑卒中、猝死和外周血管病发生的风险。被动吸烟同样有害。婴幼儿尤其容易受到二手烟的有毒物质的侵害。孕妇主动或被动吸烟，烟草中的有害物质可通过胎盘损害胎儿的心血管系统，这种损害对下一代是永久性的。

10. 体力活动不足　我国城市居民（尤其是中青年）普遍缺乏体力活动，严重影响心血管健康。适量运动可舒缓交感神经紧张，增加扩血管物质，改善内皮舒张功能，促进糖脂代谢，降低高血压、心血管疾病风险。

三、诊断

我国目前的高血压诊断标准和分类（表 2-1），采用世界卫生组织和国际高血压学会给出的高血压诊断标准和分类。

表 2-1　血压水平的分类和定义

类别	收缩压/ mmHg	舒张压/mmHg
正常血压	<120	<80
正常高值	120~139	80~89
高血压	≥140	≥90
1 级高血压（轻度）	140~159	90~99
2 级高血压（中度）	160~179	100~109
单纯收缩期高血压	≥140	<90

目前 90% 以上高血压原因不明，称为原发性高血压。如果高血压是由于某些疾病（如肾脏病、原发性醛固酮增多症、嗜铬细胞瘤等）引起的，称为继发性高血压。继发性高血压服药治疗效果差，应当针对病因治疗，去除病因后血压能有效降低甚至恢复正常。本节仅

对原发性高血压加以介绍，简称高血压。

四、治疗

积极应用非药物疗法和（或）药物疗法治疗高血压并将之控制在正常范围内，可以有效地预防相关并发症的发生；已经出现靶器官损害的，有助于延缓甚至避免心、脑、肾病变的恶化，提高患者生活质量，降低病死率和病残率。

（一）降压治疗的基本原则

高血压的治疗应紧密结合前述的分级与危险分层方案，全面考虑患者的血压升高水平、并存的危险因素、临床情况以及靶器官损害，确定合理的治疗方案。依据新指南精神，对不同危险等级的高血压患者应采用不同的治疗原则。

1. 低危患者 以改善生活方式为主，如 6 个月后无效，再给药物治疗。

2. 中危患者 首先积极改善生活方式，同时观察患者的血压及其他危险因素数周，进一步了解情况，然后决定是否开始药物治疗。

3. 高危患者 必须立即给予药物治疗。

4. 极高危患者 必须立即开始对高血压及并存的危险因素和临床情况进行强化治疗。

无论高血压患者的危险度如何，都应首先或同时纠正不良生活方式；换言之，改善患者生活方式应作为治疗任何类型高血压患者的基础。部分轻型高血压患者改善生活方式后，可减少甚至免于降压药物治疗；病情较重的患者改善生活方式后也可提高降压药物的治疗效果，减少用药剂量或用药种类。这一点在我国过去的临床实践中未得到充分重视。

（二）降压治疗的目标

根据新指南精神，中青年高血压患者血压应降至 130/85 mmHg 以下。合并有靶器官损害和（或）糖尿病时，血压应降至 130/80 mmHg 以下；高血压合并肾功能不全、尿蛋白超过 1 g/24 h，至少应将血压降至 130/80 mmHg，甚至 125/75 mmHg 以下。老年高血压患者的血压应控制在 140/90 mmHg 以下，且尤应重视降低收缩压。多年来人们一直认为对老年人的降压治疗应更宽松些，这一观点已被大量循证医学证据彻底否认。研究表明，严格控制老年人的血压同样可以获益而不增加不良反应的发生率。

众多大规模临床试验所提供的循证医学证据显示，血压在正常理想范围内越低越好，血压降到正常或理想水平并不会加重心、脑、肾供血不足或者加重症状。只要缓慢而平稳地将血压降至目标水平以下，既可明显降低各种心脑血管事件的危险，也可减轻症状。

（三）非药物治疗

高血压应采用综合措施治疗，任何治疗方案都应以非药物疗法为基础。积极有效的非药物治疗可通过多种途径干扰高血压的发病机制，起到一定的降压作用，并有助于减少靶器官损害的发生率。非药物治疗包括改善生活方式，消除不利于心理和身体健康的行为和习惯，达到减少高血压以及其他心血管病发病危险的目的。

1. 控制体重 减重的方法一方面是减少总热量的摄入，强调少脂肪并限制过多糖类的摄入，另一方面则需增加体育锻炼如跑步、太极拳、健美操等。在减重过程中还需积极纠正其他不良生活习惯，如戒烟限酒等。

2. 合理膳食 主要包括限制钠盐摄入（依 WHO 建议每天不超过 6 g），减少膳食脂肪，严格限制饮酒，多吃蔬菜水果等富含维生素与纤维素类食物，摄入足量蛋白质和钾、钙、镁。

3. 适量运动　高血压患者通过合理的体育锻炼可以使血压有某种程度的下降，并减少某些并发症的发生。运动方案（包括运动种类、强度、频度和持续运动时间）因人而异，需根据血压升高水平、靶器官损害和其他临床情况、年龄、气候条件而定。根据新指南提供的参考标准，常用运动强度指标可用运动时最大心率达到 180 次/分减去平时心率，如要求精确则采用最大心率的 60% ~ 85% 作为运动适宜心率。运动频度一般要求每周 3 ~ 5 次，每次持续 20 ~ 60 min 即可。

4. 保持健康心态　不良情绪可对血压产生较明显的影响，喜、怒、忧、思、悲、恐、惊等均可不同程度地升高血压。生活节奏过快、压力过大也是血压升高的常见诱因。此外，不良心境还常使患者产生嗜烟酒倾向，间接影响血压水平。因此，高血压患者应努力保持宽松、平和、乐观的健康心态。

（四）药物治疗

1. 药物治疗原则

（1）自最小有效剂量开始，以减少不良反应的发生。如降压有效但血压控制仍不理想，可视情况逐渐加量以获得最佳的疗效。

（2）强烈推荐使用每天 1 次、24 h 有效的长效制剂，以保证一天 24 h 内稳定降压，这样有助于防止靶器官损害，并能防止从夜间较低血压到清晨血压突然升高而导致猝死、脑卒中和心脏病发作。这类制剂还可大大增加治疗的依从性，便于患者坚持规律性用药。

（3）单一药物疗效不佳时不宜过多增加单种药物的剂量，而应及早采用两种或两种以上药物联合治疗，这样有助于提高降压效果而不增加不良反应。

（4）判断某一种或几种降压药物是否有效以及是否需要更改治疗方案时，应充分考虑该药物达到最大疗效所需的时间。在药物发挥最大效果前过于频繁的改变治疗方案是不合理的。

（5）高血压是一种终身性疾病，一旦确诊后应坚持终身治疗。应用降压药物治疗时尤为如此。

2. 降压药物的选择　目前临床常用的降压药物有许多种类。无论选用何种药物，其治疗目的均是将血压控制在理想范围，预防或减轻靶器官损害。新指南强调，降压药物的选用应根据治疗对象的个体状况，药物的作用、代谢、不良反应和药物相互作用，参考以下各点做出决定：①治疗对象是否存在心血管危险因素。②治疗对象是否已有靶器官损害和心血管疾病（尤其冠心病）、肾病、糖尿病的表现。③治疗对象是否合并有受降压药影响的其他疾病。④与治疗合并疾病所使用的药物之间有无可能发生相互作用。⑤选用的药物是否已有减少心血管病发病率与死亡率的证据及其力度。⑥所在地区降压药物品种供应与价格状况及治疗对象的支付能力。

3. 临床常用的降压药物　临床上常用的降压药物主要有 6 大类：利尿药、α 受体阻滞药、β 受体阻滞药、钙通道阻滞药、血管紧张素转化酶（ACE）抑制药以及血管紧张素 Ⅱ 受体阻滞药。降压药物的疗效和不良反应情况个体间差异很大，临床应用时要充分注意。具体选择哪一种或几种药物应参照前述的用药原则全面考虑。

（1）利尿药：此类药物可减少细胞外液容量、降低心排血量，并通过利钠作用降低血压。降压作用较弱，起效时间较缓慢，但与其他降压药物联合应用时常有相加或协同作用，常用作高血压的基础治疗。主要用于轻中度高血压。这类药物可影响血液电解质代谢，用药过程中需注意监测。此外噻嗪类药物还可干扰糖、脂和尿酸代谢，故应慎用于糖尿病和血脂代谢失调者，禁用于痛风患者。保钾利尿药因可升高血钾，应尽量避免与 ACE 抑制药合用，禁用于肾功能不全者。

（2）α 受体阻滞药：可阻滞突触后 α 受体，对抗去甲肾上腺素的缩血管作用。降压效果较好，但因易致直立性低血压，近年来临床应用在逐渐减少。由于这类药物对血糖、血脂等代谢过程无影响，当患者存在相关临床情况时，仍不失为一种较好的选择。

（3）β 受体阻滞药：通过减慢心率、减低心肌收缩力、降低心排血量、减低血浆肾素活性等多种机制发挥降压作用。其降压作用较弱，起效时间较长（1~2 周），主要用于轻中度高血压，尤其是静息时心率较快（>80 次/分）的中青年患者或合并心绞痛、心肌梗死的患者。心脏传导阻滞、严重心动过缓、哮喘、慢性阻塞性肺病与周围血管病患者禁用。胰岛素依赖性糖尿病和高脂血症患者慎用。

（4）钙通道阻滞药：主要通过阻滞细胞浆膜的钙离子通道、松弛周围动脉血管的平滑肌使外周血管阻力下降而发挥降压作用。可用于各种程度的高血压，在老年人高血压或合并稳定性心绞痛时尤为适用。因对传导功能及心肌收缩力有负性影响，非二氢吡啶类药物禁用于心脏传导阻滞和心力衰竭时。由于有诱发猝死之嫌，速效二氢吡啶类钙通道阻滞药的临床应用正在逐渐减少，而提倡应用长效制剂。但因其价格一般较低廉，在经济条件落后的农村及边远地区速效制剂仍不失为一种可供选择的抗高血压药物。不稳定性心绞痛和急性心肌梗死时不宜应用速效二氢吡啶类钙通道阻滞药。

（5）血管紧张素转化酶抑制药：通过抑制 ACE 使血管紧张素Ⅱ生成减少，并抑制激肽酶使缓激肽降解减少，发挥降压作用。适用于各种类型的高血压，尤可用于下列情况：高血压并左心室肥厚、左室功能不全或心衰、心肌梗死后、糖尿病肾损害、高血压伴周围血管病等。除降压作用外，还通过多种机制对心血管系统发挥有益作用，是一类优秀的心血管药物。但可引起刺激性咳嗽而在某种程度上限制了其应用。妊娠和肾动脉狭窄、肾衰竭（血肌酐 >265 μmol/L 或 3 mg/dL）患者禁用。

（6）血管紧张素Ⅱ受体阻滞药：通过直接阻滞血管紧张素Ⅱ受体而发挥降压作用。临床作用与 ACE 抑制药相同，但不引起咳嗽等不良反应。临床主要适用于 ACE 抑制药不能耐受的患者。

4. 降压药的联合应用　循证医学证据表明，小剂量联合应用不同种类降压药物比单用较大剂量的某一种药物降压效果更好且不良反应较少，因此联合应用降压药物日益受到推崇与重视。合理地联合用药，不同药物之间可协同作用或作用相加，而其不良作用可以相互抵消或至少不重叠或相加。合并用药时所用的药物种数不宜过多，过多则可有复杂的药物相互作用。较为理想的联合方案有：①ACE 抑制药（或血管紧张素Ⅱ受体阻滞药）与利尿药。②钙拮抗药与 β 受体阻滞药。③ACE 抑制药与钙通道阻滞药。④利尿药与 β 受体阻滞药。⑤α 受体阻滞药与 β 受体阻滞药。

关于复方剂型的降压药物存在的必要性尚有争议。这类剂型的优点是服用方便，提高了患者治疗的顺应性，其疗效一般也较好；缺点是配方内容及比例固定，难于根据具体临床情况精细调整某一种或几种药物的剂量。临床实践中，应结合患者具体情况综合考虑。

5. **老年人的降压治疗** 近年来陆续揭晓的一系列大规模临床研究表明，积极的降压治疗同样可以使老年高血压患者获益。老年人降压目标也应在 140/90 mmHg 以下，认为老年人血压不宜过低是一种完全错误的观念。但选择降压药物时应充分考虑到这一特殊人群的特点，如常伴有多器官疾病、肝肾功能不同程度的减退、药物耐受性相对较差、药物相关性不良反应的发生率相对较高等。总的来讲，利尿药、长效二氢吡啶类、β 受体阻滞药、ACE 抑制药等均为较好的选择。

6. **妊娠高血压** 本病的降压治疗原则与一般高血压基本相同，但药物选择时应考虑到所用药物对胎儿是否有影响。一般认为，ACE 抑制药和血管紧张素 II 受体阻滞药可能会引起胎儿生长迟缓、羊水过少或新生儿肾衰竭，也可能引起胎儿畸形，不宜选用。

五、预防

高血压的预防，不论是对于已经患有高血压的患者，还是高血压的高危人群，都是非常有必要的。对于已经患有高血压的患者，在坚持看病服药的同时，要注重平时的自我保养；对于高血压的高危人群，预防更是远离高血压、保护身体健康的有效手段，高血压的预防，要从青年人开始，改变生活方式、戒烟限酒，比患病后用药物治疗更见成效。

1. **高血压的一级预防** 是对已有高血压危险因素存在，但尚未发生高血压的个体或群体的预防，主要从均衡膳食、适量运动、戒烟限酒、心理平衡方面进行。

2. **高血压的二级预防** 是指对已发生高血压的患者所采取的预防措施，预防的目的是防止高血压进一步发展及预防心、脑、肾等早期并发症的发生，提高生活质量，减少并发症的发生率及死亡率；使患者不会因为高血压而影响正常的工作、学习和生活。

二级预防首先一定要落实一级预防的各种措施，然后再进行系统正规的抗高血压治疗。包括：①通过降压治疗使血压降至正常范围内。②要保护靶器官免受损害。③兼顾其他危险因素的治疗。

3. **高血压的三级预防** 主要是对已并发心脑血管疾病的高血压患者的并发症进行预防。这些并发症，多为全身动脉硬化所致，如冠状动脉粥样硬化、脑动脉硬化、肾动脉硬化以及眼底动脉硬化而引起心、脑、肾等并发症的发生。预防这些并发症，主要还是依靠药物治疗。药物治疗对减少心血管病致死、致残肯定是有效的，对防止脑中风、冠心病、心力衰竭、肾病等发展成更严重的高血压及降低病死率也都有明显的效果。

第四节　心律失常

正常心律起源于窦房结，成人频率 60～100 次/分。心律失常是指心脏激动的起源、频率、节律、传导速度和传导顺序等的异常。多数情况下，心律失常不是一种独立的疾病，而是众多心脏或非心脏疾病或生理情况下导致的心肌细胞电生理异常。少数情况下，以综合征的形式出现，如预激综合征、病态窦房结综合征、长 QT 综合征、短 QT 综合征等。

一、病因和发病机制

心律失常可见于各种器质性心脏病，其中以冠状动脉粥样硬化性心脏病、心肌病、心肌炎和风湿性心脏病多见，尤其在发生心力衰竭或急性心肌梗死时。发生在健康者或自主神经功能失调患者中的心律失常也不少见，也可见于非心源性疾病如慢性阻塞性肺疾病、急性胰腺炎、急性脑血管病、甲状腺功能亢进症、甲状腺功能减退症等，其他常见的病因有电解质紊乱、麻醉、低温、缺氧、胸腔或心脏手术、药物所致心律失常、电击伤、中暑等。部分患者病因不明。

二、诊断

（一）病史和体格检查

病史通常能提供足够的信息帮助建立初步的诊断。询问病史时应详细了解发作时患者的感受、心率、节律，每次发作的起止与持续时间，发作的诱因、频率，治疗经过（用过何种药物，药物治疗效果）等。发作时的伴随症状，如有无低血压、昏厥或近乎昏厥、抽搐、心绞痛或心力衰竭等表现。同时需了解患者的既往史，是否有冠心病、高血压、心肌病等。体格检查有助于发现相关病因的体征、心律失常的某些特征及心律失常对血流动力状态的影响。

（二）辅助检查

心电图是诊断心律失常最重要的一项非侵入性检查技术，应记录 12 导联心电图、24 h 动态心电图或使用其他心电监测装置。其他的诊断和评估方法有心电向量图、心脏电生理检查、运动试验、心室晚电位、直立倾斜试验、心率变异性、QT 间期和 QT 离散度等。对于某些特殊患者，基因检测也是诊断的重要组成部分。

三、抗心律失常药的分类

抗快速性心律失常药目前广泛使用的是改良的 Vaughan Williams 分类。

1. 第一类抗心律失常药　又称膜抑制药。有膜稳定作用，能阻滞钠通道。抑制 0 相除极速率，并延缓复极过程。又根据其作用特点分为三组：①Ⅰa 组对 0 相除极与复极过程抑制均强，有奎尼丁、普鲁卡因胺等。②Ⅰb 组对 0 相除极及复极的抑制作用均弱，包括利多卡因、苯妥英钠等。③Ⅰc 组明显抑制 0 相除极，对复极的抑制作用较弱，包括普罗帕酮、氟卡尼等。

2. 第二类抗心律失常药　即 β 肾上腺素受体阻滞药，其间接作用为 β 受体阻滞作用，而直接作用系细胞膜效应。具有与第一类药物相似的作用机制。这类药物有普萘洛尔（心得安），阿替洛尔（氨酰心安），美托洛尔（美多心安），氧烯洛尔（心得平），阿普洛尔（心得舒），吲哚洛尔（心得静）。

3. 第三类抗心律失常药　是指延长动作电位间期的药物，可能是通过肾上腺素能效应而起作用。具有延长动作电位间期和有效不应期的作用。其药物有胺碘酮、溴苄铵、乙胺碘呋酮。

4. 第四类抗心律失常药　是钙通道阻滞药。主要通过阻断钙离子内流而对慢反应心肌电活动起抑制作用。其药物有维拉帕米（异搏定）、地尔硫䓬（硫氮䓬酮）、普尼拉明（心可定）等。

5. 第五类抗心律失常药　即洋地黄类药物，其抗心律失常作用主要是通过兴奋迷走神经而起作用的。其代表药物有毛花苷 C（西地兰）、毒毛花苷 K$^+$、地高辛等。

腺苷的作用比较复杂，在心脏主要通过心肌细胞腺苷 A$_1$ 受体发挥作用，腺苷的直接效应是激活位于心房、窦房结和房室结细胞的外向钾离子流，引起细胞膜超极化，导致窦房结冲动，发放速率降低以及一过性房室传导阻滞。腺苷还可通过抑制细胞内环腺苷酸的生成而间接发挥作用。这些离子通道在心室肌细胞无分布，因此腺苷对心室肌无作用。一种抗心律失常药物的作用可能不是单一的，如胺碘酮同时表现 Ⅰ、Ⅱ、Ⅲ、Ⅳ 类的作用，还能阻滞 α、β 受体；普鲁卡因胺属 Ⅰa 类，但它的活性代谢产物 N$_2$ 乙酰普鲁卡因胺（NAPA）具 Ⅲ 类作用；奎尼丁同时具 Ⅰ、Ⅲ 类的作用。

抗缓慢性心律失常药主要可分为以下 3 类：①β 肾上腺素能受体兴奋药，包括异丙肾上腺素、沙丁胺醇（舒喘灵）、麻黄碱、肾上腺素等。②M 胆碱受体阻滞药，包括阿托品、普鲁苯辛、山莨菪碱（654-2）等。③非特异性兴奋、传导促进剂，包括糖皮质激素、乳酸钠、氨茶碱、硝苯地平、甲状腺素等。

抗心律失常药除其治疗作用外，也有产生不良反应的危险，这些不良反应可以分为促心律失常、其他心血管作用如心动过缓或心力衰竭及其他非心血管作用。抗心律失常治疗尤其是长期治疗会有一定的风险，有些可能很高，故在治疗过程中应考虑下列情况：确定治疗是否受益，确定治疗的终点，最大限度地减少风险或治疗的风险不能大于获益，确定治疗的需求，考虑其他的替代治疗。

目前，心律失常的基本治疗是应用抗心律失常药，其药物治疗的作用如下：①控制急性发作，房颤复律、控制室率、终止室上性心动过速、室性心动过速等。②辅助电复律治疗，减少电复律后心律失常的复发。③未接受 ICD、消融治疗的替代治疗，或已置入 ICD 或已接受消融治疗的补充治疗（消融后复发、ICD 后频发放电）。④不危及生命但构成症状的心律失常的治疗。

四、治疗

对心律失常患者的治疗，首先要有正确的心电图诊断，进一步确定引起心律失常的可能病因。心律失常是否需要治疗取决于患者的症状、基础心脏疾病的严重程度、心律失常的严重程度、对血流动力学的影响及诱因等。治疗的目的是缓解或消除心律失常引起的症状，纠正心律失常引起的血流动力学障碍，阻止心律失常对心脏及人体的进一步损害，延长患者生命。治疗措施选择取决于对心律失常病因和机制的理解，对心律失常带来的风险和治疗风险得益比的评估。

心律失常治疗原则包括：①原发疾病和诱因的治疗。②发作时终止心律失常，维持正常或接近正常的血液循环状态，减轻或消除症状，预防复发和猝死。③治疗措施有药物治疗、非药物治疗，包括电学治疗（电复律、起搏器、消融）和外科手术治疗。

以下简要介绍常见和部分特殊类型心律失常的治疗。

（一）室上性心动过速

室上性心动过速（简称室上速）大多属阵发性，可见于无器质性心脏病及有器质性心脏病患者。室上速发生的主要电生理基础是折返，少数为自律性异常增高或触发活动异常引起，折返可以发生在心脏的任何部位，如窦房结、房室结、心房和旁路等。

1. 终止急性发作　对发作时无明显血流动力学障碍的患者，有些可通过刺激迷走神经如颈动脉窦按摩、咽喉刺激、冷水浸脸、屏气等终止心动过速。抗心律失常药物的选择取决于临床医生对该药的熟悉程度，可选用静脉抗心律失常药物，如普罗帕酮、维拉帕米、地尔硫䓬、艾司洛尔、美托洛尔、腺苷和胺碘酮等。若血流动力学不稳定，最有效的处理方法是直流电转复。

2. 预防复发　长期预防用药远不如终止发作简单，对正常心脏结构患者，若发作不频繁，发作时血流动力学影响较小，可以不长期使用预防复发的药物；对发作频繁影响正常生活和工作，发作时产生明显血流动力学障碍，使原有心脏病症状加重或恶化者，首先考虑射频消融根治，不接受手术者才考虑药物治疗。

（二）心房颤动

心房颤动（简称房颤）是最常见的持续性心律失常，发生率随年龄而增加，人群流行病学资料表明大于65岁的发病率可达6%，男性较女性稍高。房颤对临床的危害主要是增加血栓栓塞的危险，近10年来房颤的治疗取得了重大的发展。2006年美国心脏病学会（ACC）/美国心脏协会（AHA）/欧洲心脏病协会（ESC）房颤治疗指南将房颤分为阵发性房颤（可自行转复窦性心律）、持续性房颤（持续时间常大于7 d，干预后可转复窦性心律）、永久性房颤（不能转复窦性心律）。2010年ESC首次公布的心房颤动治疗指南在原3P分类法（阵发性房颤、持续性房颤、永久性房颤）框架上将房颤分为5类：首次诊断的房颤（第一次确诊房颤，与房颤持续时间及相关症状无关）、阵发性房颤（持续<7 d）、持续性房颤（7 d至1年）、长程持续性房颤（持续时间超过1年，拟采用节律控制治疗策略，即导管消融治疗）、永久性房颤。该新指南还提出了无症状房颤的概念，指房颤发生时不伴任何症状，仅偶尔在心电图检查或发生房颤相关并发症时才诊断的房颤。房颤患者治疗的目标是缓解症状、减少住院、减少心血管事件、提高生存率和生活质量，不再单纯追求严格控制心室率和恢复窦性心律。评价房颤患者临床症状的严重性推荐使用欧洲心律学会（European heart rhythm association，EHRA）分级。根据患者个体风险/效益比来决定维持窦性心律或控制心室率。

1. 节律控制　节律控制包括两个内容：一是恢复窦性心律，二是减少房颤复发，维持窦性心律。维持窦性心律的优点是：缓解症状，提高生活质量，减少脑卒中的危险，减轻或消除心房结构和心电重构。缺点是：可选择的药物有限，抗心律失常药物（AAD）不良反应大，维持窦性心律的比例较低，总体疗效不佳。

转复新发房颤（<48 h）主要依据血流动力学是否稳定，不稳定者采用电复律立即纠正，稳定者可选胺碘酮、普罗帕酮、伊布利特等。持续时间大于48 h或发作时间不明确的房颤患者，都应在抗凝前提下进行复律和维持窦性心律，或在复律前先接受超声心动图检查明确是否有血栓存在，一般药物可选胺碘酮、决奈达隆、普罗帕酮、氟卡尼、伊布利特、索他洛尔、维纳卡兰等。

由于胺碘酮在长期使用中常引起较严重的心外不良反应，这限制了它在房颤治疗中的长期应用。荟萃分析表明，胺碘酮治疗的1~2年内，因药物不良反应导致的停药率高达23%。

决奈达隆是在胺碘酮分子结构上移去含碘部分，加入硫酰基构成的，其抗心律失常作用与胺碘酮相似；脂溶性低，口服后更快达到稳定的血药浓度，用药5~7 d达到稳态血浆浓度，主要经粪便排出，对甲状腺功能几乎没有影响，主要的不良反应是恶心、呕吐、腹泻等胃肠道反应和血肌酐水平增高。决奈达隆通过 CYP3A4 代谢，影响 CYP3A4 代谢的药物均能影响决奈达隆的代谢，酮康唑、伊曲康唑、伏立康唑、克拉霉素、泰立霉素通常被禁忌与其合用。地尔硫䓬、维拉帕米具有中效 CYP3A4 抑制作用，如需合用，应从低剂量给药，与他汀类辛伐他汀、洛伐他汀、阿托伐他汀合用时应注意他汀类的肌肉毒性，与地高辛合用时能使地高辛浓度增加 2.5 倍，应对地高辛浓度进行监测。与胺碘酮相比，决奈达隆的促心律失常作用尤其是引起尖端扭转型室速的危险更小。目前的临床研究结果显示其长期治疗维持窦性心律的有效率为 35% 左右，而胺碘酮的有效率为 60% 以上。

决奈达隆治疗房颤的临床研究主要包括决奈达隆房颤电复律后治疗研究（DAFNE）、美国—澳大利亚—非洲决奈达隆治疗房颤或房扑维持窦律研究（ADONIS）、欧洲决奈达隆治疗房颤或房扑维持窦律研究（EURIDIS）、决奈达隆控制心室率的有效性和安全性研究（ERATO）、决奈达隆治疗中重度心衰心律失常研究（ANDROMEDA）、决奈达隆预防房颤患者住院或死亡研究（ATHENA）。

DAFNE 研究开始于 2003 年，是第一个有关决奈达隆前瞻性、随机、双盲、安慰剂对照的临床试验，旨在评价房颤复律后使用不同剂量决奈达隆对房颤复发的影响，入选的持续性房颤患者 270 例，多数并发高血压、缺血性心肌病和心力衰竭等器质性心脏病，给予决奈达隆（400 mg，2 次/d）或安慰剂 5 ~ 7 d 的治疗，对不能转复为窦性心律的患者予电复律治疗，然后继续分别服用决奈达隆或安慰剂 6 个月，结果表明决奈达隆（400 mg，2 次/d）和安慰剂组的第一次房颤复发的中位数时间分别是 60 d 和 5.3 d，6 个月时窦性心律维持率分别是 35% 和 10%。与决奈达隆（400 mg，2 次/d）相比，决奈达隆（600 mg，2 次/d 和 800 mg，2 次/d）房颤复发率未能进一步降低，但不良反应和停药的发生率明显增加，800 mg 组 QTc 明显延长，但未有尖端扭转性室速的发生。

ADONIS 和 EURIDIS 研究为随机、双盲、安慰剂对照的Ⅲ期临床研究，目的是评价房颤患者经电复律、药物，或自行复律后用决奈达隆维持窦性心律的疗效，随访时间 10 ~ 12 个月，主要研究终点是首次房颤复发时间，次要终点为房颤复发时的心室率。ADONIS 研究表明决奈达隆组和安慰剂组首次房颤复发的平均时间分别是 158 d 和 59 d，房颤复发率两组分别是 61.1% 和 72.8%，首次房颤复发时心室率两组分别是（104.6 ±27.1）次/分和（116.6 ± 31.9）次/分，两组不良反应发生率相似；EURIDIS 研究表明决奈达隆组和安慰剂组首次房颤复发的平均时间分别是 96 d 和 41 d，房颤复发率两组分别是 65% 和 75%，首次房颤复发时心室率两组分别是（102.3 ±24.7）次/分和（117.5 ±29.1）次/分，两组不良反应发生率相似，但这两项研究均排除了左心功能障碍的患者。

ERATO 研究是对 ADONIS 和 EURIDIS 研究的补充，研究对象为使用 β 受体阻滞药、钙通道阻滞药、地高辛等传统药物心室率控制不佳的永久性房颤患者，在原药物治疗基础上加用决奈达隆 400 mg，2 次/d，结果表明治疗 14 d 时，决奈达隆组比安慰剂组 24 h 平均心室率减少 11.7 次/分，达到最大运动量时心室率减少 24.5 次/分，但运动耐量未出现减少。治疗 6 个月时，决奈达隆组仍显著减少 24 h 平均心室率和最大运动心室率，并且耐受性良好，未出现明显的器官毒性和促心律失常作用。

ANDROMEDA 研究评估了充血性心力衰竭和左心功能不全患者对决奈达隆的耐受性，因发现决奈达隆可显著增加患者的病死率而提前中止，原因可能是决奈达隆增加患者血清肌酐水平，另外可能与不恰当停止服用 ACEI 或 ARB 药物有关。

ATHENA 研究是目前最大的评估抗心律失常药物安全性的临床试验，共入选 4628 例阵发性或持续性房颤/房扑患者，主要终点是心血管疾病住院或任何原因导致的死亡，平均随访 21 个月。与安慰剂组相比，决奈达隆组显著降低心血管疾病住院率（39.4%：31.9%），减少心血管病病死率（3.9%：2.7%）。决奈达隆已于 2009 年 7 月通过美国 FDA 认证，用于阵发性或持续性房颤/房扑的治疗，批准用于心功能 Ⅰ、Ⅱ 级的心力衰竭患者，对 NYHA 心功能 Ⅲ、Ⅳ 级的心力衰竭和 4 周内有失代偿心衰发作的患者禁用决奈达隆。但 DIONYSOS 研究及一些荟萃分析表明：决奈达隆尽管不良反应较小，但临床疗效不如胺碘酮，而且对心功能不全的患者要慎用，故决奈达隆可能尚无法完全取代胺碘酮。

维纳卡兰是心房选择性多通道阻滞药，属 Ⅲ 类抗心律失常药，有静脉注射和口服两种剂型，经肝细胞 P450 2D6 同工酶代谢，随尿液排出体外，半衰期约 2 h。对心率、血压影响不大，临床研究显示对于新近发作的房颤经静脉急性中止、转复成功率较高，安全性较好，静脉用药方法：3 mg/kg，10 min 静脉注射，如果未转复窦性心律，15 min 后再给予 2 mg/kg，10 min 静脉注射。根据药物对照试验，90 min 内胺碘酮转复率 5.2%（6/116 例），维纳卡兰转复率 51.7%（60/116 例），且无尖端扭转性室性心动过速、心室颤动或多形性室性心动过速、持续性室性心动过速发生。口服疗效和安全性的评价正在进行中。美国 FDA 和欧洲人用药品委员会（CHMP）已批准其静脉注射剂用于房颤的治疗，推荐用于房颤发作时间 ≤7 d 的非手术患者和心脏手术后发生房颤时间 ≤3 d 的患者。主要不良反应为恶心、打喷嚏和味觉障碍。

2. 心室率控制　心房颤动节律控制随访研究（AFFIRM）共入选 4060 例年龄大于 65 岁的房颤患者，平均随访 3.5 年，结果显示与应用抗心律失常药物进行节律控制相比，一级终点事件死亡率两组间无统计学差异（$P = 0.06$），但心室率控制组可以轻微降低死亡率，而节律控制组死亡率有增加趋势，卒中的发生率两者没有区别，节律控制组 7.3%，心室率控制组 5.7%。结果显示，心室率控制和节律控制两组全因性病死率分别是 13.0% 和 14.6%（$P = 0.09$），两组间差异无统计学意义，但心室率控制可能更好。另一项国际多中心对新近诊断的房颤患者的观察性研究再次验证了房颤节律和室率控制疗效相当。5604 例心房颤动患者入选，入选标准为年龄 ≥18 岁、房颤病史 <1 年、适合药物治疗，除外手术后房颤和由可逆性病因所诱发的房颤患者，随访 1 年。主要复合终点为治疗成功率和主要不良心脏事件［心血管病死亡、心肌梗死、卒中、因短暂脑缺血（TIA）发作住院治疗等］发生率。治疗成功指满意维持窦性心律或控制心率、未发生主要不良心脏事件且无需更改治疗方案。结果显示节律控制组治疗成功的比值（OR）为 1.67，临床因素（冠心病、心力衰竭、年龄 >75 岁，卒中或 TIA 病史）是治疗失败的预测因素；主要不良心脏事件发生率与临床因素相关，而与治疗策略无关；房颤患者节律控制或心率控制主要不良事件发生率相似（17% VS 18%）。故最新的观点认为窦性心律强化控制并不能改善病死率；而心室率的良好控制或许有益。控制心室率的优点是：①控制心室率能显著减轻症状，部分患者可消除症状。②与心律转复相比，控制心室率较易达到。③很少或不会引致室性心律失常。缺点是：①心室率不规则，部分患者仍有症状。②快速心室率被控制后血流动力学状态虽会得到改善，但不规则心室率与规则（窦性）心室率相比，后者的血流动力学状态更好些。③少数患者为维持适当心室率所需用的药物可能引起很慢的心室率，需要置入永久性起搏器。④房颤持续存在有脑卒中高危因素的患者需华法林抗凝治疗。心室率控制的目标是静息时心率为 60~80 次/分，中等程度活动时为 90～115 次/分。另一项宽松控制心室率与严格控制心室率的前瞻性、多中心、随机开放试验研究表明：宽松控制心室率与严格控制心室率疗效相当，且未增加死亡及严重并发症的风险。宽松控制心室率，即静息时心室率控制在 110 次/分以下，严格控制心室率，即静息时心室率控制在 80 次/分以下，中等运动时心室率控制在 110 次/分以下。对永久性房颤患者如无症状或症状能耐受，把心室率控制在 110 次/分以下即可；但如有症状或心脏扩大，则采取严格控制心室率。严格控制心室率者应采用动态心电图评估它的安全性，以避免产生严重窦性心动过缓。β 受体阻滞药、非二氢吡啶类药物（地尔硫䓬、维拉帕米）和地高辛仍然是控制心室率的首选药物，地高辛是心力衰竭伴房颤的首选药物。对慢性阻塞性肺疾病者多选用地尔硫䓬或维拉帕米。

3. 药物预防血栓栓塞　房颤是卒中和血栓形成的主要原因，但房颤患者卒中的风险并不一致，因此对房颤患者应进行卒中风险的评估，以进一步采用相应的抗血栓治疗。2006年 AHA/ACC/ESC 房颤治疗指南血栓栓塞危险采用 CHADS2（cardiac failure，hypertension，age，diabetes，stroke×2）评分，5 项是：心力衰竭 1 分，高血压 1 分，年龄 ≥75 岁 1 分，糖尿病 1 分，卒中或 TIA 2 分，积分 ≥2 分为中高危患者。低危因素是女性、年龄 65～74 岁、冠心病；中危因素是年龄 ≥75 岁、心力衰竭 LVEF≤35%、高血压、糖尿病；高危因素是既往卒中、TIA 血栓栓塞史、二尖瓣狭窄、人工心脏瓣膜。

对非瓣膜性房颤患者，卒中和血栓栓塞形成的危险因素分为主要危险因素和临床相关的非主要危险因素。主要危险因素是既往卒中、TIA、血栓栓塞史，临床相关非主要危险因素是心力衰竭或中重度左心室收缩功能减退、LVEF≤40%、高血压、糖尿病、年龄 65～74 岁、女性、血管疾病。

由于房颤患者发生血栓栓塞的风险明显增高，故抗栓治疗是房颤治疗中的重要环节，只要没有抗凝治疗禁忌证，都应接受抗凝治疗。现阶段抗凝治疗主要是抗凝药华法林和抗血小板药阿司匹林、氯吡格雷等。对使用华法林者，将 INR 控制在 2～3。由于应用华法林较阿司匹林使严重脑出血事件增加 1.7 倍左右，为保证华法林用药的安全性和有效性，需定期监测 INR 来调整华法林的剂量。高龄是房颤的高危因素，老年患者又是房颤的主要人群，作为高出血风险的老年人尤其是大于 75 岁者，是否可以采用更低的 INR 治疗窗呢？日本一项比较实际临床情况下老年房颤患者采用低强度华法林的研究表明：INR 1.5～2.5 对老年房颤患者安全有效。目前发表的研究支持有中到高危卒中风险的房颤患者口服华法林抗凝治疗，但不适合有极高出血风险的患者。

电复律或药物复律均可导致栓塞，提前抗凝治疗有可能减少栓塞的风险，目前的建议是对房颤持续时间不明或持续时间大于 48 h 的患者，在复律前 3 周及复律后 4 周使用华法林，推荐 INR 达到 2.0～3.0 后复律，对高危患者复律后应长期进行抗凝治疗。另一种方法是复律前行食管超声心动图检查，若未发现左心房血栓，静脉应用肝素后可进行复律。对房颤持续时间小于 48 h 者，复律前给予肝素治疗，若无危险因素，复律后不需长期进行口服抗凝治疗。

由于华法林治疗窗口窄，需定期测定 INR，出血发生率高，患者依从性差，研究者一直致力于开发新的抗凝药以期能取代华法林，目前 2 种新药达比加群和利伐沙班有较大应用前景。

达比加群是凝血酶的直接抑制物，临床应用时无需常规检测。由 44 个国家超过 900 家单位参加，共入选 18113 例房颤并发脑卒中 1 个危险因素患者进行了为期 2 年的非劣效性随机临床研究（RELY），患者平均年龄 71 岁，男性占 63.6%。将患者随机分为 3 组，分别接受控制良好的华法林治疗（INR 2.0~3.0）、达比加群 110 mg 每天 2 次、达比加群 150 mg 每天 2 次治疗，华法林是开放标签，两个剂量的达比加群按照双盲设计，完成随访的患者比率达 99.9%，仅 20 例失访。结果表明，达比加群每次 110 mg，每天 2 次，与对照组华法林的预防卒中和全身性栓塞效果相当，而大出血发生率减少 20%（$P = 0.003$）；达比加群每次 150 mg，每天 2 次，能显著降低房颤患者脑卒中和栓塞性疾病发生的风险达 34%（$P < 0.001$），预防效果优于华法林，而其大出血发生率与华法林相当。达比加群是成为继阿司匹林、氯吡格雷、华法林等之后治疗房颤的最有前景的抗栓新药，2010 年 10 月美国 FDA 批准达比加群用于房颤卒中的预防。

利伐沙班是口服 Xa 因子抑制药，对血小板聚集及 II 因子没有直接作用，无需做常规临床抗凝监测。2009 年 6 月在中国与全球同步上市，商品名为拜瑞妥。利伐沙班房颤卒中预防的 III 期临床研究（ROCKET AF）结果在 2010 年 11 月 AHA 年会上公布。该研究共纳入来自 45 个国家 110 个中心的 14264 例非瓣膜性心脏病导致的房颤患者，随机分为利伐沙班组（20 mg，每天一次）和华法林组（INR 2.0~3.0），结果表明利伐沙班疗效显著优于华法林，使卒中和非中枢神经系统栓塞事件的发生率下降 21%，出血事件和不良反应发生率和华法林相当，利伐沙班较华法林显著降低颅内出血和致死性出血的发生率。这一研究结论提示利伐沙班可替代华法林用于具有中重度卒中风险的房颤患者。

房颤患者在开始抗凝治疗前应进行出血风险评估，对出血风险高者无论给予阿司匹林或华法林治疗均应谨慎。2010 年 ESC 新指南除对卒中危险性进行评估外，也对出血的风险进行了考虑，为评估出血风险，推荐使用 HAS-BLED（H：高血压，A：肝、肾功能不全，S：卒中史，B：出血史，L：异常 INR 值，E：年龄 >65 岁，D：药物或嗜酒）出血风险评分，HAS-BLED 评分 ≥3 者为出血高风险，抗凝治疗需谨慎，需低剂量和勤随访。

4. 左心耳封堵术　对非瓣膜性房颤患者，其左心房血栓 90% 以上在左心耳。左心耳封堵术于 2001 年首先始于动物实验，后在人体上进行研究。已在临床使用的左心耳封堵器装置，初步证实左心耳封堵术是安全可行的，但由于价格昂贵等因素，厂家已于 2006 年停止生产经皮导管闭合左心耳封堵（PLAATO）装置。2005 年进行的心房颤动患者的保护（PROTECT-AF）研究评价了使用瞭望者封堵器（WATCHMAN）、华法林对非瓣膜性房颤患者的临床疗效，共入组 707 例患者，以 2:1 比例随机分配到封堵器组和华法林组，2009 年公布的初步研究结果表明左心耳封堵术在有中度危险的脑卒中患者中有与华法林相当的预防卒中的效果，但有较高的手术并发症，需要治疗的心包积液达 5%。目前安全性是阻碍该技术在临床推广使用的主要问题，美国 FDA 只批准 WATCHMAN 封堵器用于临床研究。作为一项新技术随着器械的改良和置入经验的积累相信会得到更广泛的接受和认同。该技术对于有高危卒中和出血风险、不适宜服用华法林的房颤患者有更好的获益/风险比，可能是一项有效的治疗方法。这一技术今后需解决的问题：更大的样本证实其可靠性及安全性；观察左心耳封堵后能否长期预防房颤患者栓塞并发症的出现，因为左心耳并非房颤患者血栓的唯一来源；对心脏功能以及内分泌的长期影响尚不明确。

5. 外科手术　外科手术治疗房颤已经有 20 多年历史。目前 Cox 迷宫术已经发展到 III 型。经典外科迷宫术的主要缺陷是技术难度较大、手术时间和体外循环时间较长，创伤性较大，广泛开展这一技术有一定困难。现在的发展趋势是手术消融，在心脏外科手术时应用各种能量在心房内消融，消融的径线根据Ⅲ型迷宫术的切口径线和经导管消融的径线来设计，在保证房颤治疗有效性的同时可缩短手术时间、减少手术创伤，降低并发症的发生率。房颤外科治疗的主要适应证包括：需行其他心脏手术的房颤、导管消融失败的症状性房颤。

6. 射频消融　目前房颤消融病例逐年增多，对已接受合理药物治疗后仍有明显症状的患者，可考虑导管消融治疗。但对具体患者而言，在消融之前需考虑：患者的状态、房颤类型、病史、心房大小，合并的心血管疾病的严重程度，左心房是否存在血栓，能否接受抗心律失常药物及患者的个人意愿等，同时需考虑消融个体的实际获益和可能的并发症。热液导管治疗心房纤颤（therm cool AF）研究表明在随访的 5 年中，63% 接受射频消融治疗的患者和17% 接受抗心律失常药物治疗的患者未复发房性心律失常，射频消融显著降低房颤复发。卡帕托的第二次房颤导管消融全球调查（调查包括北美、欧洲、亚洲和澳大利亚 16309 例房颤患者）结果是阵发性房颤成功率为 83.2%，持续性房颤成功率为 75.0%，永久性房颤成功率为 72.3%；总的并发症为 4.54%。证实导管消融安全有效，能提高窦性心律的维持率。导管消融目前存在的问题是远期预后不一致。

目前，房颤消融治疗主要适应证如下：

（1）房扑通常推荐消融治疗，若在消融前记录到房颤，或在消融时发生房颤，则房颤也列入消融范围，为Ⅰ类适应证、B 级证据水平。

（2）阵发性房颤有症状，既往抗心律失常药物治疗无效，应考虑消融治疗，为Ⅱa 类适应证、A 级证据水平。

（3）有症状的持续性房颤，药物治疗无效，应选择消融治疗，为Ⅱa 类适应证、B 级证据水平。

（4）持续性房颤有症状，药物治疗无效，但持续时间已久，消融治疗为Ⅱb 类适应证、C 级证据水平。

（5）心衰的房颤患者，已接受包括胺碘酮在内的药物治疗，但不能缓解症状，消融治疗为Ⅱb 类适应证、B 级证据水平。

（6）无器质性心脏病有症状的阵发性房颤，在没有应用抗心律失常药物治疗之前就接受导管消融，仅作Ⅱb 类适应证、B 级证据水平。

当前射频消融治疗房颤的主流术式是环肺静脉大环电隔离术，又称解剖指导下的左心房线性消融或左心房基质改良术，由仿迷宫术发展而来。在三维电解剖标测系统（CARTO）或者三维心电标测（ENSITE）3000 标测系统指导下重建肺静脉和心房的模拟三维图像，然后行环形线性消融；辅助心房关键部位（如三尖瓣峡部、左房顶部、冠状静脉窦口等）的线性消融、咖啡电位消融以及心房迷走神经节点消融。环肺静脉电隔离术是利用射频电流、消融肺静脉与心房之间存在的电连接突破点，形成肺静脉与心房之间的完全电隔离，即肺静脉内的自发性电活动不能传导至心房。消融终点是肺静脉电位（PVP）完全消失，处于电静止状态；或者肺静脉内虽有电活动，但其节律和频率与心房的电活动无关。现有的临床资料显示：该术式对阵发性房颤的效果较好，单次消融的成功率在 50% ~ 70%，对复发患者行2 ~ 3 次消融后根治率为 70% ~ 80%。存在的问题是：①肺静脉在解剖上变异较大，消融导管始终位于肺静脉开口处有一定难度。②避免因手术造成连续、透壁的损伤仍有难度。③术后复发率较高，大于 30%。因心房结构复杂，对术者的操作技术要求较高，许多部位导管仍难以到达，最终难以形成连续的消融径线。为此，近期发展了一些新技术以提高房颤的消融成功率，包括：房颤的冷冻消融（利用冷冻球囊充盈液氮完成肺静脉口隔离）、超声球囊消融术（利用超声波在肺静脉口形成永久性损伤）、心脏电机械标测系统（NOGA）指导下的机械手消融（利用 NOGA 系统、依靠计算机从体外引导特殊导管、在左心房内完成线性消融）等方法，尽管这些方法还不成熟，但展示了临床应用的广阔前景。

7. 其他　ACEI、ARB、他汀类、醛固酮拮抗药、多不饱和脂肪酸等在维持窦性心律、控制房颤复发中可能具有作用。故对一些特定的人群，如高血压、冠心病、心力衰竭患者，这些药物可能可以作为房颤的一级预防以及维持窦性心律、防止复发的用药。

（三）室性早搏

室性早搏，又称室性期前收缩，简称室早。可见于器质性心脏病和健康人，其预后意义因不同的心脏情况有很大差异，应对患者进行危险分层。近年的临床观察研究发现一小部分频发室早的患者可诱发心肌病，但频发室早引起心肌病的确切机制尚不清楚，推测的原因是长期频发室早可能导致心肌能量储备耗竭，心内膜下至心外膜下血流比异常，从而使冠状动脉血流引起心肌缺血，细胞外基质重构，β 肾上腺素反应性降低，自由基氧化应激损伤，最终引起心功能不全。24 h 室性早搏数占总心搏数比例达多少时可引起心肌病的临界值尚需进一步研究，单次 24 h 心电图检查不能真实反映心律失常负荷。有学者认为 24 h 室早总数超过 5000 次有引起心肌病的可能；另有研究者认为当 24 h 室早总数/总心搏比例超过 20% 时才会诱发心肌病；但也有研究发现 24 h 室早总数/总心搏为 4% 时（其中 42% 为二联律，无连续 5 个以上室早）也可诱发心肌病。故应根据危险分层，制订个体化的治疗方案以改善室早患者的生存状况和生活质量。

1. 经详细检查确诊不伴有器质性心脏病的室性早搏，即使 24 h 动态心电图监测属于频发或少数多形、成对、成串的，其预后一般也良好，不一定给予常规抗心律失常药物治疗。首先应去除患病的诱因，对精神紧张和焦虑者可给予镇静剂或小剂量 β 受体阻滞药，以缓解患者的症状。对一些心理压力大、症状严重、影响正常生活者，可考虑使用抗心律失常药（如美西律、普罗帕酮、胺碘酮等）。

2. 经详细检查确诊伴有器质性心脏病的室性早搏，特别是复杂（多形、成对、成串）同时伴有心功能不全者，一般预后较差。根据病史、室性早搏的复杂程度、左心室射血分数，并参考信号平均心电图和心律变异性分析进行危险分层。越是高危的患者越要加强治疗。在治疗原发疾病、控制诱因的基础上，可选用 β 受体阻滞药及合适的抗心律失常药。我国学者证实，对非心肌梗死的器质性心脏病患者，普罗帕酮、美西律和莫雷西嗪是有效且比较安全的。对心肌梗死后的患者，β 受体阻滞药是目前唯一既可以抑制室性早搏，又可以降低死亡率的药物。胺碘酮对治疗伴有冠心病的室性早搏虽然比较安全，但欧洲心肌梗死胺碘酮研究（EMIAT）和加拿大胺碘酮心肌梗死心律失常研究（CAMIAT）都未能证实胺碘酮可以降低总死亡率。

3. 对疑频发室早导致心功能减退、引起心肌病的患者，可考虑射频消融进行根治治疗（成功率高达 80%），2009 年欧洲和美国心律失常学会已把室早诱发的心肌病列为射频消融的适应证。医生也可以在射频手术前给予 β 受体阻滞药或抗心律失常药，如果患者室早明显减少，心肌功能有明显改善，可选择继续药物。多数情况下，射频消融术前医生无法确定频发室早是否是心力衰竭的直接原因，故消融术后应定期随访，进一步确定室早和心力衰竭的关系。虽然射频消融可以改善和恢复这一人群的心功能，但能否降低其死亡率是一个有待研究的临床问题。

（四）室性心动过速

室性心动过速（VT）简称室速，是指异位激动起源于希氏束分叉以下的一组快速性心律失常，频率100~250次/分，自发的至少连续3个，心电程序刺激至少连续6个室性搏动。持续性室速指发作持续时间大于30 s，或未达30 s但已发生血流动力学障碍。非持续性室速指发作持续时间小于30 s。室性心动过速发作时症状可以轻微，也可以表现为严重的血流动力学障碍（晕厥、心脏停搏）。根据QRS波形特征将室性心动过速分为单形性和多形性；根据起源部位分右室流出道室速、左室流出道室速、分支性室速；根据对药物的敏感性分维拉帕米敏感性室速和腺苷敏感性室速；基础心脏病分致心律失常性右室心肌病室速、缺血性室速等。在临床实践中，常把两类结合起来分为单形性持续性和非持续性室速；多形性持续性和非持续性室速。室速的分类很多，各有优缺点，这从一个侧面反映了室性心动过速的复杂性。在室性心动过速中，器质性心脏病占85%~90%，其中常见的是心肌梗死及心肌病。特发性室速是指排除了存在明显器质性心脏病的患者所发生的室速。治疗应根据患者的心脏疾病背景、室速的类型及发作时血流动力学状态选择治疗方案。

1. 急性发作时的治疗

（1）对血流动力学不稳定的VT患者，应采用电复律迅速终止发作，开始选150~200 J，情况紧急时可直接选300~360 J。对表现为反复或持续性VT的患者，静脉使用胺碘酮较其他抗心律失常药通常更有效。当VT患者存在心肌缺血、电解质紊乱、低血压、缺氧、致心律失常药物等病因或诱因时，应尽早纠正。

（2）对血流动力学稳定的VT患者，可先静脉应用利多卡因、普鲁卡因胺、胺碘酮等终止发作，无效时可电复律。

2. 长期的治疗　长期治疗的目的是在原发疾病治疗基础上应用抗心律失常的药物或非药物治疗的方法，达到根治或减少室速发作。

（1）药物治疗：心肌梗死后抗心律失常药预防室速发生应首选β受体阻滞药，如LVEF明显降低<35%者应选用胺碘酮，如胺碘酮不耐受，可考虑选用索他洛尔等其他抗心律失常药。无器质性心脏病基础的特发性室速通常预后良好，猝死在这些患者中罕见。β受体阻滞药或钙通道阻滞药用于右心室起源的特发性室速常有效。

（2）置入式自动复律除颤器（ICD）治疗：1980年第一台ICD试用于临床，1985年获得美国FDA批准在临床正式应用。ICD应用可能的适应证及禁忌证如下。

1）Ⅰ类：①室颤或血流动力学不稳定的持续室速引起的心搏骤停存活者，经过仔细评估明确原因且完全排除可逆因素后。②并发自发持续室速的器质性心脏病患者，无论血流动力学是否稳定。③不明原因的晕厥患者，伴随电生理检查诱发的临床相关血流动力学不稳定持续室速或室颤。④心肌梗死所致左心室射血分数（LVEF）<35%，且心肌梗死40 d以上，心功能分级（NYHA）Ⅱ或Ⅲ级。⑤NYHA Ⅱ或Ⅲ级，LVEF≤35%的非缺血性心肌病。⑥心肌梗死所致LVEF<30%，且心肌梗死40 d以上，NYHA Ⅰ级。⑦心肌梗死所致非持续室速，LVEF<40%且电生理检查诱发出室颤或持续室速。

2）Ⅱa类：①原因不明的晕厥，伴显著的左心室功能障碍的非缺血性心肌病。②心室功能正常或接近正常的持续室速。③肥厚性心肌病，有一项以上心脏性猝死主要危险因素。

④致心律失常性右心室发育不良心肌病，有一项以上心脏性猝死主要危险因素。⑤服用 β 受体阻滞药期间有晕厥和（或）室速的长 QT 综合征。⑥在院外等待心脏移植。⑦有晕厥史的布鲁格达（Brugada）综合征。⑧没有引起心脏骤停，但有明确室速记录的 Brugada 综合征。⑨服用 β 受体阻滞药期间有晕厥和（或）记录到持续室速的儿茶酚胺敏感的多形性室速。⑩心脏肉瘤病、巨细胞心肌炎或恰加斯（Chagas）疾病。

3）Ⅱb 类：①LVEF≤35% 且 NYHA Ⅰ 级的非缺血性心肌病。②有心脏性猝死危险因素的长 QT 综合征患者。③并发严重器质性心脏病的晕厥患者，全面的有创和无创检查不能明确病因的情况下。④有猝死史的家族性心肌病患者。⑤左心室心肌致密化不全患者。

4）Ⅲ类：①满足以上Ⅰ、Ⅱa 和Ⅱb 类指征，但患者不能以较好的功能状态生存 1 年以上。②连续不断或发作频繁的室速或室颤患者。③存在明显的精神疾病，且可能由于 ICD 植入而加重，或不能进行系统随访。④NYHA Ⅳ 级，不适合心脏移植或心脏再同步化（CRT）治疗的顽固性心力衰竭。⑤不合并器质性心脏病的不明原因晕厥患者，且无诱发的室性心律失常。⑥手术或导管消融（如预激综合征并发快速房颤所致的室颤、特发性室速，或无器质性心脏病的分支相关性室速）可治愈的室颤或室速患者。⑦无器质性心脏病患者，由完全可逆因素（如电解质紊乱、药物或创伤）引起的室性快速性心律失常。

ICD 局限性主要有以下几个方面：①清醒时电击，患者极度痛苦，轻者产生恐惧，重者精神失常。②价格贵，蓄电量和电击次数有限，不适合儿童和心律失常频繁发作者。③由室上性心律失常、误感知 T 波和肌电干扰等触发不适当电击。④发生导线断裂、移位、穿孔和感染等并发症。⑤因机械故障、不适当电击诱发室颤等因素，约 5% 的患者 ICD 未能防止心脏性猝死。

在我国的临床实践中，虽可根据 ACC/AHA/HRS 指南选择 ICD 治疗，但也不是唯一的选择，可结合患者的临床和经济情况，权衡药物、消融、外科手术和 ICD 治疗的风险和受益，选择一种最适合该患者的治疗方案。

（3）外科手术：室速的外科治疗主要是经手术切除室壁瘤或室速起源病灶组织，或切断折返环以消除室速。应用最广泛的是室速起源部位的心内膜做 1~2 cm 深的切口以切断折返环，手术后通常也需同时应用抗心律失常药物。限制手术治疗广泛应用的主要问题是手术死亡率可高达 14%，因此，只作为二线治疗手段。此外，有报道对肥厚型心肌病的肥厚室间隔切除可能有效。

（4）导管消融：主要用于室速反复发作、药物难以控制、无明显器质性心脏病的特发性室速患者。最适合消融治疗的室速类型是：起源于右心室流出道的室速；起源于左心室近室间隔部位的室速。这两种室速的成功率可达 90% 以上。对冠心病特别是陈旧性心肌梗死所致的室速患者，一般认为适用于药物不能控制频繁发作和已置入 ICD，但室速反复发作致 ICD 频繁放电。对这类患者即使在有经验的治疗中心报道的成功率也只有 60%~70%。

总之，在确定治疗方案前，应首先明确室速的类型，其次应考虑有无基础心脏疾病、心功能状态、发作时临床症状的严重程度及是否存在可逆性病因。对临床预后意义不明确者，可行电生理检查，如能诱发出持续性室速或室颤，是 ICD 治疗的适应证。

（五）尖端扭转性室性心动过速

尖端扭转性室性心动过速是一种特殊类型的多形性室速，于 1966 年由法国学者 Dessertenne 提出，典型的心电图特征是 QRS 波群的波幅和波形围绕等电线位扭转。可由多种原因导致，有较高的潜在致命性。多见于 QT 延长者，可以是先天性，也可以是后天获得性，少数尖端扭转性室速患者 QT 间期正常。多数学者认为不伴 QT 间期延长者应称为多形性室速。

QT 异常延长目前国内尚无统一的标准，目前采用 ACC/AHA 推荐的 QT 异常延长的标准，即不论男性或女性，QT > 500 ms 都属于明显异常。

先天性长 QT 综合征（LQTS）是控制离子通道的基因异常所致，其缺陷的离子通道主要为钠通道、钾通道和钙通道，常染色体显性遗传是最常见的遗传形式，称为罗马诺—沃德综合征（Romano-Ward syndrome，RWS），后代患病的概率为 50%。

获得性长 QT 综合征可由低钾、低镁、各种原因引起的严重的心动过缓、心肌缺血、心力衰竭、脑血管意外、蛛网膜下隙出血、脑炎、创伤性脑损伤、低体温等引起，也可由药物引起，如 Ia、Ic 类抗心律失常药物，抗组胺药阿司咪唑，三环抗抑郁药，胃肠动力学药西沙比利，抗真菌药酮康唑和氟康唑等，部分患者找不到原因。

治疗方法如下：

1. 先天性长 QT 综合征　避免使用延长 QT 间期的药物，包括非心血管药物，避免基因特异性情景和环境刺激。不论是否有症状或猝死家族史，均应使用 β 受体阻滞药，尽可能达到患者最大耐受剂量，LQTS 对 β 受体阻滞药反应性最好，依从性是有效治疗的关键。对于口服 β 受体阻滞药后心动过缓诱发尖端扭转型室速或者因为心动过缓不能耐受治疗的患者，建议植入心脏起搏器。对发生过心脏骤停的幸存者建议安装 ICD。对已使用足量 β 受体阻滞药仍有晕厥发作者，或已植入 ICD 但仍有反复发作晕厥或心脏骤停且 β 受体阻滞药无效或不能耐受时，可考虑左侧第 4 至第 5 交感神经节切除术。

2. 发作期紧急治疗措施　寻找并处理 QT 延长的原因，如纠正低血钾、低血镁，停用一切可能引起或加重 QT 延长的药物，并进行连续的 QT 间期监测。对血流动力学稳定者可采用药物终止心动过速，如硫酸镁 1 ~ 2 g 加入 5% 葡萄糖液稀释至 10 mL，5 ~ 20 min 注入，如发作仍持续，必要时可再重复一次，然后硫酸镁持续静脉滴注（2 g 硫酸镁加入 100 ~ 250 mL 液体中，以 2 ~ 20 mg/min 速度静脉滴注），也可试用利多卡因或苯妥英钠稀释后静脉注射；对血流动力学不稳定者，应电复律转复，对频率较快、QRS 形态严重畸形的尖端扭转性室速患者，同步电复律常难以奏效，可采用室颤的复律方法。对心动过缓和明显长间隙依赖者可通过心脏起搏、异丙肾上腺素、阿托品等提高心率以缩短 QT 间期，预防心律失常进一步加重。

（六）缓慢性心律失常

缓慢性心律失常是临床常见的心律失常，大致分为窦房结功能失调和房室传导阻滞两大类。窦房结功能失调包括窦性心动过缓、窦性停搏、窦房阻滞、心动过缓—心动过速综合征。房室传导阻滞包括一度、二度、三度房室传导阻滞。缓慢性心律失常可见于各种器质性心脏病，也可由传导系统的退行性变、迷走神经兴奋、药物作用、心脏外科手术损伤、射频手术并发症、甲状腺功能减退症、电解质紊乱、尿毒症等原因引起。

1. 病因治疗　首先应尽可能明确病因，如急性心肌梗死引起者应尽早进行冠状动脉血运重建；外科手术或射频损伤所致者，可试用激素以减轻充血和水肿。

2. 药物治疗　无症状者暂时无需治疗，注意随访。出现心动过缓症状者可以试用阿托品、麻黄碱或异丙肾上腺素暂时提高心率，避免使用任何可能加重传导阻滞和减慢心率的药物，如地高辛、β受体阻滞药、维拉帕米等。临床上一度或二度Ⅰ型房室传导阻滞一般不需起搏器治疗。

3. 植入永久性心脏起搏器　药物治疗可作为临时的应急治疗措施，起搏治疗是有症状患者的主要治疗措施。对永久起搏治疗的关键点是看患者是否有症状，对无症状的患者是否进行永久起搏治疗的原则是清醒状态下有超过3 s的长间隙或低于40次的室性逸搏心律。对伴有二度Ⅱ型房室传导阻滞的患者，推荐行电生理检查确定传导阻滞是否位于窦房结下，如位于窦房结下考虑起搏器治疗，但大多数二度Ⅱ型房室传导阻滞尤其是QRS波增宽者，多为结下阻滞，起搏器治疗是必需的。

(1) 窦房结功能障碍永久性起搏器植入适应证。

1) Ⅰ类适应证：①窦房结功能障碍表现为症状性心动过缓，包括频繁的有症状的窦性停搏。②因窦房结变时性不良而引起症状者。③由于某些疾病必须使用某些类型和剂量的药物治疗，而这些药物又可引起或加重窦性心动过缓并产生症状者。

2) Ⅱ类适应证。

Ⅱa类：①自发或药物诱发的窦房结功能不良，心率<40次/分，虽有心动过缓的症状，但未证实症状与所发生的心动过缓有关。②不明原因晕厥，并发窦房结功能不良或经电生理检查发现有窦房结功能不良。

Ⅱb类：清醒状态下心率长期低于40次/分，但症状轻微。

(2) 成人获得性完全性房室传导阻滞永久性起搏器植入适应证。

1) Ⅰ类适应证：①任何阻滞部位的三度和高度房室传导阻滞伴下列情况之一者。a. 有房室传导阻滞所致的症状性心动过缓（包括心力衰竭）或继发于房室传导阻滞的室性心律失常。b. 需要药物治疗其他心律失常或其他疾病，而所用药物可导致症状性心动过缓。c. 虽无临床症状，但业已证实心室停搏>3 s或清醒状态时逸搏心率≤40次/分，或逸搏心律起搏点在房室结以下者。d. 射频消融房室交界区导致的三度和高度房室传导阻滞。e. 心脏外科手术后发生的不可逆性房室传导阻滞。f. 神经肌源性疾病（肌发育不良、克塞综合征等）伴发的房室传导阻滞，无论是否有症状，因为传导阻滞随时会加重。g. 清醒状态下无症状的房颤和心动过缓者，有1次或更多至少5 s的长间歇。②任何阻滞部位和类型的二度房室传导阻滞产生的症状性心动过缓。③无心肌缺血情况下运动时的二度或三度房室传导阻滞。

2) Ⅱ类适应证。

Ⅱa类：①成人无症状的持续性三度房室传导阻滞，清醒时平均心室率>40次/分，不伴有心脏增大。②无症状的二度Ⅱ型房室传导阻滞，心电图表现为窄QRS波。若为宽QRS波包括右束支传导阻滞则应列为Ⅰ类适应证。③无症状性二度Ⅰ型房室传导阻滞，因其他情况行电生理检查发现阻滞部位在希氏束内或以下水平。④一度或二度房室传导阻滞伴有类似起搏器综合征的临床表现。

Ⅱb类：①神经肌源性疾病（肌发育不良、克塞综合征等）伴发的任何程度的房室传导阻滞，无论是否有症状，因为传导阻滞随时会加重。②某种药物或药物中毒导致的房室传导阻滞，停药后可改善者。③清醒状态下无症状的房颤和心动过缓者，出现多次3 s以上的长间歇。

(3) 心肌梗死急性期后永久性起搏器植入适应证。

1) Ⅰ类适应证：①急性心肌梗死后持续存在的希氏—浦肯野系统内的二度房室传导阻

滞伴交替性束支传导阻滞，或希氏—浦肯野系统内或其远端的三度房室传导阻滞。②房室结以下的一过性高二度或三度房室传导阻滞，伴束支传导阻滞者。如果阻滞部位不明确则应进行电生理检查。③持续和有症状的二度或三度房室传导阻滞。

2）Ⅱ类适应证：房室结水平的持续性二度或三度房室传导阻滞，无论有无症状。

4. 生物起搏　人工心脏起搏器应用于临床已半个多世纪，挽救了无数患者的生命，但也存在诸多缺陷，因此寻求更加符合人体需求的生物起搏器是当前研究的热点之一，但尚处于动物实验阶段。心脏生物起搏指用细胞分子生物学及相关技术对受损自律性节律点或特殊传导系统细胞进行修复或替代，从而恢复心脏起搏和传导功能。目前研究较多的是干细胞移植生物起搏，主要采用胚胎干细胞和成人间叶干细胞移植。干细胞移植应用于临床的过程中，有许多问题有待解决：①干细胞移植的促心律失常不良反应。②伦理问题。③如何精确地控制干细胞分化为起搏细胞。④移植细胞的寿命和存活数量如何。⑤移植细胞发挥起搏作用长期稳定性如何。⑥移植后是否发生免疫反应。⑦是否会导致肿瘤如畸胎瘤。⑧若为异体细胞移植则存在排异反应。⑨成熟的心脏起搏细胞对移植部位的适应性差等。虽然干细胞移植起搏心脏存在很多问题未解决，但前景令人神往，一旦生物起搏器有突破性进展，能成功应用于临床，将造福于需要心脏起搏治疗的广大患者。

五、预后

心律失常的预后与心律失常的病因、诱因、演变趋势是否导致严重血流动力障碍有关。发生于无器质性心脏病基础上的心律失常包括早搏、室上性心动过速和心房颤动，大多预后良好；但 QT 延长综合征患者发生室性早搏，易演变为多形性室性心动过速或心室颤动，预后不佳；预激综合征患者发生心房扑动或心房颤动且心室率很快时，除易引起严重血流动力改变外，还有演变为心室颤动的可能，但大多可经直流电复律和药物治疗控制发作，因而预后尚好。

室性快速心律失常和心率极度缓慢的完全性房室传导阻滞、心室自主节律、重度病态窦房结综合征等，可迅速导致循环功能障碍而立即威胁患者的生命。房室结内传导阻滞与双束支（三分支）阻滞所致的房室传导阻滞的预后有显著差别，前者预后较好而后者预后恶劣。

发生在器质性心脏病基础上的心律失常，如本身不引起明显血流动力障碍，又不易演变为严重心律失常的，预后一般尚好，但如基础心脏病严重，尤其是伴心功能不全或急性心肌缺血者，预后一般较差。

六、预防

1. 预防诱发因素　常见诱因有吸烟、酗酒、过劳、紧张、激动、暴饮暴食、消化不良、感冒发热、摄入盐过多等。可结合患者以往发病的实际情况，总结经验，避免可能的诱因，比单纯用药更简便、安全、有效。

2. 稳定的情绪　精神因素尤其紧张的情绪易诱发心律失常，患者应注意保持平和稳定的情绪，精神放松，不过度紧张。

3. 自我监测心律失常　有些心律失常常有先兆症状，若能及时发现并及时采取措施，可减少甚至避免再发心律失常。

4. 合理用药　心律失常治疗中强调用药个体化，患者必须按医生要求服药，并注意观察用药后的反应。

5. **定期检查身体** 定期复查心电图、电解质、肝功能、甲状腺功能等。因为抗心律失常药可影响电解质及脏器功能，用药后应定期复诊，观察用药效果和调整用药剂量。

6. **生活要规律** 养成按时作息的习惯，保证睡眠。运动要适量，量力而行，不勉强运动或运动过量，不做剧烈及竞赛性活动。洗澡水不要太热，洗澡时间不宜过长。养成按时排便习惯，保持大便通畅。饮食要定时定量，不饮浓茶不吸烟。节制性生活，避免着凉，预防感冒。不从事紧张工作，不从事驾驶员工作。

第三章
消化内科疾病

第一节 胃肠间质瘤

1983 年 Mazur 和 Clark 首次提出胃肠道间质瘤（gastrointestinal stromal tumors，GIST）概念，它是起源于胃肠道壁内包绕肌丛的间质细胞（intestitial cell of cajal，ICC）的缺乏分化或未定向分化的非上皮性肿瘤，具有多分化潜能的消化道独立的一类间质性肿瘤，也可发生于肠系膜以及腹膜后组织，以梭形肿瘤细胞 CD117 免疫组化阳性为特征。GIST 不是既往所指的平滑肌肿瘤和神经鞘瘤。

一、流行病学

90% GIST 好发于 40~79 岁，中位发病年龄 60 岁，发病率男性较女性稍高，也有报道认为性别上无差异。由于既往对该病认识不足，故难有准确的发病率统计，欧洲发病率（1~2）/10 万人，据估计美国每年新发病例为 5000~6000 例。多数 GIST 为散发型，其中 95% 的患者为孤立性病灶。偶见家族性 GIST 报道中，其病灶为多发性，且伴有胃肠黏膜及皮肤色素的沉着。GIST 多发生于胃（70%），其次为小肠（20%~25%），较少见于结肠、食管及直肠，偶可见于网膜、肠系膜和腹膜。

二、病因和发病机制

对 GIST 的较早研究表明，60%~70% 的 GIST 高表达 CD34。CD34 是细胞分化抗原，编码基因位于人染色体 1q32，编码产物蛋白分子量为 105~115 kD。虽然 CD34 表达谱广，特异性较低，但真正的平滑肌瘤和神经鞘瘤不表达 CD34，以此首先可将消化道平滑肌瘤、神经鞘瘤和 GIST 相鉴别。

1998 年 Hirota 等首次报道 GIST 中存在 *c-kit* 变异，*c-kit* 基因位于人染色体 4q11-21，编码产物为 CD117，分子量为 145 kD，是跨膜酪氨酸激酶受体，其配体为造血干细胞生长因子（SCF），CD117 与配体结合后激活酪氨酸激酶，通过信号转导活化细胞内转录因子从而调节细胞生长、分化、增生。*c-kit* 基因突变导致酪氨酸激酶非配体激活，使细胞异常生长。目前研究发现 CD117 的功能获得性突变在 GIST 中可达到 90%，最常见的是在 *c-kit* 基因外显子 11 的突变（57%~71%）。在 4%~17% 的 GIST 患者中发现外显子 13 和 9 的突变。也有报道发现外显子 17 的突变。可见 CD117 信号转导异常是 GIST 发病机制的核心环节。*c-kit* 基因突变预示肿瘤的恶性程度高，预后不佳。最近发现有部分患者存在 *PDGFRα* 基因的第 18 和第 12 外显子突变。此外，不少研究还发现恶性 GIST 的 DNA 拷贝数和高水平扩增大于良性 GIST，14、15、22 号染色体长臂频繁丢失，提示 GIST 涉及多基因病变。

PDGFRα 基因突变的发现是 GIST 病因和发病机制研究上继 *c-kit* 基因之后的又一重要研究进展。*PDGFRα* 基因定位于人染色体 4q11-21，与 *c-kit* 基因紧密连锁、结构相似、功能相近。*PDGFRα* 基因突变常见于外显子 12 和 9，突变率可达 7.1%~72%。*PDGFRα* 基因突变可见于野生型无 *c-kit* 基因突变的 GIST，对 *c-kit* 野生型 GIST 的发生和发展起着重要作用。因此，GIST 从分子水平上可分 3 型，即 *c-kit* 基因突变型、*PDGFRα* 基因突变型和

c-kit/PDGFRα 野生型。

三、病理生理

（一）大体标本

大部分肿瘤源于胃肠道壁，表现为膨胀性生长，多呈孤立的圆形或椭圆形肿块，境界清楚。其生长方式表现为：①腔内型，肿瘤向消化道腔内突出，显息肉状，表面可有溃疡。②壁内型，在胃肠道壁内显膨胀性生长。③腔外型，肿瘤向消化道腔外突出。④腔内－腔外哑铃型，肿瘤既向消化道腔内突出，又向腔外膨胀性生长。⑤胃肠道外肿块型，肿瘤源于肠系膜或大网膜。

（二）组织学

1. 光镜　GIST 有两种基本的组织学结构，梭型（60%～70%）和上皮样（30%～40%）细胞型，两种细胞常出现在一个肿瘤中。上皮细胞型瘤细胞圆形或多边形，嗜酸性，部分细胞体积较大，核深染，形态多样，可见糖原沉积或核周空泡样改变。梭型细胞呈梭形或短梭形，胞质红染，核为杆状，两端稍钝圆，漩涡状，呈束状和栅栏状分布。间质可见以淋巴细胞和浆细胞为主的炎性细胞浸润，可见间质黏液变性、透明变性、坏死、出血及钙化。不同部位的 GIST 所含的细胞型不同。胃间质瘤有 70%～80% 为梭形细胞型，20%～30% 为上皮样细胞型，即以往诊断的上皮样平滑肌瘤或平滑肌母细胞瘤或肉瘤。小肠间质瘤通常为梭形细胞型。食管和直肠的间质瘤多为梭形细胞型，瘤细胞排列结构多样。肝脏是恶性 GIST 最常见的远处转移部位，肿瘤较少转移至区域淋巴结、骨和肺。

2. 超微结构特征　电镜下，GIST 显示出不同的分化特点：有的呈现平滑肌分化的特点，如灶状胞质密度增加伴有致密小体的胞质内微丝、胞饮小泡、扩张的粗面内质网、丰富的高尔基复合体和细胞外基底膜物质灶状沉积，此类肿瘤占绝大部分。有的呈现神经样分化特点，如复杂的细胞质延伸和神经样突起、微管、神经轴突样结构以及致密核心的神经内分泌颗粒等。还有小部分为无特异性分化特点的间叶细胞。

3. 免疫组织化学特征　作为酪氨酸激酶的跨膜型受体，CD117 存在于造血干细胞、肥大细胞、黑色素细胞、间质卡哈尔细胞（interstitial Cajal cell，ICC，是分布在消化道、自主神经末梢与平滑肌细胞之间的一类特殊细胞，目前认为 ICC 是胃肠道运动的起搏细胞），被认为是诊断 GIST 的主要标记物之一，几乎所有的 GIST 均阳性表达 CD117，CD117 阴性需要进行 *c-kit* 和 *PDGFRα*（血小板源生长因子）基因突变的检测。另一主要标志物 CD34 是骨髓造血干细胞抗原，功能不明，但特异性较 CD117 差，恶性 GIST 患者 CD34 表达率略低于良性 GIST，故 CD34 常与 CD117 联合使用。另 SMA（α-平滑肌肌动蛋白）、结蛋白、S-100 和 NSE（神经元特异性烯醇化酶）、神经巢蛋白、波形蛋白等在 GIST 中均有较高阳性率，其中 S-100 和 NSE 有助于神经源性肿瘤的辅助鉴别，SMA 和结蛋白有助于肌源性肿瘤的辅助鉴别，波形蛋白可用于肿瘤良恶性程度的判断。随着免疫组化和电镜技术的发展，可将 GIST 分为 4 种类型：①向平滑肌方向分化。②向神经方向分化。③向平滑肌和神经双向分化。④缺乏分化特征。

四、临床表现

GIST 可发生于消化道自食管至直肠的任何部位，胃 GIST 最多见（60%～70%），其次为小肠(20%～30%)，较少见于结肠、食管及直肠，偶可见于网膜、肠系膜和腹膜。

GIST 的临床表现与肿瘤大小、部位、生长方式有关。一般症状隐匿，多在体检或腹腔手术中被发现。常见的临床表现为消化道出血、腹痛和腹部肿块。

（一）消化道出血

由于肿瘤表面黏膜缺血和溃疡形成，血管破裂所致；其次为肿瘤中心坏死或囊性变向胃或肠腔内破溃的结果。肿瘤多生长在腔内，临床为间歇性出血，出血量不等，可有出血性休克者。

（二）腹痛

出现不同部位的腹痛，为胀痛、隐痛或钝痛性质。由于肿瘤向腔内生长形成溃疡，或向腔外生长并向周围组织浸润，可引起穿孔或破溃而形成急腹症的临床表现，如急性腹膜炎、肠梗阻等，这些并发症的出现往往可为本病的首发症状。

（三）腹部肿块

以肿瘤向腔外生长多见。

（四）发生于不同部位的相应临床表现

原发于食管者约半数无症状，主要表现有不同程度的胸骨后钝痛，压迫感和间歇性吞咽困难，而吞咽困难的程度与瘤体大小无明显关系。少数可有恶心，呕吐，呃逆和瘤体表面黏膜糜烂、坏死，形成溃疡出血。

胃 GIST 以消化道出血最为常见，表现为黑便、呕血。其次为疼痛，腹部包块、消瘦、乏力、恶心、呕吐等，腹痛性质与消化性溃疡相似，如肿瘤位于胃窦、幽门部可出现梗阻症状，不少患者无症状。

小肠 GIST 多数为恶性肿瘤，向腔外生长，无症状者多见。以消化道出血为主要症状，表现为呕血、便血或仅隐血试验阳性，尤其是十二指肠肿瘤易形成溃疡，可发生大出血。也可因肿瘤膨胀性生长或肠套叠导致小肠梗阻。少数患者因肿瘤中心坏死，可引起肠穿孔。

结肠、直肠和肛门 GIST 以腹痛、腹部包块为主要症状，可有出血、消瘦、便秘等。以排便习惯改变、直肠和肛门处扪及包块为主要表现，出血也常见。个别直肠 GIST 患者可见尿频、尿少。

胃肠道外 GIST 多因肿瘤发生于网膜、肠系膜或腹膜，主要表现为腹部肿块，可有消瘦、乏力、腹胀等不适。

（五）其他

可伴有食欲缺乏、发热和体重减轻。有报道称个别病例以肿瘤自发性破裂并发弥漫性腹膜炎为首发表现。

五、辅助检查

1. 内镜检查　随着消化内镜的普及，内镜检查已成为发现和诊断 GIST 的主要方法，特别是对于腔内生长型 GIST。内镜下可见胃肠壁黏膜下肿块呈球形或半球形隆起，边界清晰，表面光滑，表面黏膜色泽正常，可有顶部中心呈溃疡样凹陷，覆白苔及血痂，触之易出血，基底宽，部分可形成桥形皱襞。用活检钳推碰提示肿块质硬，可见肿块在黏膜下移动。肿块表面有正常黏膜覆盖时，普通活检常难以获得肿瘤组织，此时需借助穿刺活检。对于肿块表面顶部中心有溃疡样凹陷的肿瘤，在溃疡边缘取活检则 GIST 检出的阳性率高。

对于小肠 GIST，目前主要可运用推进式小肠镜、双气囊小肠镜、胶囊内镜做出诊断，超声内镜（EUS）可较准确地判断其性质，并可鉴别黏膜下病变、肠外压迫、血管病变及实质肿瘤。GIST 镜下表现为胃肠壁固有肌层的低回声团块，肌层完整。直径 >4 cm 的肿瘤，边界不规则，肿瘤内部囊性间隙，引流区见淋巴结肿大等则是恶性和交界性 GIST 的特点；而良性 GIST 的特点为直径 <3 cm、边界规则、回声均匀。EUS 对 GIST 敏感，可检测出直径 <2 cm 的肿瘤。由于 GIST 为黏膜下肿块，内镜下活检取材不易取到。目前除了通过手术获得标本以外，还可通过超声内镜指导下的细针抽吸活检（EUS-FNA）取得足够的标本，诊断准确。

2. 钡剂或钡灌肠双重造影　内生长表现为球形或卵圆形、轮廓光滑的局限性充盈缺损，周围黏膜正常，如肿瘤表面有溃疡，可见龛影；向腔外生长的 GIST 表现为外压性病变或肿瘤顶端可见溃疡并有窦道与肿瘤相通。胃间质瘤表现为局部黏膜皱襞变平或消失，小肠间质瘤有不同程度的肠黏膜局限性消失、破坏，仅累及一侧肠壁，并沿肠腔长轴发展，造成肠腔偏侧性狭窄。

3. CT 检查　影像学技术可发现无症状 GIST，但通常用于对肿瘤的定位、特征、分期和术后监测。无论是原发性还是转移性肿瘤，CT 在检测和描述肿瘤方面较传统的 X 线和钡剂检测更有用。影像学技术通常能在鉴别肿瘤是来自淋巴的间叶细胞组织还是来自胃肠道上皮间叶细胞组织方面提供有价值的信息，但不能用于判断肿瘤的恶性程度。随着针对 GIST 靶向药物治疗的进展，CT 和 MRI 越来越多地用于观察肿瘤对药物的反应和是否复发。PET 也被引进用于检测肿瘤早期肉眼未见改变时的功能性改变。

CT 可直接观察肿瘤的大小、形态、密度、内部结构、边界，对邻近脏器的侵犯也能清楚显示，同时还可以观察其他部位的转移灶。CT 检查可以弥补胃肠造影及内镜对部分小肠肿瘤及向腔外生长的肿瘤诊断的不确定性，无论良恶性均表现为黏膜下、浆膜下或腔内的境界清楚的团块。良性或低度恶性 GIST 主要表现为压迫和推移，偶见钙化，增强扫描为均匀中度或明显强化；恶性或高度恶性 GIST 可表现为浸润和远处转移，可见坏死、囊变形成的多灶性低密度区，与管腔相通后可出现碘水和（或）气体充填影，增强扫描常表现为肿瘤周边实体部分强化明显。肝脏是恶性 GIST 最常见的远处转移部位，肿瘤较少转移至区域淋巴结、骨和肺。

4. MRI 检查　MRI 检查中，GIST 信号表现复杂，良性实体瘤 T_1 加权像的信号与肌肉相似，T_2 加权像呈均匀等信号或稍高信号，这与周围组织分界清晰。恶性者，无论 T_1WI 或 T_2WI 信号表现均不一致，这主要是因瘤体内坏死、囊变和出血。近年来开展的小肠 CT 检查对于 GIST 的诊断具有一定的价值。

5. PET 检测　PET 检测是运用一种近似葡萄糖的造影剂 PDF，可观测到肿瘤的功能活动，从而可分辨良性肿瘤还是恶性肿瘤；活动性肿瘤组织还是坏死组织；复发肿瘤还是瘢痕组织。其对小肠肿瘤的敏感性较高，多用于观察药物治疗的效果。PET 可提高对治疗反应的判断率，并为这种新药的临床随访和治疗措施提供依据。

6. 超声　腹部超声可描述原发和转移肿瘤的内部特征，通常显示与胃肠道紧密相连的均匀低回声团块。在大型肿块中不同程度的不均匀密度可能预示肿块的坏死、囊状改变和出血。良性间质瘤超声表现为黏膜下、肌壁间或浆膜下低回声肿物，多呈球形，也可呈分叶状不规则形，黏膜面、浆膜面较光滑，伴有不同程度的向腔内或壁外突起。但由于 GIST 肿瘤往往较大，超声视野中不能观其全貌，无法获知肿瘤与周围组织的关系。

7. 选择性血管造影　多数 GIST 具有较丰富的血管，因此 GIST 的血管造影主要表现为血管异常区小血管增粗、纡曲、紊乱，毛细血管相呈结节状、圆形血管团、血管纤细较均匀，中心可见造影剂外溢的出血灶，周围为充盈缺损。瘤内造影剂池明显者常提示恶性。采用肠系膜上动脉造影有助于确定出血部位和早期诊断，故对原因不明的消化道出血患者，X线钡剂和内镜检查均为阴性，是腹腔血管造影的适应证。

8. 免疫组织化学检测　绝大多数 GIST 显示弥漫强表达 CD117，CD117 阳性率为 85%～100%，因此，GIST 最终仍有赖于 CD117 染色的确诊。GIST 的 CD117 阳性特点是普遍的高表达，一般为胞质染色为主，可显示斑点样的"高尔基体"形式，上皮型 GIST 有膜染色，其他许多 GIST 则有核旁染色，梭形细胞肿瘤则胞质全染色。但是，不是所有的 GIST 均CD117 阳性，而 CD117 阳性的肿瘤并非都是 GIST。目前多用 CD117 与 GIST 的另一种抗原CD34 联合检测。CD34 在 GIST 中的阳性率为 60%～70%，平滑肌瘤和神经鞘瘤不表达 CD34。

六、诊断

1. 症状　一般症状隐匿，多在体检或腹腔手术中被发现。最常见的症状是腹部隐痛不适，浸润到消化道内表现为溃疡或出血。其他症状有食欲不振、体重下降、肠梗阻等。

2. 良、恶性判断　主要依据病理学标准，如肿瘤的大小、核分裂象、肿瘤细胞密集程度，有无邻近器官的侵犯及远处转移，有无出血坏死或黏膜侵犯等。现认为：没有 GIST 是真正良性的，"良性的"和"恶性的"分类描述为"低度恶性"和"高度恶性"更加确切。DNA 复制量的变化是新的基因参数，它也可能提示 GIST 的预后。

GIST 的恶性程度在许多情况下很难评估，目前国际上缺乏共识，众多指标中较经典的是肿瘤大小和有丝分裂指数（MI）。根据这两个指标可将 GIST 恶性度分为 4 级。①良性：肿瘤直径 <2 cm，MI <5/50 高倍镜视野（HPF）。②低度恶性：肿瘤直径 >2～5 cm，MI <5/50 HPF。③中度恶性：肿瘤直径 <5 cm，MI 6～10/50 HPF 或者肿瘤直径 5～10 cm，MI <5/50 HPF。④高度恶性：肿瘤直径 >5 cm，MI >5/50 HPF。

Jewi 等将 GIST 的恶性指标分为肯定恶性和潜在恶性，进而将 GIST 分为良性、潜在恶性和恶性。肯定恶性指标：①远处转移（需组织学证实）。②浸润邻近器官（大肠肿瘤侵犯肠壁肌层）。潜在恶性指标：①胃间质瘤 >5.5 cm，肠间质瘤 >4 cm。②胃间质瘤核分裂象 >5/50 HPF，肠间质瘤见核分裂象。③肿瘤坏死明显。④核异型明显。⑤细胞密度大。⑥镜下可见黏膜固有层或血管浸润。⑦上皮样间质瘤中出现腺泡状结构或细胞球结构。良性为无恶性指标，潜在恶性为仅具备一项潜在恶性指标，恶性为具备一项肯定恶性指标或 2 项以上潜在恶性指标。

Saul suster 提出 GIST 形态学恶性指标：①肿瘤 >5 cm，浸润邻近器官。②瘤体内出现坏死。③核浆比增高。④核分裂象 >1/10 HPF。⑤肿瘤浸润被覆盖的黏膜。具有两项以上者为恶性，具有一项者为潜在恶性。

估计 GIST 复发和转移的危险性高低来代替良恶性，肿瘤 >5 cm，核分裂象 >2/10 HPF，表明有复发和转移的高危险性；而肿瘤＜5 cm，核分裂象＜2/10 HPF，表明其复发和转移的低危险性；大多数致命的 GIST 常常显示核分裂象＞5/10 HPF。总的来说，恶性 GIST 表现为肿瘤大、分裂象易见、细胞密度高、侵犯黏膜及邻近组织和结构、肿瘤内坏死、局部复发和远处转移等。GIST 的预后好坏与肿瘤的大小、有丝分裂指数和完全切除率直接相关。

七、鉴别诊断

1. 平滑肌瘤与平滑肌肉瘤　平滑肌瘤又分普通型、上皮样型、多形性、血管型、黏液型及伴破骨样巨细胞型等亚型。平滑肌瘤多见于食管、贲门、胃、小肠，结直肠少见。过去诊断为平滑肌瘤的，实质上大多数是 GIST。平滑肌瘤组织学形态：瘤细胞稀疏，呈长梭形，胞质明显嗜酸性。平滑肌肉瘤肿瘤细胞形态变化很大，从类似平滑肌细胞的高分化肉瘤到多形性恶性纤维组织细胞瘤的多种形态均可见到。平滑肌瘤及平滑肌肉瘤免疫组化绝大多数都为 CD117、CD34 阴性，SMA、actin、MSA 强阳性，表现为胞质阳性。Desmin 部分阳性。

2. 神经鞘瘤、神经纤维瘤、恶性周围神经鞘瘤　消化道神经源性肿瘤极少见。神经鞘瘤镜下见瘤细胞呈梭形或上皮样，瘤细胞排列成栅栏状，核常有轻度异型，瘤组织内可见一些淋巴细胞、肥大细胞和吞噬脂质细胞，较多的淋巴细胞浸润肿瘤边缘，有时伴生发中心形成。免疫组化 S-100 蛋白、Leu-7 弥漫强阳性，而 CD117、CD34、desmin、SMA 及 actin 均为阴性。

3. 胃肠道自主神经瘤　少见。瘤细胞为梭形或上皮样，免疫表型 CD117、CD34、SMA、desmin 和 S-100 均为阴性。

4. 腹腔内纤维瘤病 IAF　该瘤通常发生在肠系膜和腹膜后，偶尔可以从肠壁发生。虽可表现为局部侵袭性，但不发生转移。瘤细胞形态较单一，梭形束状排列，不见出血、坏死和黏液样变。免疫表型尽管 CD117 可为阳性，但表现为胞浆阳性、膜阴性。CD34 为阴性。

5. 孤立性纤维瘤 SFT　起源于表达 CD34 抗原的树突状间质细胞肿瘤，间质细胞具有纤维母/肌纤维母细胞性分化。肿瘤由梭形细胞和不等量的胶原纤维组成，细胞异型不明显。可以有黏液变。很少有出血、坏死、钙化。尽管 CD34、bcl-2 阳性，但 CD117 为阴性或灶状阳性。

6. 其他　与良性肿瘤、胃肠道癌、淋巴瘤、异位胰腺和消化道外肿瘤压迫管腔相鉴别。

总之，在诊断与鉴别诊断时，应重点观察瘤细胞的形态及丰富程度、胞质的染色和细胞的排列方式等方面，特别是当细胞团巢形成时，应首先考虑 GIST，并使用免疫组化试剂证明。CD117、CD34 联合使用效果好。

八、治疗

处理原则：争取手术彻底切除，或姑息切除原发灶。复发转移不能切除采取甲磺酸伊马替尼（格列卫）治疗，放化疗几乎无效。

完整彻底地切除肿瘤并不能彻底治愈倾向为高度恶性的 GIST，因为其复发和转移相当常见。GIST 对常规放化疗不敏感。近年来甲磺酸伊马替尼已成为治疗不可切除或转移的 GIST 患者的最佳选择。格列卫是一种小分子复合物，具水溶性，可用于口服，口服后吸收迅速，生物利用度高，血液中半衰期 13～16 h，每天口服 1 次。格列卫可作为酪氨酸激酶的选择性抑制药，能明显抑制 c-kit 酪氨酸激酶的活性，阻断 c-kit 向下的信号传导，从而抑制 GIST 细胞增生和促进细胞凋亡和（或）细胞死亡。有报道治疗 147 例进展期 GIST，有效率 53.7%，疾病稳定占 27.9%。2003 年 5 月美国临床肿瘤学会（ASCO）会议报道，格列卫现在不仅用于治疗晚期 GIST，而且还用于 GIST 的术前和术后辅助治疗。2002 年 2 月美国 FDA 批准可用于治疗非手术和（或）转移的 *c-kit* 突变阳性的 GIST，其最佳剂量为 400～800 mg/d。尽管它能够有效地治疗 GIST，但仍有部分患者对其耐药或者部分患者不能耐受该药的不良反应（包括水肿、体液潴留、恶心、呕吐、腹泻、肌痛、皮疹、骨髓抑制、肝功能异常等），很少有转移性的晚期患者获得完全缓解。而且，部分患者对该药会在服药 6 个月内发生原发性耐药或 6 个月后继发性耐药。

对格列卫产生原发性耐药或继发性耐药的 GIST 患者，可采用二线小分子多靶点作用药物靶向治疗，如舒尼替尼、尼罗替尼、索拉非尼、达沙替尼等。

九、预后

GIST 生物学行为难以预测。现已知的与预后有关的因素如下。

1. 年龄及性别　年轻患者预后差，男性 GIST 患者预后差。

2. 部位　食管 GIST 预后最好，胃 GIST、肠道 GIST、网膜 GIST、肠系膜 GIST 预后最差。

3. 肿瘤大小与核分裂象　肿瘤越大，核分裂象越多，预后越差。

4. 基因突变　有 *c-kit* 基因突变的 GIST 比无突变者预后差。

5. 免疫组化表达　波形蛋白阳性表达的 GIST 预后较差，血管内皮生长因子、增殖标记 PCNA、IG-67 表达率高者预后差。

6. 恶性度　低度恶性的 GIST 有 50% 复发、60% 转移，高度恶性 GIST 有 83% 复发，全部发生转移。

7. DNA 含量与核异型性密切相关并与预后相关　MF 在 1～5 个/10 HP 的 5 年生存率在非整倍体 DNA 者为 40%，二倍体 DNA 者达 88%；MF＞5 个/10 HP 时 5 年生存率在非整倍体 DNA 者为 17%，二倍体 DNA 者达 33%。

第二节　胃息肉

胃息肉属临床常见病，目前随着高分辨率内镜设备的普及应用，微小胃息肉的检出率已有明显增加。国外资料显示胃息肉的发病率较结肠息肉低，占所有胃良性病变的 5%～10%。

一、分类

（一）组织学分类

根据胃息肉的组织学可分为肿瘤性及非肿瘤性，前者即胃腺瘤性息肉，后者包括增生性息肉、炎性息肉、错构瘤性息肉、异位性息肉等。

1. 腺瘤性息肉　即胃腺瘤，是指发生于胃黏膜上皮细胞，大都由增生的胃黏液腺所组成的良性肿瘤，一般起始于胃腺体小凹部。腺瘤一词在欧美指代上皮内肿瘤增生成为一个外观独立且突出生长的病变，而在日本则包括所有的肉眼类型，即扁平和凹陷的病变也可称为腺瘤。腺瘤性息肉约占全部胃息肉的 10%，多见于 40 岁以上的男性患者，好发于胃窦或胃体中下部的肠上皮化生区域。病理学可分为管状腺瘤（最常见）、管状绒毛状和绒毛状腺瘤。可根据病变的细胞及结构异型性将其病理学分为低级别上皮内瘤变与高级别上皮内瘤变。80% 以上的高级别上皮内瘤变可进展为浸润性癌。

内镜下观察，胃腺瘤多呈广基隆起样，也可为有蒂、平坦甚至凹陷型。胃管状腺瘤常单发，直径通常 <1 cm，80% 的病灶 <2 cm。表面多光滑；胃绒毛状腺瘤直径较大，多为广基，典型者直径 2~4 cm，头端常充血、分叶，并伴有糜烂及浅溃疡等改变。胃绒毛状腺瘤的恶变率较管状腺瘤为高。管状绒毛状腺瘤大多是管状腺瘤生长演进而来，有蒂或亚蒂多见，无蒂较少见，瘤体表面光滑，有许多较绒毛粗大的乳头状突起，可有纵沟呈分叶状，组织学上呈管状腺瘤基础，混有绒毛状腺瘤成分，一般超过息肉成分的 20%，但不到 80%，直径大都在 2 cm 以上，可发生恶变。

2. 增生性息肉　较常见，以胃窦部及胃体下部居多，好发于慢性萎缩性胃炎及毕Ⅱ式术后的残胃背景。组织学上由幽门腺及腺窝上皮的增生而来，由于富含黏液分泌细胞，表面可覆盖黏液条纹及白苔样黏液而酷似糜烂。多为单发且较小（<1 cm），小者多为广基或半球状，表面多明显发红而光滑；大者可为亚蒂或有蒂，头端可见充血、糜烂等改变。有时可为半球形簇状。增生性息肉不是癌前病变，但发生此类病变的胃黏膜常伴有萎缩、肠上皮化生及上皮内瘤变等，且部分增生性息肉患者可在胃内其他部位同时发生胃癌，应予以重视。通常认为增生性息肉癌变率较低，但若息肉直径超过 2 cm 应行内镜下完整切除。

3. 炎性息肉　胃黏膜炎症可呈结节状改变，凸出胃腔表面而呈现息肉状外观。病理学表现为肉芽组织，而未见腺体成分。胃炎性纤维性息肉是少见的胃息肉类型，好发于胃窦，隆起病灶的顶部缺乏上皮黏膜，其本质为伴有明显炎性细胞浸润的纤维组织增生。炎性息肉因不含腺体成分，无癌变风险，临床随诊观察为主。

4. 错构瘤性息肉　临床中错构瘤性息肉可单独存在，也可与黏膜皮肤色素沉着和胃肠道息肉病（波伊茨—耶格综合征、多发性错构瘤综合征）共同存在。单独存在的胃错构瘤性息肉局限于胃底腺区域，无蒂，直径通常小于 5 mm。在波伊茨—耶格综合征中，息肉较大，而且可带蒂或呈分叶状。组织学上，错构瘤性息肉表现为正常成熟的黏膜成分呈不规则生长，黏液细胞增生，腺窝呈囊性扩张，平滑肌纤维束从黏膜肌层向表层呈放射状分割正常胃腺体。

5. 异位性息肉　主要为异位胰腺及异位布路纳（Brunner）腺。异位胰腺常见于胃窦大弯侧，也可见于胃体大弯。多为单发，内镜下表现为一孤立的结节，中央时可见凹陷。组织学上胰腺组织最常见于黏膜下层，深挖活检不易取得阳性结果；有时也可出现在黏膜层或固有肌层，如被平滑肌包围时即成为腺肌瘤。Brunner 腺瘤多见于十二指肠球部，也可见于胃窦，其本质为混合了腺泡、导管、纤维肌束和 Paneth 细胞的增生 Brunner 腺。

（二）临床分类

1. 胃底腺息肉病　较多见，典型者见于接受激素避孕疗法或家族性腺瘤性息肉病（FAP）的患者，非 FAP 患者也可发生但数量较少，多见于中年女性，与 Hp 感染无关。病变由泌酸性黏膜的深层上皮局限性增生形成。内镜下观察，息肉散在发生于胃底腺区域大弯侧，为 3~5 mm，呈亚蒂或广基样，色泽与周围黏膜一致。零星存在的胃底腺息肉没有恶变潜能。需注意在那些 FAP 已经弱化的患者，其胃底腺息肉可发展为上皮内瘤变和胃癌。

2. 家族性腺瘤性息肉病 为遗传性疾病，大多于青年期即发生，息肉多见于结直肠，55%的患者可见胃一十二指肠息肉。90%的胃息肉发生于胃底，为2～8 mm，组织学上绝大多数均为错构瘤性，少数为腺瘤性，后者癌变率较高。

3. 黑斑息肉病 为遗传性消化道多发息肉伴皮肤黏膜沉着病。息肉多见于小肠及直肠，也可见于胃，为错构瘤性，多有蒂。癌变率低。

4. 卡纳达一克朗凯特综合征（CCS） 为弥漫性消化道息肉病，伴皮肤色素沉着、指甲萎缩、脱毛、蛋白丢失性肠病等症状。胃内密集多发直径0.5～1.5 cm的山田Ⅰ型、Ⅱ型无蒂息肉，少数可恶变。激素及营养支持疗法对部分病例有效，但总体临床预后差，多死于恶病质及继发感染。

5. 幼年性息肉病 为常染色体显性遗传病，多见于儿童，息肉病可见于全消化道，多有蒂，直径0.5～5 cm，表面糜烂或浅溃疡，切面呈囊状。镜下特征性表现为囊性扩张的腺体衬有高柱状上皮，黏膜固有层增生伴多种炎性细胞浸润，上皮细胞多发育良好。本病可并发多种先天畸形。

6. 多发性错构瘤综合征 为全身多脏器的化生性与错构瘤性病变，部分为常染色体显性遗传，全身表现多样、性质各异。诊断主要依靠全消化道息肉病、皮肤表面丘疹或口腔黏膜乳头状瘤、肢端角化症或掌角化症等特征表现确立。

二、临床表现

胃息肉可发生于任何年龄，患者大多无明显临床症状，或可表现为上腹饱胀、疼痛、恶心、呕吐、胃灼热等上消化道非特异性症状。疼痛多位于上腹部，为钝痛，一般无规律性。较大的息肉表面常伴有糜烂或溃疡，可引起呕血、黑便及慢性失血性贫血。贲门附近的息肉体积较大时偶尔可产生吞咽困难，而幽门周围较大的息肉可一过性阻塞胃流出道引起幽门梗阻症状。若胃幽门区长蒂息肉脱入十二指肠后发生充血水肿而不能自行复位时，则可能产生胃壁绞窄甚至穿孔，这种情况少见。体格检查通常无阳性发现。

三、诊断

胃息肉较难通过常规问诊及体格检查所诊断。大便隐血试验在1/5～1/4的患者可呈阳性结果。上消化道钡剂造影对直径1 cm以上的息肉诊断阳性率较高，由于该项检查对操作水平要求较高，可因钡剂涂布不佳、体位及时机不当、未服祛泡剂导致气泡过多等原因导致漏诊误诊。内镜与活组织病理学检查相结合是确诊胃息肉最常用的诊断方法。

胃镜直视下可清晰观察息肉的部位、数量、形态、大小、是否带蒂、表面形态及分叶情况、背景黏膜改变等特征。胃镜检查中使用活检钳试探病灶，可感知病变的质地。观察中需注意冲洗掉附着的黏液、泡沫等，适当注气，充分暴露病变。判断息肉是否带蒂时，宜更换观察角度、内镜注气舒展胃壁，反复确认。

内镜观察后应常规对病灶行组织病理学检查。活检取材部位应选择息肉头端高低不平、色泽改变、糜烂处。若存在溃疡，宜取溃疡边缘。需取得足够组织量以便病理制片，并充分考虑到取材偏倚及病灶内异型腺体不均匀分布。约半数息肉中，活检标本与整体切除标本的组织病理学不一致，故内镜完整切除有助于最终明确诊断。鉴于未经活检而直接切除的息肉可存在癌变风险，切除后可用钛夹标记创面，并密切随访病理结果及切端情况。

胃息肉的其他诊断方法包括变焦扩大内镜、超声内镜及胃增强 CT。变焦扩大内镜可将常规内镜图像放大 200 倍，可清晰观察腺管开口及黏膜细微血管形态。胃病变的变焦扩大内镜分型有多种，其与病理学的相关性不如结肠黏膜凹窝分型。超声内镜在鉴别病变的组织学起源方面具有重要作用，应用 30M Hz 的超声微探头可清晰显示胃壁 9 层不同的层次结构。从超声图像判断，胃上皮性息肉病变通常局限于上皮层与黏膜层，固有肌层总是完整连续。增强 CT 检查可发现较大的胃息肉，一定程度上可与胃壁内肿块、腔外压迫及恶性肿瘤相鉴别。

四、鉴别诊断

1. 黏膜下肿瘤　内镜下观察到广基、境界不甚清晰的隆起灶时，需注意与黏膜下肿瘤相鉴别。桥形皱襞（bridging folds），意指胃黏膜皱襞在胃壁肿瘤顶部与周围正常组织之间的牵引改变，呈放射状，走向肿瘤时变细，是黏膜下肿瘤的典型特征。当鉴别存在困难时，宜行超声内镜检查。此外，可试行活组织检查，黏膜下肿瘤几乎不可能被常规活检取得，而仅表现为一些非特异性改变，如黏膜炎症等。少数情况下，需要与胃腔外压迫相鉴别。

2. 恶性肿瘤　0-Ⅰ型、0-Ⅱa 型早期胃癌可表现为息肉样、扁平隆起型改变，但肠型隆起型早期胃癌通常 >1 cm，表面多见凹凸不平、不规则小结节样，糜烂、出血或不规则微血管走行常见，活检钳触碰或内镜注气过程中易出血。弥漫型胃癌极少呈现为 0-Ⅰ型和 0-Ⅱa型。若内镜下观察到病灶周围的蚕食像及皱襞杵状膨大等改变，应高度疑及早期胃癌。全面、准确的病理活检是最佳鉴别方法。胃类癌多为 1 cm 左右的扁平隆起，一般不超过 2 cm，可多发，周围缓坡样隆起，中央可见凹陷伴有发红的薄白苔，深取活检可获阳性结果。

3. 疣状胃炎　疣状胃炎又称隆起糜烂型胃炎，是临床常见病，多发于胃窦及窦体交界处，呈中央脐样凹陷的扁平隆起灶，胃窦黏膜背景可见有增生肥厚呈凹凸结节、萎缩、血管透见、壁内出血等炎症改变。较大的疣状灶需要通过活检鉴别。

五、治疗

采取良好的生活方式，积极治疗原发疾病如慢性萎缩、化生性炎症有助于预防胃息肉的发生。散发的、直径 <5 mm 的胃底腺息肉通常认为是无害的。胃息肉大多可通过内镜切除而痊愈。切除方法包括活检钳咬除、热活检钳摘除、热探头灼除、圈套后电外科切除、氩离子凝固术（APC）、激光及微波烧灼、尼龙圈套扎后圈套切除、黏膜切除术（EMR）、黏膜下剥离术（ESD）等多种。较小的息肉可选择前 3 种方法。圈套切除是较大息肉的最常用方法，并可与黏膜下注射、尼龙圈套扎等其他方法合用，切除后创面可用 APC 或热探头修整。EMR 术适用于 <2 cm 扁平隆起病灶的完整切除，更大的病变完整切除则需要行 ESD 术，术前需于病变底部行黏膜下注射以便抬举病灶，常用的注射液有 0.9%氯化钠溶液、1:10 000肾上腺素、50%葡萄糖注射液、透明质酸钠、Glyceol（10%甘油果糖与 5%果糖的氯化钠溶液）等，上述溶液中常加入色素以便于观察注射效果。有多种操作器械可进行 EMR 和ESD，具体使用因不同操作者喜好而定。需要强调的是若病变疑及胃癌，则需一次性完整切除，较大的病变应展平后固定于软木板上，浸于 10%甲醛溶液中送病理行规范取材、连续切片，尤其是应注意所有切片的切缘情况。若病理学提示病变伴有癌变，则按胃癌根治标准处理。

内镜治疗后应规范服用胃酸抑制药及胃黏膜保护药，并定期随诊。内镜治疗主要并发症为出血、术后病变残余及穿孔。通常切除术后的黏膜缺损能很快愈合，出血通常为暂时性。创面过深、不慎切除肌层、电凝电流过大、时间过长可导致急慢性穿透性损伤而致穿孔。预防性应用尼龙圈及钛夹可减少穿孔风险。切除后当即发生的急性穿孔可试行钛夹夹闭、非手术治疗及密切观察，延迟发生的穿孔几乎均需外科手术治疗。

以下情况可行外科手术：内镜下高度疑及恶性肿瘤；内镜下无法安全、彻底地切除病变；息肉数量过多，恶变风险较高且无法逆转者；创面出血不止，内科治疗无效者；创面穿孔者。外科术式可选择单纯胃部分切除术、胃大部切除术、胃癌根治术、腹腔镜下胃切除术等。

第四章
肾内科疾病

第一节 急性肾小球肾炎

急性肾小球肾炎简称急性肾炎。广义上是指一组病因及发病机制不一，临床上表现为急性起病，以血尿、蛋白尿、水肿、高血压伴有一过性氮质血症和肾功能下降为特点的肾小球疾病，也常称为急性肾炎综合征。急性肾炎综合征常出现于感染之后，以链球菌感染最为常见。此外，偶可见于其他细菌或病原微生物感染之后，如细菌感染（肺炎球菌、脑膜炎奈瑟菌、淋病奈瑟菌、克雷伯杆菌、布鲁杆菌、伤寒沙门菌等），病毒感染（水痘病毒、麻疹病毒、腮腺炎病毒、乙型肝炎病毒、EB病毒、柯萨奇病毒、巨细胞病毒等），立克次体感染（斑疹伤寒），螺旋体感染（梅毒），支原体感染，霉菌病（组织胞浆菌），原虫（疟疾）及寄生虫（旋毛虫、弓形虫）感染等。本节主要介绍链球菌感染后急性肾小球肾炎，临床上绝大多数病例属急性链球菌感染后肾小球肾炎。此外，本症是小儿时期最常见的一种肾小球疾病，发病年龄以3~8岁多见，2岁以下罕见；男女比例约为2∶1。链球菌感染后肾炎多为散发性，但也可呈流行性发病，于学校、团体或家庭中集体发病。近年国内外流行病学资料显示其发病有日益减少的趋势，在发达国家下降趋势尤为显著。

一、临床表现

本病临床表现轻重悬殊，轻者可表现为"亚临床型"，即除实验室检查异常外，并无明显具体临床表现；重者并发高血压脑病、严重急性充血性心力衰竭和（或）急性肾衰竭。

（一）起病情况

患者一般起病前存在前驱感染，常为链球菌所致的上呼吸道感染，如急性化脓性扁桃体炎、咽炎、淋巴结炎、猩红热等，或是皮肤感染如脓疱病、疖肿等。由前驱感染至临床发病有一无症状间歇期，呼吸道感染起病者约10 d（6~14 d），皮肤感染起病者约为20 d（14~28 d）。

（二）主要临床表现

典型临床表现为前驱链球菌感染后，经1~3周无症状间歇期而急性起病，表现为水肿、血尿、高血压及程度不等的肾功能下降。

水肿是最常见的症状，主要由肾小球滤过率减低、水钠潴留引起。水肿并不十分严重，起病初期仅累及眼睑及颜面，晨起较重，部分患者仅表现为体重增加，肢体胀满感；严重水肿可波及全身，少数伴胸腔、腹腔积液。急性肾炎的水肿呈非凹陷性，与肾病综合征的明显凹陷性水肿不同。

半数患者有肉眼血尿，镜下血尿几乎见于所有病例。肉眼血尿时尿色可呈洗肉水样，或烟灰色、棕红色或鲜红色等。血尿颜色差异与尿酸碱度有关；酸性尿呈烟灰色或棕红色，中性或碱性尿呈鲜红色或洗肉水样。严重肉眼血尿时可伴排尿不适甚至排尿困难。通常肉眼血尿1~2周后即转为镜下血尿，少数持续3~4周，也可因感染、劳累而反复出现。镜下血尿持续1~3个月，少数延续半年或更久，但绝大多数可恢复。血尿常伴程度不等的蛋白尿，一般为轻至中度，少数可达肾病水平。

尿量减少并不少见，但发展至少尿或无尿者少见，只有少数患者由少尿发展成为无尿，表明肾实质病变严重，预后不良。恢复期尿量逐渐增加，肾功能恢复。

高血压见于30%~80%的病例，一般为轻或中度增高，为水钠潴留、血容量增加所致。大多于1~2周后随水肿消退而血压恢复正常，若持续不降应考虑慢性肾炎急性发作的可能。血压急剧增高时，可出现高血压脑病，表现为剧烈头痛、恶心、呕吐、复视或一过性失明，严重者突然出现惊厥、昏迷。

部分患者由于水钠潴留，血浆容量增加而出现循环充血及急性心力衰竭。轻者仅有呼吸、心率增快，肝脏增大，严重者可出现呼吸困难、端坐呼吸、颈静脉怒张、咳嗽、咳粉红色泡沫痰、双肺湿性啰音、心脏扩大、奔马律等急性心力衰竭表现。

除上述临床症状外，患者常有乏力、恶心、呕吐、头晕、腰痛及腹痛等，小部分患者可呈无症状的亚临床型表现。

既往病史一般无特殊。可有反复上呼吸道和皮肤黏膜感染病史，部分患者可有风湿热病史。

（三）体格检查

1. 一般情况　急性病表现，可有精神萎靡、乏力，如存在感染则可有中低度发热、血压升高或心率增快，此外需注意神志改变。

2. 皮肤黏膜　部分患者可见皮肤感染灶。水肿常见，常累及眼睑及颜面；肢体水肿常呈非凹陷性。

3. 浅表淋巴结　部分患者可有头颈部浅表淋巴结肿大，为感染和炎症性淋巴结肿大。

4. 头颈部　咽部及扁桃体可有病毒或细菌感染表现，如滤泡增生、黏膜充血、扁桃体肿大及分泌物附着等。注意颅内高压及脑水肿眼底改变。

5. 胸腔、心脏及肺部　少数严重病例可有胸腔积液，并发心力衰竭者可出现相应心脏及肺部表现。

6. 腹部　少数严重病例可有腹腔积液，若并发全心衰竭者可有肝脾肿大。

二、辅助检查

1. 尿液检查　血尿几乎见于所有患者。急性期多为肉眼血尿，后转为镜下血尿。尿沉渣中红细胞形态多为严重变形红细胞，但应用袢利尿药者对变形红细胞形态有一定影响。60%~80%新鲜尿可检测到红细胞管型，是急性肾炎的重要特点。病程早期尿液中还可检测到较多白细胞。尿沉渣尚见肾小管上皮细胞、大量透明和（或）颗粒管型。尿蛋白定性常为（+）~（++），尿蛋白多属非选择性。尿中纤维蛋白原降解产物增多。尿蛋白定量常为轻至中度，少数可达肾病水平。尿常规一般在4~8周内恢复正常。部分患者镜下血尿或少量蛋白尿可持续半年或更长。

2. 血常规　红细胞计数及血红蛋白可稍低，与血容量增大、血液稀释有关。白细胞计数可正常或增高，与原发感染灶是否继续存在有关。红细胞沉降率增快，一般2~3个月内恢复正常。

3. 血液生化及肾功能检查　肾小球滤过率呈不同程度下降，肾血浆流量正常而滤过分数常减少，肾小管重吸收及浓缩功能通常完好。部分患者有短暂的血清尿素氮、肌酐增高，当有肾前性氮质血症时，血尿素氮与血肌酐比值显著增高。部分患者可有高血钾、代谢性酸中毒及轻度稀释性低钠血症。血浆白蛋白一般在正常范围，可因血液稀释而轻度下降，但呈大量蛋白尿者可有低白蛋白血症，并可伴一定程度的高脂血症。

4. 其他血清学检查　疾病早期可有冷球蛋白血症，部分血液循环免疫复合物阳性。血浆纤维蛋白原、纤溶酶增高，尿中纤维蛋白原降解产物增加，提示急性肾炎时肾脏中存在小血管内凝血及纤溶作用，这些检查结果与病情的严重性一致。

5. 血补体测定　90%患者病程早期血中总补体 CH50 及 C_3、C_4 显著下降，其后首先 C_4 开始恢复，继之总补体及 C_3 也于 4 周后上升，6~8 周时血清补体水平基本恢复正常。此规律性变化为本病的典型特征性表现。血补体下降程度与急性肾炎病情轻重无明显相关，但低补体血症持续 8 周以上，则应怀疑系膜毛细血管性肾炎或其他系统性疾病（如红斑狼疮、特发性冷球蛋白血症等）。

6. 病原学及血清学检查　前驱链球菌感染于肾炎起病时大多已经接受抗菌药物治疗，因此发病后从咽部或皮肤感染灶培养出 β 溶血性链球菌的阳性率较低，仅约 30%。链球菌感染后可产生相应抗体，临床上常根据检测血清抗体证实前驱的链球菌感染。如抗链球菌溶血素"O"抗体（ASO），其阳性率达 50%~80%，通常于链球菌感染后 2~3 周出现，3~5周抗体水平达高峰，50%患者半年内恢复正常。判断其临床意义时应注意，抗体水平升高仅表示近期有链球菌感染，与急性肾炎病情严重性无直接相关性；早期经有效抗生素如青霉素治疗者其阳性率减低，皮肤感染患者的抗体阳性率也较低；部分链球菌致肾炎菌株不产生溶血素，故机体也不产生链球菌溶血素"O"抗体；在患者有明显高胆固醇血症时，胆固醇可干扰检验结果而出现假阳性反应。90%皮肤感染患者血清抗 DNA 酶 B 及抗透明质酸酶抗体滴度上升，有较高的诊断意义。此外，在本病患者早期及恢复期，部分患者血清中尚可测得抗胶原Ⅳ及层粘连蛋白抗体以及较高而持久的抗链球菌内物质（ESS）抗体，被认为有一定的诊断意义。近年国外和国内主张采用多种抗链球菌抗体同时检测，可更好地确定近期内是否有过链球菌感染。

7. 肾活检病理　通常典型病例不需行肾穿刺活检术，当出现下列情况时则应进行活检：①不典型表现如重度蛋白尿、显著氮质血症、少尿持续存在，且缺乏链球菌感染的血清学证据。②显著高血压和肉眼血尿并持续超过 2~3 周，或蛋白尿持续 6 个月以上。③持续低补体血症。光镜下典型肾脏病理改变为弥漫性毛细血管内增生性肾炎；肾小球内皮细胞及系膜细胞增生，还可见中性粒细胞浸润；增生显著时毛细血管腔显著狭窄；少数严重病例可见程度不等的新月体形成。电镜下除上述增生浸润性病变外，在肾小球基底膜上皮侧有散在圆顶状电子致密沉积物呈特征性"驼峰"样沉积，4~8 周后大多消散。免疫荧光检查可见 IgG、C_3 于肾小球基底膜及系膜区颗粒状沉积，偶而还可见 IgM 和 IgA。多数患者病理改变逐步消散，少数未顺利恢复者，其增生的内皮细胞和浸润的炎症细胞虽被吸收，但系膜细胞及其基质继续增生，呈系膜增生性肾炎改变并可逐步进展至局灶节段性硬化，临床上相应地呈慢性肾炎表现。

三、诊断

起病前 1~3 周有咽部感染或皮肤感染史，短期内发生血尿、蛋白尿、水肿、少尿或高血压，严重时呈肺淤血或肺水肿，即可诊断为急性肾炎综合征；有关链球菌培养及血清学检查阳性、血清补体水平动态改变等，可协助本病确诊。临床表现不典型者，须多次进行尿液常规检查，根据尿液改变及血清补体典型动态改变做出诊断，必要时行肾穿刺活检病理检查。

进行诊断时需注意几种特殊临床类型的急性肾炎：

1. 亚临床型急性肾炎　大量急性肾炎患者属此型，多发生于与链球菌致肾炎菌株密切接触者，临床上并无水肿、高血压、肉眼血尿等肾炎表现，甚至尿液检查也正常。但血清补体 C_3 降低，6~8 周后恢复正常；链球菌有关血清抗体效价上升。肾活检组织病理学检查有局灶增生性病变或典型弥漫性病变。

2. 肾外症状型急性肾炎　多见于小儿患者。临床上有水肿、高血压，甚至发生高血压脑病、严重心力衰竭等，但尿液检查仅轻微改变或无改变，血清补体水平存在动态变化，早期补体 C_3 降低，6~8 周后恢复正常。

3. 肾病综合征型急性肾炎　约占小儿急性肾炎的 5%，成人中更为常见。临床上患者呈大量蛋白尿、水肿、低白蛋白血症及高脂血症，其恢复过程较典型病例延缓，少数患者临床上呈慢性化倾向。

4. 重症型急性肾炎　少数患者起病后病情迅速恶化，进行性尿量减少及肾功能急骤下降，短期内（数日或数周）可发展至尿毒症。肾脏病理改变呈显著内皮及系膜细胞增生，毛细血管腔严重受压闭塞，常伴有程度不一的新月体形成。此型病例临床表现与原发性急进性肾小球肾炎（RPGN）相似，需予以鉴别。典型血清补体改变、血清免疫学指标提示有链球菌感染以及典型肾脏病理改变均有别于 RPGN。此类患者虽临床病情严重，但其预后均较原发性 RPGN 为佳，经积极治疗（包括透析治疗）渡过急性期后，肾功能及尿量可逐步恢复。

5. 老年性急性肾炎　患者临床表现常不典型。前驱感染症状不明显，皮肤感染较咽部感染多见。起病后血尿、水肿、高血压虽与中青年患者相似，但发生大量蛋白尿、心血管并发症及急性肾衰竭患者较多，疾病早期死亡率较年轻患者高。自开展透析治疗以来，本病老年患者急性肾衰竭经透析治疗后，绝大部分患者仍能完全恢复。

四、鉴别诊断

1. 注意勿漏诊或误诊，对以循环充血、急性心力衰竭、高血压脑病为首发症状或突出表现的患者应及时进行尿液检查并及时诊断。

2. 急性全身性感染发热疾病　见于高热时出现的一过性蛋白尿及镜下血尿，与肾血流量增加、肾小球通透性增加及肾小管上皮细胞浑浊肿胀有关。尿液改变常发生于感染、高热的极期，随着发热消退，尿液检查恢复正常。通常不伴水肿、高血压等肾脏疾病的临床表现。

3. 其他病原体感染后肾小球肾炎　多种病原体感染可引发急性肾炎，临床表现为急性肾炎综合征。如细菌（葡萄球菌、肺炎球菌等）、病毒（流感病毒、EB 病毒、水痘病毒、柯萨奇病毒、腮腺炎病毒、ECHO 病毒、巨细胞包涵体病毒及乙型肝炎病毒等）、肺炎支原体及原虫等。细菌感染如细菌性心内膜炎时，由感染细菌与抗体引起免疫复合物介导肾小球肾炎，临床上可呈急性肾炎综合征表现，也可有血清循环免疫复合物阳性、冷球蛋白血症及低补体血症，但有原发性心脏病及感染性细菌性心内膜炎全身表现可资鉴别，应及时给予治疗。此外，革兰阴性菌败血症、葡萄球菌败血症、梅毒、伤寒等也可引起急性肾炎综合征。病毒感染所引起的急性肾炎，临床过程常较轻，无血清补体水平的动态变化，常有自限倾向，根据病史、病原学、血清学及免疫学特点可加以鉴别。

4. 其他原发性肾小球疾病

（1）系膜毛细血管性肾炎：约40%患者呈典型急性肾炎综合征起病，但常有显著蛋白尿、血清补体 C_3 持续降低，病程呈慢性过程可资鉴别，如急性肾炎病程超过 2 个月仍无减轻或好转，应考虑系膜毛细血管性肾炎，并及时行肾活检以明确诊断。

（2）急进性肾炎：起病与急性肾炎相同，但病情持续进行性恶化，肾功能急剧下降伴少尿或无尿，病死率高。急性肾炎综合征若存在上述临床表现，应及时行肾活检以进行鉴别。

（3）IgA 肾病：多于上呼吸道感染后 1～2 d 内即发生血尿，有时伴蛋白尿，通常不伴水肿和高血压。前驱感染多为非链球菌感染（链球菌培养阴性，ASO 抗体水平不升高），潜伏期短（数小时至数天），血清补体水平正常，约 30%患者血清 IgA 水平可升高，病程易反复发作，鉴别困难时需行肾活检。

（4）原发性肾病综合征：肾炎急性期偶有蛋白尿严重可达肾病水平者，与肾病综合征易于混淆。病史、血清补体检测可加以区别，诊断困难时须依赖肾活检病理检查。

5. 系统性疾病引起的继发性肾脏损害　过敏性紫癜、系统性红斑狼疮、溶血尿毒综合征、血栓性血小板减少性紫癜等可导致继发性肾脏损害，临床表现与本病类似，但原发病症状明显，且伴有其他系统受累的典型临床表现和实验室检查，不难加以鉴别诊断。若临床诊断存在困难，应考虑及时进行肾活检以协助诊断。

6. 慢性肾炎急性发作　患者既往有肾脏病史，于感染后 1～2 d 发病，临床症状迅速出现（多在 1 周内），缺乏间歇期，且常有较重贫血、持续高血压、肾功能损害，有时伴心脏、眼底变化，实验室检查除肾小球功能受损外，可有小管间质功能受损表现如浓缩稀释功能异常等，超声影像学检查提示双肾体积缩小。临床上控制急性症状，贫血、肾功能不能恢复正常。

五、治疗

（一）治疗原则

本病是自限性疾病。临床上主要为对症治疗，以去除感染诱因、防治并发症、保护肾功能并促进肾功能恢复为主要环节。具体为预防和治疗水钠潴留，控制循环血容量，减轻临床症状（水肿、高血压），必要时应用透析治疗以预防和治疗严重并发症（心力衰竭、脑病、急性肾衰竭），防止各种加重肾脏病变的因素，促进肾脏组织学及功能的恢复。

（二）治疗计划

1. 休息　急性起病后建议卧床休息 2～3 周。当急性肾炎患者各种临床表现好转，如水肿消退、血压恢复正常、肉眼血尿消失，患者可恢复适当活动如散步等，但应注意密切随诊。

2. 饮食　应给予富含维生素饮食。有水肿及高血压的患者应注意适当限制钠盐的摄入，食盐每天 2～3 g；有氮质血症者应给予优质蛋白饮食并限制蛋白质摄入量，在尿量增加、氮质血症消除后应尽早恢复正常蛋白质摄入；有少尿、严重水肿、循环充血的患者应严格维持出入液量平衡，必要时适当限制水的摄入；少尿患者需同时限制钾的摄入量；饮食需保证每天的热量需要。

3. 消除感染灶　常选用青霉素，过敏者可改用红霉素、克林霉素或头孢菌素，疗程7～10 d。抗生素的应用可清除感染灶，减轻机体抗原抗体反应，有助于防止致肾炎菌株的扩散。

4. 对症治疗

（1）利尿治疗：经控制水、盐摄入后仍有明显水肿、少尿、高血压及循环充血患者可给予利尿药。一般可给予氢氯噻嗪，每天2～3 mg/kg，分2～3次口服；必要时可予速效袢利尿药，常用呋塞米或依他尼酸（利尿酸）静脉注射，每次1 mg/kg，4～8 h可重复应用。禁用保钾利尿药及渗透性利尿药。

（2）降压治疗：凡经休息、限盐、利尿药治疗而血压仍高者应给予降压药物治疗。可选用钙通道阻滞药，如氨氯地平5 mg，每天1～2次；β受体阻滞药，如阿替洛尔12.5～25 mg，每天2次；α受体阻滞药，如哌唑嗪0.5～2.0 mg，每天3次；血管扩张药如肼屈嗪10～25 mg，每天3次。顽固性高血压患者可选用不同类型降压药物联合应用。血管紧张素转化酶抑制药（ACEI）、血管紧张素Ⅱ受体拮抗药（ARB）需要谨慎使用，特别在肾功能不全，血肌酐>350 μmol/L的非透析治疗患者。

（3）高钾血症的治疗：注意限制饮食中钾的摄入量，应用排钾利尿药均可防止高钾血症的发生。如尿量少导致严重高钾血症时，在应用离子交换树脂口服、葡萄糖胰岛素、钙剂及碳酸氢钠静脉滴注基础上，及时进行腹膜透析或血液透析治疗，以避免致命性心律失常的发生。

（4）高血压脑病的治疗：应尽快将血压降至安全水平。可选用硝普钠静脉滴注，推荐以每分钟15 μg开始，在严密监测血压基础上调整滴速，并需同时监测血硫氰酸浓度以防止药物中毒；其他可选用的静脉应用药物包括硝酸甘油、柳胺苄心定、乌拉地尔等。高血压脑病除降压药物治疗外，通常需联合应用利尿药以协同降压治疗并减轻水钠潴留和脑水肿。此外，还需注意止痉、止惊厥、吸氧等对症治疗。

（5）充血性心力衰竭的治疗：主要由水钠潴留、高血容量及高血压所致，故主要应给予利尿、降压、扩张血管药以减轻心脏前后负荷。洋地黄类药物对于急性肾炎并发心力衰竭的治疗效果不肯定，不作常规应用，必要时可试用，药物使用剂量应参考肾功能情况进行调整。如心力衰竭经药物保守治疗无效者应及时进行透析治疗。

（6）急性肾衰竭及透析治疗：发生急性肾衰竭而有透析指征时，应及时给予透析治疗以帮助患者渡过危险期。由于本病具有自愈倾向，肾功能多可逐渐恢复，一般不需要长期维持性透析治疗。

六、病程观察及处理

（一）病情观察要点

1. 临床症状的观察和记录应特别注意神志、血压、水肿、尿量、心脏和肺部体征以及感染灶的变化。

2. 治疗期间特别注意血清补体变化、尿液常规及细胞学检查、血液电解质、酸碱平衡及肾功能的变化。

3. 注意药物剂量根据肾功能进行相应调整，同时注意药物的不良反应，如降压药物、抗生素等。

（二）疗效评定标准

1. 痊愈　水肿消退，尿常规阴性，肾功能正常，血压正常。

2. 好转　水肿消退，血压正常，肾功能正常，尿常规仍有镜下轻度至中度血尿和（或）微量蛋白尿。

3. 无效　与入院时各项表现无明显改善。

4. 未治　患者未接受治疗。

七、预后

急性链球菌感染后肾炎大多预后良好。绝大部分患者于1~4周内出现尿量增加、水肿消退、血压下降或正常，尿液检查也常随之好转；血清免疫学异常一般28周内恢复正常，病理检查也大部分恢复正常或仅遗留轻度细胞增生性病变；部分患者尿检异常可迁延半年至1年以上才恢复正常。小儿预后优于成人及老年人，老年患者可因急性肾衰竭或心力衰竭死亡。远期随访结果报道不一，多数学者认为本病预后虽好，但有6%~18%患者遗留有程度不一的尿液检查异常及高血压，少数患者转为慢性，所以应加强随访。老年、持续性高血压、大量蛋白尿或肾脏病理组织增生病变严重，或伴新月体形成者预后较差。

检查项目与周期对于未痊愈患者，应定期每1~2周复查血压、水肿消退及尿量情况，根据实际每2~4周进行尿液常规及细胞学、血液电解质、酸碱平衡及肾功能检查，必要时可复查血清免疫学指标及24 h尿蛋白定量。

第二节　急进性肾小球肾炎

急进性肾小球肾炎（简称急进性肾炎）是以急性肾炎综合征、肾功能恶化、早期出现少尿性急性肾衰竭为特征，病理呈新月体肾小球肾炎表现的一组疾病。因此，急进性肾小球肾炎也被称为新月体肾炎。肾活检显示新月体形成的肾小球数目占全部肾小球数目的50%以上，临床表现为血尿、蛋白尿、少尿和肾功能急剧恶化。

一、病因

急进性肾小球肾炎是一组由多种原因所致的疾病，主要包括3种情况：①原发性急进性肾小球肾炎。②继发于全身性疾病的急进性肾炎（如狼疮性肾炎）。③继发于原发性肾小球肾炎，即在其他类型肾小球肾炎基础上发生病理类型转变，如膜性肾病、IgA肾病等。

二、免疫病理分型

急进性肾炎根据免疫病理可分为3型，其病因和发病机制各不相同。

1. Ⅰ型又称抗肾小球基底膜（GBM）型肾小球肾炎　抗GBM肾炎比较少见，占急进性肾炎的10%~20%，患者血中有抗GBM抗体。抗GBM病包括两种情况，即损害单纯局限于肾脏的抗 GBM 肾炎和同时累及肺脏的 Goodpasture 综合征,后者同时伴有肺出血。抗 GBM 病通常见于两个年龄段,即20～30 岁和 60～70 岁。20～30 岁年龄段以男性常见,肺出血发生率较高;60～70 岁年龄段以女性常见,肺出血发生率低。

2. Ⅱ型又称为免疫复合物型急进性肾炎　大多数免疫复合物型急进性肾炎继发于免疫复合物型肾炎,少数为原发性免疫复合物型急进性肾炎。本型是我国最常见的急进性新月体肾炎,主要见于青少年。血中可检测到免疫复合物,血清补体 C_3 可降低。总体来说,本型的临床和病理改变比抗 GBM 型及非免疫复合物型要稍轻。

3. Ⅲ型为非免疫复合物型急进性肾炎　又称寡免疫型急进性肾炎。非免疫复合物型肾小球肾炎主要见于中老年人,以西方国家多见。近年来,由于对血管炎认识的提高或其他原因,在国内本病逐渐多见。大约有 1/3 的患者仅有肾脏病变,另外 2/3 继发于全身血管炎改变,前者为狭义的非免疫复合物型肾炎。

急进性肾小球肾炎进展很快,如不及时诊断和治疗,患者很快进入不可逆转的终末期肾衰竭。临床医生应该提高对本病的认识,做到早期诊断和治疗,以挽救肾功能。

三、临床表现

(一) 起病情况

急进性肾炎可有呼吸道前驱感染,起病多较急,病情急骤进展。继发于全身性疾病或在其他原发性肾小球疾病基础上发生的急进性肾炎起病时可有原发病的表现,如继发于系统性红斑狼疮者可有发热、皮疹、关节痛等。

(二) 主要临床表现

急进性肾炎主要表现为血尿、蛋白尿等肾炎综合征,但突出的表现是肾功能急剧恶化和进行性少尿或无尿,并很快发展为肾衰竭。血尿是必有的,一般肉眼血尿比较常见。但蛋白尿呈轻至中度,一般不表现为肾病综合征,这是由于肾功能急骤恶化,肾小球滤过率下降,尿蛋白排泄也相应减少。继发于原发性肾小球肾炎者可在肾病综合征的基础上出现上述表现。可伴有高血压、贫血等。贫血的发生与肾衰竭时肾脏促红细胞生成素合成减少有关,也可能与基础疾病有关,如系统性红斑狼疮。肺出血肾炎综合征 (Goodpasture syndrome) 和继发于全身血管炎的患者可有咯血、气促和肺出血等肾外表现,肺出血严重者加重贫血,继发于全身性疾病如系统性红斑狼疮等还有原发病的表现。

肺出血可以比较轻微,但多数严重,死亡率高。肺出血多见于吸烟者,还可能与吸入碳氢化合物或上呼吸道感染有关。推测这些因素使肺毛细血管基底膜的抗原暴露,被抗 GBM 抗体识别而诱发免疫反应。

继发于全身血管炎的患者有血管炎的肾外表现,受累的器官包括肺、上呼吸道、鼻窦、耳、眼、消化道、皮肤、周围神经、关节和中枢神经系统等。即使没有特定器官受累的表现,也常有发热、乏力、纳差、肌痛和关节痛等。有时在疾病早期并没有肾外表现,疾病发展过程中才出现肾外表现,应引起注意。肺部受累时可有肺出血,肺出血可以是致命的,是决定患者生存的重要指标。

(三) 既往病史

抗 GBM 肾炎可有上呼吸道前驱感染史以及吸烟、吸入碳氢化合物等病史。继发于免疫复合物型肾炎的免疫复合物型急进性肾炎可有基础肾小球肾炎病史，如膜性肾病、IgA 肾病等。继发于全身性疾病的急进性肾炎可有原发病病史，如系统性红斑狼疮、血管炎等。

（四）体格检查

1. 一般情况　精神萎靡，急性起病面容。

2. 皮肤、黏膜　伴有贫血者呈不同程度贫血貌（面色、口唇、睑结膜、甲床等苍白）；全身皮肤黏膜可有皮损表现，如系统性红斑狼疮可见蝶形红斑、盘状红斑、网状青斑等，继发于过敏性紫癜者可见对称性的紫癜。

3. 血压　血压可有不同程度升高。

4. 其他　严重少尿、高血压、肾功能减退者可伴发充血性心力衰竭、水肿、水钠潴留及酸碱平衡失调等症状和体征。对于继发于血管炎者，体检时应注意有无系统性血管炎的表现。由于血管炎变化多端，可有多器官系统的损害，因而体检时应注意有无相应器官受损的表现，例如眼结膜充血、听力下降、肢端感觉异常等，甚至可有颅内压升高的表现。

四、辅助检查

1. 血常规　伴有贫血者可有红细胞计数下降、血红蛋白下降，呈正细胞正色素性贫血。继发于血管炎的患者常伴有白细胞数增多和中性粒细胞比例增加，血小板可增多。

2. 尿常规　几乎都有血尿和蛋白尿。血尿多为肾小球源性，尿沉渣镜检可见大量畸形红细胞和红细胞管型、上皮细胞管型和颗粒管型等；尿蛋白呈轻至中度；尿相对密度一般不降低。

3. 血生化　血尿素氮及血肌酐进行性升高。有时血清钾也升高，可能伴有酸中毒，可以表现为阴离子间隙（AG）增大，血 HCO_3^- 浓度下降，CO_2 结合力下降，肾衰竭者常有低钙血症和高磷血症。

4. 胸部 X 线　继发于血管炎者肺部可见片状阴影，容易误诊为肺炎，严重者可以有肺部团块状阴影，甚至可有空洞，容易误诊为肺癌或肺结核，抗 GBM 肾炎或微血管炎出现肺出血者可表现为大片的肺实变阴影，慢性血管炎可见肺间质纤维化。

5. 双肾脏 B 超　B 超常显示双肾增大，肾脏偏小常不支持急进性肾炎的诊断，提示慢性肾炎加重的可能性较大。

6. 血清抗中性粒细胞胞浆抗体（ANCA）　包括 PR3 和 MPO 抗原（PR3-ANCA 和 MPO-ANCA），详见 ANCA 相关血管炎肾损害。

7. 血清抗肾小球基底膜抗体（抗 GBM 抗体）　血清抗 GBM 抗体的滴度和疾病严重程度呈正相关。

8. 怀疑为系统性红斑狼疮者需检测抗核抗体（ANA）、抗双链 DNA（dsDNA）和血补体 C_3。C_3 的降低提示继发于感染后肾小球肾炎、狼疮性肾炎、系膜毛细血管性肾炎或冷球蛋白血症的肾损害。

9. 动脉血气分析（ABG）　有急性呼吸窘迫综合征者应进行 ABG，表现为 PaO_2 和 $PaCO_2$ 降低。

10. 肾活检　需尽快进行

（1）光镜：正常肾小球囊壁层上皮细胞是单层细胞，在病理情况下，壁层上皮细胞增生使细胞增多（多于 3 层）而形成新月体。急进性肾小球肾炎的病理特征是广泛新月体形成。急进性肾炎的新月体体积较大，常累及肾小球囊腔的 50% 以上，而且比较广泛，通常 50% 以上的肾小球有新月体。新月体形成是肾小球毛细血管袢严重损害的结果，故在与新月体相邻的肾小球毛细血管袢常可见有袢坏死。不同亚型急进性肾炎的新月体略有不同。

抗基底膜肾小球肾炎的新月体比较一致，在疾病的较早期阶段，所有新月体均为细胞性新月体；在稍晚的阶段，细胞性新月体转化为细胞纤维性新月体。本病进展相当快，起病 4 周后肾活检即可见到纤维性新月体和肾小球硬化。与新月体相邻的肾小球毛细血管袢常有纤维素样坏死，但也可见到正常或基本正常的肾小球。呈"全或无"现象，即有新月体形成的肾小球病变相当严重而没有受累的肾小球可基本正常。肾小球基底膜染色（PAS 染色或六胺银染色）可见肾小球基底膜完整性破坏和肾小球囊基底膜断裂。严重者可有全球性肾小球毛细血管袢坏死、环形新月体形成和肾小球囊基底膜的广泛断裂及消失。肾小管损害和肾小球疾病相一致，在肾小球损害明显处有严重的肾小管间质损害，可有小管炎；肾间质有大量炎症细胞浸润，甚至可见多核巨细胞形成。如果有动脉或小动脉坏死性炎症，则提示可能同时并发有血管炎（也称为 Ⅳ 型急进性肾炎）。

免疫复合物型急进性肾炎的新月体数目没有抗 GBM 肾炎多，新月体体积也比较小。与新月体相邻的肾小球毛细血管袢可见有核碎裂等坏死现象，但纤维素样坏死少见，肾小球囊基底膜破坏、断裂比较少见，肾小球周围和肾小管间质损害也比较轻。与抗 GBM 肾炎不同，前者呈"全或无"现象，而免疫复合物型没有新月体的肾小球一般也有系膜增生、基底膜增厚或内皮细胞增生等病变，病变特征主要取决于基础疾病，如膜性肾病有基底膜的弥漫增厚。

非免疫复合物型急进性肾炎的光镜表现和抗 GBM 肾炎相似，肾小球毛细血管袢纤维素样坏死比较常见，伴有广泛大新月体形成，肾小球囊基底膜断裂和肾小球周围严重的肾小管间质炎症与抗 GBM 肾炎相似。未受累及的肾小球可以比较正常。肾小球和肾小管间质浸润的炎症细胞包括各种细胞成分，有中性粒细胞、嗜酸性粒细胞、淋巴细胞、单核巨噬细胞，甚至可见到多核巨细胞，呈肉芽肿样改变。本型可仅限于肾脏（称为原发性非免疫复合物型急进性肾炎），也可继发于全身性血管炎如显微型多血管炎（MPA）、韦氏肉芽肿病（WG）或变应性肉芽肿性血管炎［又称许尔斯特劳斯综合征（Churg-Strauss syndrome, CSS)]。两者肾脏病变基本相同，但继发于全身性血管炎尚有肾外病变。如果在肾脏发现有小血管炎表现，常提示继发于全身性血管炎肾损害。由于血管炎的病程可呈发作—缓解交替的慢性过程，所以肾活检时可见到有新鲜的活动病变，如纤维素样坏死和细胞性新月体，也可见到慢性病变，如纤维性新月体、肾小球硬化性和肾间质纤维化。这一点和抗 GBM 肾炎不同，后者病变步调比较一致。

总体来说，免疫复合物型急进性肾炎（特别是继发于其他肾小球疾病者）的病理改变比较轻，新月体数目比较少，体积也较小，新月体中巨噬细胞和上皮细胞的比例较低；而抗肾小球基底膜型和非免疫复合物型则病理改变较重，新月体多而大，新月体中巨噬细胞和上皮细胞的比例较高。

（2）免疫荧光：免疫病理是区别 3 种急进性肾炎的主要依据。IgG 沿肾小球毛细血管基底膜呈细线状沉积是抗 GBM 肾炎的最特征性表现。几乎所有肾小球 IgG 染色呈中度阳性到强阳性，其他免疫球蛋白一般阴性。有报道 IgA 型抗 GBM 肾炎，主要表现为 IgA 沿基底膜线状沉积。如果 λ 链也呈线状沉积，则提示重链沉积病。本型可见 C_3 沿基底膜呈连续或不连续的线状或细颗粒状沉积，但 C_3 只有 2/3 的患者阳性。有时可见 IgG 沿肾小管基底膜沉积。在糖尿病肾病，有时可见 IgG 沿基底膜呈线状沉积，但两者的临床表现和光镜特点容易鉴别，糖尿病肾病的 IgG 沉积是由于小血管通透性增加导致血浆蛋白（包括 IgG 和白蛋白）渗出的非特异性沉积，因而前者白蛋白染色阳性。

免疫复合物型急进性肾炎的免疫荧光主要表现为 IgG 和 C_3 呈粗颗粒状沉积。由于该型可继发于各种免疫复合物肾炎，因此，继发于免疫复合物肾炎的急进性肾炎同时还有原发病的免疫荧光表现。如继发于 IgA 肾病者，主要表现为系膜区 IgA 沉积；继发于感染后肾小球肾炎的急进性肾炎表现为粗大颗粒或团块状的沉积；继发于膜性肾病者可见 IgG 沿毛细血管细颗粒状沉积。膜性肾病可并发抗 GBM 肾炎，这时 IgG 沿毛细血管基底膜呈细线状沉积在细颗粒状沉积的下面。

顾名思义，非免疫复合物型急进性肾炎肾脏免疫荧光染色一般呈阴性或微弱阳性，偶尔可见散在 IgM 和 C_3 沉积。在新月体或血栓处可见有纤维蛋白原染色阳性。有学者报道新月体肾炎肾小球免疫球蛋白沉积越少，其血清 ANCA 阳性机会越大。

（3）电镜：急进性肾炎的电镜表现与其光镜和免疫病理相对应。抗 GBM 肾炎和非免疫复合物型急进性肾炎电镜下没有电子致密物（免疫复合物）沉积。可见到毛细血管基底膜和肾小球囊基底膜断裂，伴中性粒细胞和单核细胞浸润。而免疫复合物型急进性肾炎的电镜特征是可见有多量电子致密物沉积，沉积部位取决于原发性肾小球肾炎的类型，可见于系膜区、上皮下或内皮下。有时也可见毛细血管和肾小球囊基底膜断裂缺口，但比其他亚型少见。

11. 其他可能器官受累的表现（如眼、耳、鼻、口腔、喉、肺或神经系统），请相应专科会诊，必要时考虑做相应部位的组织活检。

五、诊断

对于临床上呈急性肾炎综合征表现的患者，如果出现明显的血尿，并有少尿或无尿、快速进展的肾功能不全，应警惕急进性肾炎的可能。在排除了肾后性梗阻等因素后，应及时行肾活检确诊。同时检查血抗 GBM 抗体、p-ANCA（MPO-ANCA）和 c-PCNA（PR3-ANCA）。免疫荧光对进一步分型有重要作用，如果不能及时获得抗 GBM 抗体的检测结果，可根据免疫荧光 IgG 沿基底膜呈线状沉积初步诊断为抗基底膜肾炎，及时给予血浆置换，以免延误治疗时机。

六、鉴别诊断

1. 引起少尿性急性肾衰竭的非肾小球疾病

（1）急性肾小管坏死：常有明确的肾缺血（如休克、脱水）或肾毒性药物（如肾毒性抗生素）或肾小管堵塞（如异型输血）等诱因，临床上以肾小管损伤为主（尿钠增加、低相对密度尿 <1.010 及低渗透压尿），尿沉渣镜检可见大量肾小管上皮细胞，一般无急性肾炎综合征表现，血尿不明显，蛋白尿也很轻微，除非是肾结石、肿瘤等尿路梗阻所导致的肾后性梗阻性急性肾衰竭，否则几乎不出现肉眼血尿。

（2）急性过敏性间质性肾炎：常有明确的用药史及药物过敏反应（低热、皮疹），血及尿嗜酸性粒细胞增加等，可资鉴别。药物过敏所致的急性间质性肾炎血尿不明显，但个别严重的急性间质肾炎可有血管炎的表现，表现为血尿，但蛋白尿的量很少。必要时依靠肾活检确诊。

（3）梗阻性肾病：患者常突发或急骤出现无尿，但无急性肾炎综合征表现，B超、CT、磁共振、膀胱镜检查或逆行尿路造影可证实尿路梗阻的存在。顺便指出，正常人即使单侧输尿管梗阻也不致血肌酐升高，只有双侧输尿管梗阻才导致肾衰竭。

2. 引起急性肾炎综合征表现的其他肾小球疾病

（1）继发性急进性肾炎：肺出血肾炎综合征、系统性红斑狼疮、过敏性紫癜肾炎均可引起新月体肾小球肾炎，依据系统受累的临床表现和实验室特异检查，鉴别诊断一般不难。

（2）原发性肾小球疾病：有的病理改变中肾小球并无新月体形成，但病变较重和（或）持续，临床上呈急性肾炎综合征，如重症毛细血管内增生性肾小球肾炎或重症系膜毛细血管性肾小球肾炎等。临床上鉴别较为困难，常需做肾活检以协助诊断。

七、治疗

（一）治疗原则

1. 尽早明确诊断，一旦确诊或高度疑似，应给予积极治疗。由于急进性肾炎进展十分迅速，延迟治疗将导致肾小球功能永久性的损害，因此，对本病急性期应强调早期积极治疗。

2. 根据免疫病理分型，制定合理的治疗方案，由于各亚型急进性肾炎的发病机制不同，因此应针对各种亚型选用不同的治疗方案。

3. 在治疗过程中，应密切观察疗效，及时改进治疗方案。

4. 注意药物不良反应 由于治疗急进性肾小球肾炎的治疗方案所选用的药物毒性较大，而且短期内使用的剂量也较大，肾功能不全时又使肾脏对药物的排泄减少，易致严重的不良反应，应特别注意防治。

5. 合理支持治疗 由于本病常并发肾衰竭，导致高钾血症、严重酸中毒、急性左心衰等并发症，常需给予透析治疗，帮助患者度过危险期。

（二）治疗计划

1. 一般治疗 急性期应卧床休息，待肉眼血尿消失、水肿消退及血压恢复正常后逐步增加活动量。水肿、高血压患者，给予无盐或低盐饮食。不建议患者进食代盐，后者常为钾盐，可加重肾衰竭的高钾血症。氮质血症时应限制蛋白质摄入，并以优质动物蛋白为主，尽量减少植物蛋白，既保证营养，又减轻肾脏的负担，改善氮质血症。对于严格控制蛋白摄入者，可补充 α 酮酸预防营养不良，并保证有足够的热量。饮食中应含丰富的维生素。明显少尿的急性肾衰竭患者需限制液体摄入量，若有透析支持者，则对液体摄入的限制可适当放宽。尿少时还应注意避免摄入过多含钾的食物，如柑、橙、香蕉、冬菇、木耳等，避免进食杨桃，后者可使肾衰竭患者出现神经系统损害，甚至昏迷。

2. 对症治疗

（1）利尿消肿：因钠水潴留不仅可以引起水肿、高血压，还可以引起循环负荷过重、心力衰竭等，使用利尿药可以防止并发症的发生。经限制钠、水摄入量后，仍有水肿、高血压，应加用利尿药。常用的利尿药有噻嗪类，但当肾小球滤过率 <25 mL/（min·1.73m^2）时，需要使用强有力的袢利尿药如呋塞米（速尿）等。呋塞米可以口服或静脉注射，30 min

起效，作用仅 4~6 h，必要时每天可用 2~3 次，有时需 400~1000 mg/d，应注意大剂量呋塞米对听力的不良反应。还可以加用血管解痉药，如小剂量多巴胺，以加强利尿效果。一般不使用渗透性利尿药、汞利尿药和保钾利尿药。

（2）降压：若经休息、限盐、利尿，血压仍不能恢复者，应进行降压治疗。必要时采用钙通道阻滞药、α 受体阻滞药控制血压。存在高肾素时，可以使用 ACEI 和 ARB 类药物。但此类药物可减少肾小球滤过率，加重肾功能不全和高钾血症，对于没有透析支持的患者需密切观察。由于本病患者常有尿少，不推荐使用硫酸镁降压。有高血压脑病时，应紧急静脉用药降压：如硝普钠，成人剂量 50 mg 加入 5% 葡萄糖注射液中缓慢滴注或用输液泵持续注射，按血压调整滴速。硝普钠降压迅速，用药后数十秒即起作用，维持时间短，停药 3~5 min 作用即消失。不良反应有低血压、恶心、呕吐、面红、抽搐、出汗等。由于硫氰酸盐通过肾脏排泄，急进性肾炎时肾功能下降，容易导致硫氰酸盐浓度过高，不宜久用。在没有透析支持的情况下，一般使用不超过 1~2 d；如有透析支持则可比较安全使用。改用硝酸甘油滴注可以避免硫氰酸盐蓄积。

（3）充血性心力衰竭的治疗：本病水钠潴留是由于循环血容量增多造成，并非真正的心肌收缩力下降，因此治疗上应限钠、利尿、降压以减轻心脏负荷，纠正水钠潴留，一般不采用增强心肌收缩力的洋地黄类药物。必要时可采用酚妥拉明、硝酸甘油或硝普钠以减轻心脏负荷，经保守治疗仍不能控制病情，尽早采用血液滤过脱水治疗。

3. 诱导缓解

（1）血浆置换：血浆置换能迅速清除血中抗 GBM 抗体，减少肾小球抗原抗体反应，适合于抗 GBM 型（Ⅰ型）急进性肾炎。需配合糖皮质激素和细胞毒药物，早期应用，效果良好。Levy 等报道 71 例抗基底膜病，其平均年龄为 40 岁（17~76 岁），其中 55% 需透析治疗，18% 血肌酐 >500 μmol/L，62% 有肺出血。经过血浆置换加上糖皮质激素和细胞毒药物治疗后，1 年肾存活率 >53%。血肌酐 <500 μmol/L 者肾存活率为 93%，血肌酐 >500 μmol/L 但无需透析支持者为 82%，需要透析支持者只有 8%。长期随访资料表明，治疗时血肌酐 <500 μmol/L 者，10 年肾存活率达 80%；血肌酐 ≥500 μmol/L 而无需透析支持者为 60%。这说明抗 GBM 病早期给予血浆置换加上糖皮质激素和细胞毒药物具有良好效果。大约有 1/3 的抗 GBM 病同时伴有 ANCA 阳性，但这些患者的临床表现和对血浆置换加免疫抑制药的治疗反应相似。因此，无论抗 GBM 病患者 ANCA 是否阳性，早期治疗是一样的。但在疾病缓解后的维持治疗阶段，则可能有所不同。因为抗 GBM 病一经治疗，抗 GBM 抗体转阴后，一般不再复发，故无需维持治疗。而血管炎则容易复发，故对于伴有抗 GBM 抗体阳性的患者，仍需监测 ANCA 滴度，来决定维持治疗方案。

血浆置换的剂量是每天 2~4 L 或 60 mL/kg（最多每天 4 L），每天置换 1 次，直至抗 GBM 抗体转阴。如没有抗 GBM 抗体检测，一般需置换 14 d。置换时用 5% 人血清白蛋白作为置换液。对有出血倾向和肺出血者，置换后补充新鲜冰冻血浆，以补充凝血因子。因患者同时使用较强的免疫抑制药，必要时可适当补充丙种球蛋白预防感染。对于免疫复合物型（Ⅱ型）急进性肾炎一般不用血浆置换，但继发于系统性红斑狼疮和冷球蛋白血症的新月体肾炎例外。血浆置换可以去除血中的自身抗体或抗原抗体复合物，有助于狼疮肾炎和冷球蛋白血症的治疗。新近研究表明，对于非免疫复合物型（Ⅲ型）急进性肾炎，无论是局限于肾脏还是继发于全身性血管炎的新月体肾炎，使用血浆置换具有较好的疗效，特别是对于已经需要透析支持者。有肺出血的危险者，血浆置换可能有帮助。

（2）糖皮质激素：无论是哪一型的急进性肾炎，都需用糖皮质激素的治疗，而且需要大剂量冲击治疗。一般采用甲泼尼龙7.0 mg/（kg·d）（大约0.5 g/d），静脉滴注，每天1次，连续3 d，然后给予泼尼松龙1.0 mg/（kg·d）口服，8周后逐渐减量，每周减5 mg至逐渐停用，总疗程大约半年。免疫复合物型急进性肾炎对强化免疫抑制治疗的反应不如抗GBM肾炎或非免疫复合物型急进性肾炎有效，故糖皮质激素的用量可能需要较大，如甲泼尼龙1.0 g静脉滴注，连续3 d。如病情需要，3周后可重复一个疗程的冲击治疗。本型糖皮质激素的疗程也可能需要较长，如1～1.5年。抗GBM肾炎经治疗后抗GBM抗体较快转阴，而且很少复发，故一般免疫抑制药治疗无需太长（半年以内），也无需维持治疗。而免疫复合物型急进性肾炎多继发于其他免疫复合物肾炎，故疗程取决于基础疾病，如系统性红斑狼疮则可能须终身免疫抑制药维持治疗。非免疫复合物型急进性肾炎的治疗基本上同ANCA相关血管炎，具体疗程需根据血管炎控制情况而定，检测ANCA抗体的滴度有助于决定治疗方案。由于血管炎不同于抗GBM病，前者容易复发，故通常免疫抑制药的疗程需要较长。由于糖皮质激素使用的剂量较大，患者病情较重（如肾衰竭），故容易出现感染、高血压和高血糖等不良反应，应注意及时发现和防治。

（3）细胞毒药物：无论是哪一型的急进性肾炎一般都需要合用细胞毒药物。常用环磷酰胺，可以口服或静脉注射，口服剂量1.5～2.0 mg/（kg·d）。静脉注射有多种方法，例如可采用0.5 g/m^{2}的剂量，加入100 mL生理盐水静脉注射，每月1次，根据病情可将剂量增加至1.0 g/m^2；也可以采用15 mg/kg的剂量，加入100 mL生理盐水静脉注射，每2周1次；还可以用0.2 g，加入40 mL生理盐水静脉注射，隔天1次。采用隔天口服或静脉注射的方式，环磷酰胺的累计剂量增加较快，不良反应也可能比较大。应每2周检查1次血常规，如血白细胞计数$< 3.0 \times 10^9/L$或中性粒细胞绝对计数$< 1.5 \times 10^9/L$，则应暂时停药观察。有时使用每月1次的治疗方案不容易控制疾病的活动，则可改用每2周1次或隔天1次的方法。环磷酰胺的总疗程一般需3～6个月，需根据病情如ANCA的滴度来决定疗程长短。一般认为1年内环磷酰胺治疗总量以控制在150 mg/kg为宜。如环磷酰胺已经用足量而病情尚未完全控制，可考虑用硫唑嘌呤口服维持，剂量为每天2.0 mg/kg。硫唑嘌呤用于诱导ANCA相关血管炎缓解疗效不如环磷酰胺，但用于维持治疗疗效与环磷酰胺相似，而不良反应可能比环磷酰胺轻，适合于维持治疗。如白细胞计数偏低不能使用环磷酰胺或硫唑嘌呤，可采用霉酚酸酯（MMF），剂量为0.25～0.75 g，每天2次。MMF起效较慢，用于诱导缓解的疗效一般认为不如环磷酰胺快，故多用于维持治疗。MMF的优点是骨髓抑制和性腺抑制的不良反应较小，缺点是价格昂贵。近年来，有学者发现MMF有时也可出现严重的粒细胞减少，其机制不明。MMF在肾功能不全患者的毒性较大，主要为贫血和白细胞减少，这时需要减少剂量甚至停用。有学者注意到，先前使用了有骨髓抑制不良反应的药物又使用MMF，可能易出现白细胞减少，故应注意监测血常规。环磷酰胺除有骨髓抑制和性腺抑制的不良反应外，还可见脱发、出血性膀胱炎、肝损害和感染等，还可能有致畸和致肿瘤作用。抗基底膜病一旦经过治疗，复发罕见，故细胞毒药物疗程一般无需太长，而且也无需维持性治疗。而免疫复合物型急进性肾炎的治疗则取决于基础疾病。对于原发性免疫复合物型急进性肾炎，细胞毒药物剂量常需偏大，而且疗效不如抗基底膜病或ANCA相关性血管炎；对于非免疫复合物型急进性肾炎，细胞毒药物的剂量取决于血管炎控制的效果，可以借助

ANCA 等指标来指导用药。血肌酐的高低不是决定是否使用免疫抑制药治疗的唯一因素，肾脏病理改变具有重要参考价值。如果血肌酐高而肾脏病理改变主要为活动性病变（毛细血管袢坏死、细胞性新月体、肾小管炎和肾小血管炎），则免疫抑制药仍可能逆转肾功能；如果血肌酐升高而肾脏病理改变以慢性病变（肾小球硬化、纤维性新月体、肾小管萎缩和肾间质纤维化）为主，免疫抑制药可能弊大于利。如果 B 超检查双肾不是增大而是缩小，则已进入终末期肾衰竭，过度治疗已无意义。ANCA 阳性的抗基底膜肾炎对免疫抑制药反应可能优于 ANCA 阴性者，即使血肌酐已经明显升高，使用环磷酰胺等免疫抑制药可能仍有效。

4. 支持治疗　对于已有肾衰竭的患者应及时给予透析支持。急性肾衰竭达到透析指征者应尽早透析治疗，经血浆置换和（或）免疫抑制药治疗后患者可能脱离透析。慢性肾衰竭患者只能维持性透析治疗。经过治疗缓解或好转的患者，常遗留有不同程度的肾损害或肾功能不全。这时应注意保护残存的肾功能，如使用 ACEI 或 ARB，防止肾小球过度滤过和减少尿蛋白，保护肾功能；同时应注意控制血压和避免使用肾毒性的药物。终末期肾衰竭患者可考虑肾移植，但移植一般应在病情控制半年到 1 年左右进行。抗 GBM 肾炎需在抗 GBM 抗体阴转后方能移植，否则非常容易复发。如果在抗 GBM 抗体阴转后移植一般罕见复发。非免疫复合物型急进性肾炎肾移植后较容易复发。继发于全身性血管炎的新月体肾炎肾移植后复发率约为 20%，而局限于肾脏的原发性非免疫复合物型新月体肾炎复发率稍低一些。与抗 GBM 病不同，肾移植时血清 ANCA 阳性似乎不增加复发危险，但一般肾移植仍需在发病或最近一次复发 6 个月后进行，而且在疾病的缓解期进行。免疫复合物型新月体肾炎肾移植后复发的情况取决于基础疾病，原发性免疫复合物型肾炎肾移植复发率的资料不详。

5. 维持治疗、防止复发

（1）药物治疗。

1）硫唑嘌呤：1.0 ~ 1.5 mg/（kg·d）口服，合用小剂量糖皮质激素（泼尼松：7.5 ~ 10 mg/d）。

2）吗替麦考酚酯（MMF）：1.0 ~ 2.0 g/d，分两次服用作为维持治疗，并合用小剂量糖皮质激素（泼尼松：7.5 ~ 10 mg/d）。

（2）监测随访。

1）每月查血常规和肝功能一次，如果血白细胞计数 $< 3.0 \times 10^9/L$，中性粒细胞绝对计数 $< 1.5 \times 10^9/L$ 或出现肝损害时需停药观察并给予对症处理。

2）停用免疫抑制药后需定期随访（每 3 ~ 6 个月 1 次），检测抗 GBM 抗体或 ANCA 并结合其他临床或病理指标判断是否有复发，并及时防治复发。

6. 防治并发症

（1）肺部感染：由于急进性肾小球肾炎病情进展迅速，常需使用大剂量免疫抑制药冲击治疗，患者常因免疫力低下发生肺部感染，加速病情进展。一旦发现，应积极治疗。主要为细菌感染，但也可表现为肺念珠菌病，包括念珠菌支气管肺炎和念珠菌肺炎。此外，还需要注意肺部病毒感染，最为严重者是巨细胞病毒（CMV）肺炎，肺部症状多与其他非细菌性肺炎相似，但呼吸困难可能较明显，有发绀及三凹征等。听诊多无异常，与肺部 X 线改变不平行。X 线胸片可见广泛的条索状纹理增粗和小叶性炎症浸润灶，呈网点状阴影。本病缺乏独特的临床表现，从临床标本中分离出 CMV 病毒或其特异性抗体（呈 4 倍以上增加或持续抗体滴度升高）有助于确诊。出现 CMV 感染，会对患者的生命造成严重威胁。因此，应积极预防 CMV 肺炎，避免过度使用免疫抑制药。

（2）肺出血肾炎综合征和继发于全身血管炎的患者可有肺出血的表现：肺出血可比较轻微，但多数病情严重，甚至是致命的，是决定患者生存的重要指标。临床上要予以足够的重视。对于老年人和有吸烟、吸入碳氢化合物史及有血管炎病史的急进性肾小球肾炎的患者若出现咳嗽、咳血丝痰应首先考虑是否并发有肺出血。此时应立即行胸部 X 线摄片，卧床患者行床边 X 线摄片。出现肺出血者 X 线片可表现为大片的肺实质阴影。肺出血早期，X 线片可以没有明显变化，肺出血患者病情进展极为迅速，往往等 X 线片出现明显改变时，病情已不易控制。因此，本病强调早期发现，并积极给予强有力的治疗。一旦急进性肾小球肾炎患者出现肺出血表现，应立即给予血浆置换，并采用甲泼尼龙（MP）0.5～1.0 g/d，静脉滴注，每天 1 次，连续 3d 进行冲击治疗。血浆置换通常每天或隔天 1 次，每次置换血浆 2～4 L，一般需置换 10～14 次。如有可能，尽量用新鲜冰冻血浆进行置换。如果用 5% 人血清白蛋白作为置换液，则置换后补充新鲜冰冻血浆，以补充凝血因子，防止出血加重。因患者同时使用较强的免疫抑制药，必要时可适当补充丙种球蛋白预防感染。肺出血者常因肺毛细血管受损，通透性增加伴渗出，导致肺泡弥散功能障碍，常发生急性呼吸窘迫综合征（ARDS）。临床表现除急进性肾炎和肺出血表现，还出现突发性进行性呼吸窘迫、气促、发绀，常伴有烦躁、焦虑、出汗等。早期体征可无异常，或仅闻及少量湿啰音；后期多可闻及水泡音，可有管状呼吸音。动脉血气分析（ABG）显示 PaO_2 降低，$PaCO_2$ 降低。应立即给予氧疗，一般需用高浓度给氧，才能使 $PaO_2 > 60$ mmHg 或 $SaO_2 > 90\%$。轻症者可用面罩给氧，但多数患者需用机械通气支持。

（3）肝损害：细胞毒药物易导致肝损害，常发生在用药后的 1～4 周，临床表现和其他肝炎大致相同，轻者仅氨基转移酶轻度升高，严重者可有疲乏、食欲不振、恶心、呕吐、尿黄、肝区不适等表现。住院期间每 2 周查肝功能一次，注意其氨基转移酶和胆红素情况。一旦发现肝损害，应立即停用细胞毒药物，给予保肝解毒药物治疗，如还原谷胱甘肽等。对于有肝功能不全病史的患者，应尽量选用同类药物中肝毒性较小的免疫抑制药。泼尼松需经肝脏转化为泼尼松龙才能发挥作用，在肝功能不全时，宜直接使用甲泼尼龙或泼尼松龙，后两者无需经肝脏转化而直接发挥作用。

（三）治疗方案的选择

1. Ⅰ型抗肾小球基底膜型肾小球肾炎　首选血浆置换。通常每天或隔天 1 次，每次置换血浆 2～4 L，直至血清抗 GBM 抗体转阴、病情好转。如无抗 GBM 抗体检测，一般需置换 14 d。该疗法需配合糖皮质激素及细胞毒药物，以防止反跳，可采用甲泼尼龙加环磷酰胺冲击治疗。在决定细胞毒药物剂量时需结合患者病情、年龄和肾功能综合考虑，年龄 60 岁以上或肾脏慢性病变显著者，环磷酰胺考虑减少剂量 20%。

2. Ⅱ型免疫复合物型急进性肾炎　对于免疫复合物型急进性肾炎一般不用血浆置换，但对于继发于系统性红斑狼疮或冷球蛋白血症的新月体肾炎，血浆置换可以去除血中的自身抗体或冷球蛋白。一般多采用糖皮质激素联合细胞毒药物治疗。但免疫复合物型急进性肾炎多继发于其他疾病，故糖皮质激素联合细胞毒药物治疗的疗程取决于基础疾病，如系统性红斑狼疮则可能需要终身免疫抑制药维持治疗。

3. Ⅲ型非免疫复合物型急进性肾炎　对于非免疫复合物型急进性肾炎，无论是局限于肾脏还是继发于全身性血管炎的新月体肾炎，血浆置换主要用于需要透析支持者或有肺出血者。非免疫复合物型急进性肾炎的免疫抑制药的治疗基本上同 ANCA 相关血管炎：糖皮质激素 1.0 mg/（kg·d）口服，使用 8 周后每周减量 5 mg 至维持剂量 [0.25 mg/（kg·d）]；对于肾脏有显著活动病变（毛细血管袢坏死、新月体形成和大量炎症细胞浸润）并伴有短期肾功能恶化者，给予甲泼尼龙（MP）0.5 ~ 1.0 g，静脉滴注，每天 1 次，连续 3 d；环磷酰胺 0.5 ~ 1.0 g/m²，静脉注射，每月注射 1 次至基本缓解（一般 3 ~ 6 个月）或环磷酰胺 1.5 ~ 2.0 mg/（kg·d），口服至基本缓解（一般 3 个月）。需要指出，单用糖皮质激素并不能有效预防血管炎复发，通常需要加用细胞毒药物。

4. Ⅳ型即抗 GBM 肾炎中 ANCA 阳性　治疗方案同Ⅰ型抗肾小球基底膜型肾小球肾炎，但因此型可能较Ⅰ型容易复发，因而免疫抑制药的疗程可能需要较长。

5. Ⅴ型即非免疫复合物型急进性肾炎中 ANCA 阴性　治疗方案同Ⅲ型非免疫复合物型急进性肾炎，但因 ANCA 阴性，在后期随访过程中病情的判断有一定影响，需根据临床指标及相关检查综合判断疗效。

八、病程观察及处理

（一）病情观察要点

1. 患者病情比较严重，查房时需注意有无心率过慢（高钾血症）、心率过快（血容量过多或心功能不全）、呕吐（肾衰竭）、抽搐（低钙血症）、双肺啰音增多和颈静脉怒张（血容量过多或心力衰竭）、呼吸深长（酸中毒）、水肿（水过多）等情况。

2. 每周检测尿常规和血生化等，以了解肾脏病变及血生化的变化，特别注意是否有高钾血症、酸中毒、低钙血症和高磷血症等电解质紊乱并给予相应处理。低钠血症常提示患者体内水过多，需行利尿或透析超滤脱水（需排除缺钠所致，前者常有血压升高、水肿等表现）。注意肝酶变化，有肝酶升高者可能需暂停环磷酰胺。

3. 定期检测血清抗体　如抗肾小球基底膜抗体（抗 GBM 抗体）、抗中性粒细胞胞浆抗体（ANCA）、抗核抗体（ANA）和抗双链 DNA（dsDNA）的滴度是否阴转或降低。

4. 注意监测血常规　住院期间每 2 周查血常规一次，如血白细胞计数 $<3.0 \times 10^9$/L 或中性粒细胞绝对计数 $<1.5 \times 10^9$/L 需停药观察并给予对症处理；了解患者是否有贫血并给予相应处理。贫血可能是血管炎本身和肾衰竭的表现，但突然的血红蛋白下降应注意有无肺出血。

5. 注意药物不良反应

（1）糖皮质激素：由于糖皮质激素使用的剂量较大，而患者病情较重（如肾衰竭），容易出现感染、高血压和高血糖等不良反应，注意及时防治。

（2）环磷酰胺：有骨髓抑制和肝损害的不良反应，故要定期监测血常规，还需留意有无脱发、出血性膀胱炎、性腺抑制和感染等不良反应。

（3）MMF：骨髓抑制的不良反应较小，但有时也可出现严重的粒细胞减少。MMF 在肾功能不全患者的毒性增大，主要为贫血和白细胞减少，部分患者可有消化道症状，如腹痛、腹泻、腹胀等。

（二）疗效判断与处理

1. 疗效判断

（1）基本治愈：血尿、蛋白尿基本阴转，肾功能基本正常。实验室检查显示血清抗体

（如抗 GBM 抗体、ANCA 等）阴转或滴度明显降低。

（2）缓解：血尿、蛋白尿减轻，肾功能好转。实验室检查显示血清抗体（如抗 GBM 抗体、ANCA 等）滴度降低。

（3）无效：经充分治疗后症状、血尿、蛋白尿、肾功能均无改善。实验室检查显示血清抗体滴度无降低。

2. 处理

（1）有效或缓解：可以将免疫抑制药剂量逐渐减少至维持剂量，维持的时间取决于缓解的指标及基础疾病。

（2）无变化：经积极治疗 2 周以上未见疗效者，需重新评估诊断是否正确，治疗方案是否合理及时。

（3）病情恶化：常提示免疫抑制药治疗强度不足，或病情已进入终末期，也可能是合并了其他并发症如感染，需重新全面评估患者目前的情况并调整治疗方案。

九、预后

患者若能及时诊断和早期强化治疗，预后可得到显著改善。早期强化治疗可使部分患者得到缓解，避免或脱离透析，甚至少数患者肾功能得以恢复。若诊断或治疗不及时，多数患者于数周至半年内进展至不可逆肾衰竭。影响预后的主要因素如下。

1. 免疫病理类型　Ⅲ型较好，Ⅰ型最差，Ⅱ型居中。

2. 强化治疗是否及时　临床无尿或少尿、血肌酐 <530 μmol/L 或肌酐清除率 >15 mL/min、病理尚未显示广泛不可逆病变（纤维性新月体、肾小球硬化或间质纤维化）时即开始治疗者预后较好，否则预后差，血肌酐升高的程度是决定肾存活率的主要指标，早期治疗预后较好。需要透析支持的患者经治疗也有脱离透析的可能。

3. 老年患者预后相对较差。

4. 血清抗 GBM 抗体的滴度和疾病严重程度呈正比。如果抗 GBM 抗体仍然阳性时进行肾移植，将不可避免地出现抗 GBM 病复发。如果能在疾病早期及时给予血浆置换、细胞毒药物和糖皮质激素治疗，患者预后尚可；晚期治疗则疗效很差。

本病缓解后的长期转归，常逐渐转为慢性病变，发展为慢性肾衰竭，故应特别注意采取措施保护残存肾功能，延缓疾病进展和慢性肾衰竭的发生。部分患者可获得长期维持缓解。少数患者可复发，必要时可重复肾活检。复发时部分患者强化治疗仍可有效。

第三节　慢性肾小球肾炎

慢性肾小球肾炎简称慢性肾炎，是指由不同病因、不同病理所构成的一组原发性肾小球疾病。临床上以缓慢进展的肾炎综合征为特点。其基本表现是水肿、高血压、蛋白尿、血尿及不同程度的肾功能损害。病理上双侧肾小球呈弥漫性或局灶性改变，病理改变多样，可表现为系膜增生性肾炎、膜性肾病、系膜毛细血管性肾炎及 IgA 肾病等，所以严格来说慢性肾炎是一组原发性肾小球疾病的总称，而不是一个独立的疾病。由于临床上未能广泛开展肾组织活检病理检查，临床工作中仍保留慢性肾炎的诊断，并对其进行临床分型以帮助制订治疗方案与预防病情进展和肾功能恶化。临床上部分患者在肾脏慢性损害的过程中病变急性加重和进展，治疗比较困难，并最终出现肾衰竭，预后相对较差。

一、临床表现

（一）起病情况

患者一般无前驱症状，无急性肾炎或链球菌感染病史，难以确定病因。起病方式不一，部分患者起病无明显临床症状，仅于体格检查时发现血压高或血尿、蛋白尿。多数患者有乏力、头痛、水肿、贫血等临床表现；少数患者起病急、水肿明显，尿中出现大量蛋白；也有部分患者始终无症状直至出现尿毒症表现方就诊。因此需耐心分析，以便了解病情和疾病进展情况。

（二）主要临床表现

部分患者无明显临床症状。早期可有乏力、疲倦、腰部酸痛、纳差等一般表现；水肿可有可无，一般不严重；部分患者可有头痛、头晕、失眠等，与高血压、贫血、某些代谢及内分泌功能紊乱等有关；少数患者可出现少尿，肾小管功能损害较明显者可出现尿量增多、夜尿频繁，此类患者水肿不明显甚至可出现脱水表现。此外，部分患者病情常因感染、劳累、使用肾毒性药物等因素呈急性发作或急骤恶化，经及时去除诱因和恰当治疗后病情可有一定程度缓解，但也可能由此而进入不可逆的肾衰竭。肾功能严重恶化者可出现各器官系统受累，相应的临床表现如贫血、血压增高及消化道症状等。

（三）既往病史

对疾病的诊断和鉴别诊断具有重要意义，特别注意感染史、特殊用药及吸毒史，有无高血压、糖尿病及痛风病史，有无肝炎、寄生虫等传染病史，有无各种手术史，射线、化学物质及重金属接触史。

（四）体格检查要点

1. 一般情况 慢性病表现。可有精神萎靡，乏力；部分患者如存在感染等诱因可有发热；血压可升高，多为持续中等度的血压升高，尤其以舒张压升高为明显。

2. 皮肤黏膜 皮肤黏膜苍白提示存在贫血。水肿常较轻，以眼睑及颜面水肿为主，晨起症状较明显；肢体水肿呈凹陷性。注意皮疹、黏膜溃疡及毛发改变。

3. 浅表淋巴结 如有上呼吸道急性或慢性感染诱因，部分患者可有头颈部浅表淋巴结肿大。部分自身免疫性疾病患者也可出现全身浅表淋巴结肿大。

4. 头颈部 如存在上呼吸道急性或慢性感染，咽部及扁桃体可有相应感染表现，如滤泡增生、黏膜充血、扁桃体肿大及分泌物附着等。注意眼部病变、听力改变、颅内高压及脑水肿眼底改变；高血压常伴有眼底视网膜动脉变细，纡曲和动、静脉交叉压迫现象，少数可见视盘水肿、眼底絮状渗出物和（或）出血。

5. 胸腔、心脏及肺部 少数严重病例可有胸腔积液。如存在肺部感染诱因可出现相应肺部体征。长期严重高血压者可出现相应心脏表现。

6. 腹部 少数严重病例可有腹腔积液，若并发全心衰竭者可有肝、脾肿大。

7. 四肢及关节 注意关节有否红、肿、痛、畸形及活动受限等改变。

二、辅助检查

1. 尿液检查　尿常规检查提示尿相对密度偏低，多在 1.020 以下，疾病晚期常固定低相对密度尿。部分患者肾小管间质损伤严重可出现糖尿、氨基酸尿及尿液酸化功能障碍。尿沉渣中常有红细胞及管型（颗粒管型、透明管型）。尿蛋白定性由微量至大量不等。急性发作期有明显血尿或肉眼血尿，蛋白尿也可明显加重。

2. 血常规　常有轻、中度正色素性贫血，红细胞及血红蛋白成比例下降。白细胞计数多正常。

3. 血液生化及肾功能检查　可有低蛋白血症，一般血清电解质及酸碱平衡无明显异常。早期血清尿素氮及肌酐可在正常范围，随着病情发展，肾功能下降者血尿素氮及肌酐可有不同程度的增高。

4. 尿蛋白定量　尿蛋白定量常在 1~3 g/24 h，部分患者尿蛋白定量可达到肾病综合征水平。

5. 其他血液学检查　患者红细胞沉降率常增快。部分大量蛋白尿患者可有低白蛋白血症及高脂血症，部分患者可有免疫球蛋白水平异常，如为系膜毛细血管性肾炎可有补体水平降低。血清蛋白电泳或免疫固定电泳、肿瘤标志物血清学检查、风湿性或自身免疫性疾病血清免疫学检查有助于排除继发于全身性疾病及肿瘤的肾小球肾炎，如狼疮性肾炎、血管炎肾损害、多发性骨髓瘤肾损害等。

6. 肾功能检查　包括肾小球滤过功能和肾小管功能评估。部分患者可有肾小球滤过率、内生肌酐清除率降低，酚红排泄试验、尿浓缩稀释功能及酸化功能均减退。肾功能分期多属代偿期或失代偿期。

7. 影像学检查　超声影像学检查早期可见双肾正常或缩小，肾皮质变薄或肾内结构紊乱。

8. 肾活检病理　对于慢性肾炎患者应强调肾活检以进一步明确诊断，如无肾穿刺活检禁忌证，应对所有慢性肾炎患者行肾活检病理检查。一方面有助于与继发性肾小球肾炎相鉴别；另一方面可以明确肾小球病变的组织学类型，做出正确的临床病理诊断。此外，肾活检尚可明确病理损害的程度及病变活动性，从而指导临床采取正确积极的治疗措施，延缓慢性肾脏病的进展。慢性肾小球肾炎病理改变与病因、病程和类型有关，可表现为弥漫性或局灶节段性系膜增殖、膜增殖、膜性、轻微病变、局灶硬化或晚期肾小球纤维化等。除肾小球病变外，尚可伴有不同程度肾小管间质炎症及纤维化。晚期肾小球硬化及毛细血管袢萎缩，肾小球呈玻璃样变或纤维化，残存肾小球可代偿性增大，肾小管萎缩等。

三、诊断

根据临床表现，尿检查异常，不同程度水肿，高血压及肾功能异常，病程持续达 1 年以上并除外继发性和遗传性肾炎，临床上可诊断慢性肾炎。肾穿刺活检组织病理检查可以确定肾小球疾病性质及病理类型。

四、鉴别诊断

1. 继发于全身疾病的肾小球疾病　不少全身性疾病可引起继发性肾损害，其表现与慢性肾炎相似，如狼疮性肾炎、过敏性紫癜性肾炎、糖尿病肾病、痛风性肾病、多发性骨髓瘤肾损害、肾淀粉样变、感染性心内膜炎、乙型肝炎病毒相关性肾炎等。根据相应的临床表现及实验室检查，一般不难鉴别。肾活检病理检查更有助于进一步的鉴别诊断和确诊。

2. 原发性高血压肾损害　高血压也可引起肾脏损害，出现尿异常改变和肾功能改变。鉴别原发性高血压肾损害（即良性肾小动脉性肾硬化症）与慢性肾炎所致高血压，病史很重要，前者高血压病史在先，而后者则先有尿液检查异常。高血压肾损害先有较长期高血压，其后再出现肾损害；临床上远端肾小管功能损伤（如浓缩功能减退、夜尿增多）较肾小球功能损伤早；尿沉渣改变轻微，尿蛋白定量较少，仅微量至轻度蛋白尿，可有镜下血尿及管型，罕有持续性血尿及红细胞管型；一般无贫血及低蛋白血症；常伴有高血压其他靶器官（如心、脑等）损伤的临床表现。肾穿刺活检病理检查常有助于进行鉴别诊断。

3. 遗传性肾小球疾病　奥尔波特综合征（Alport syndrome）为性连锁显性遗传性疾病。临床表现与慢性肾炎相似，但常起病于青少年（多在 10 岁之前），患者有眼（球形晶状体）、耳（神经性耳聋）、肾（血尿、蛋白尿及进行性肾功能损害）异常，并多有阳性家族史。

4. 其他原发性肾小球病　症状轻微的慢性肾炎应与隐匿型肾炎相鉴别，后者主要表现为无症状性血尿和（或）蛋白尿，无水肿、高血压和肾功能减退的临床表现。有前驱感染并以急性发作起病的慢性肾炎需与感染后急性肾炎相鉴别，慢性肾炎急性发作多在短期内（数日）病情急剧恶化，血清补体水平无动态变化有助于与感染后急性肾炎相鉴别。此外，慢性肾炎病程迁延，无自愈倾向，呈慢性进展性，也可与感染后急性肾炎相鉴别。

五、治疗

（一）治疗原则

慢性肾炎的治疗应以防止或延缓肾功能进行性恶化、改善或缓解临床症状及防治严重并发症为主要目标，而不以消除尿中蛋白、红细胞为主要目标，因此临床上着重强调综合性防治措施。

（二）治疗计划

1. 一般治疗

（1）休息：慢性肾炎患者应注意休息，避免过度劳累而加重病情。如患者无明显水肿、高血压，血尿和蛋白尿不严重，无肾功能不全表现，可以从事一般日常生活、工作和劳动。如有明显高血压、水肿或短期内肾功能明显减退，则应卧床休息。

（2）饮食：肾功能不全患者应根据肾功能减退程度控制蛋白质及磷的摄入量，低蛋白饮食已成为非透析疗法的重要组成部分，其疗效已为大量的动物实验和临床研究所证实。对轻度肾功能减退者，蛋白摄入量一般限制在 0.6 g/（kg·d）；如患者肾功能减退而又并发大量蛋白尿，则可适当放宽蛋白摄入量，但不宜超过 1.0 g/（kg·d），以免加重肾小球高滤过及肾小球硬化；摄入蛋白质以优质蛋白为主（牛奶、蛋、瘦肉等）。对于慢性肾炎、肾功能损害的患者长期限制蛋白质摄入可能导致机体负氮平衡、必需氨基酸缺乏乃至蛋白质营养不良，因此应辅以 α-酮酸（异亮氨酸、亮氨酸、苯丙氨酸、结氨酸及甲硫氨酸的酮酸）

和必需氨基酸（赖氨酸、苏氨酸、色氨酸）口服治疗，以补充体内必需氨基酸的不足。在低蛋白饮食时，应适当增加糖类摄入量，以保证机体基本能量需要，防止负氮平衡。有高血压和水肿的慢性肾炎患者应适当限制食盐的摄入，建议 <3.0 g/d，特别应注意食物中含盐的调味品，少食盐腌食品及各类咸菜。对并发高脂血症患者应适当限制脂肪摄入，尤其应限制含有大量饱和脂肪酸的肉类的摄入。

2. 药物治疗

（1）控制高血压：氮质血症和高血压常提示慢性肾炎患者预后不良。持续高血压是加速肾小球硬化、促进肾功能恶化的重要危险因素，因此积极控制高血压十分重要。治疗过程中应力争把血压控制在理想水平：蛋白尿 ≥1 g/d 者，血压应控制在 125/75 mmHg 以下；尿蛋白 <1 g/d 者，血压控制在 130/80 mmHg 以下。应选择能延缓肾功能恶化、具有肾脏保护作用的降压药，如血管紧张素转化酶抑制药（ACEI）、血管紧张素 Ⅱ 受体拮抗药（ARB）等。治疗过程应使血压平稳下降，避免血压的大幅度波动。

现已公认血管紧张素转化酶抑制药（ACEI）和血管紧张素 Ⅱ 受体拮抗药（ARB）具有降低血压、减少尿蛋白和延缓肾功能恶化的肾脏保护作用。其肾脏保护作用主要通过对肾小球血流动力学的特殊调节起作用，一方面，此类药物扩张入球小动脉和出球小动脉，但对出球小动脉扩张作用强于入球小动脉，从而降低肾小球内高压力、高灌注和高滤过；另一方面，药物通过其非血流动力学作用，如抑制细胞因子、减少尿蛋白和细胞外基质的蓄积等达到减缓肾小球硬化的发展和保护肾脏作用。常用的 ACEI 口服制剂有：卡托普利 12.5～25 mg，每天 2～3 次；依那普利 10 mg，每天 1～2 次；贝那普利 10 mg，每天 1～2 次；培朵普利 4 mg，每天 1～2 次；西拉普利 2.5 mg，每天 1～2 次等。应用该类药物应注意防止高钾血症。肾功能不全患者应用该类药物时应严密监测血清肌酐和尿素氮水平；少数患者服药后有持续性干咳的不良反应。

存在水钠潴留的高血压患者可联合应用利尿药，肾功能正常者可选用噻嗪类如氢氯噻嗪 12.5～50 mg/d，单次或分次口服；肾功能较差者应选用袢利尿药如呋塞米 20 mg，每天 2～3 次；利尿药物与 ACEI 及 ARB 具有协同效应，但长期应用可导致血液电解质紊乱、高凝状态和加重高脂血症。

此外，也可选用钙通道阻滞药控制血压，有报道认为部分长效二氢吡啶类钙通道阻滞药和非二氢吡啶类钙通道阻滞药具有一定的肾脏保护作用，可延缓肾功能的恶化。钙通道阻滞药能减少氧消耗，抗血小板聚集，通过细胞膜效应减少钙离子在间质沉积和细胞膜过度氧化，以达到减轻肾脏损伤及稳定肾功能的作用。常用的口服制剂有：氨氯地平 5～10 mg，每天 1～2 次；硝苯地平控释片 30～60 mg，每天 1～2 次；贝尼地平 4～8 mg，每天 1 次；非洛地平 5～10 mg，每天 1～2 次。

其他可选用的降压药物包括 β 受体阻滞药，如阿替洛尔 12.5～25 mg，每天 2 次；美托洛尔 25～50 mg，每天 2 次；比索洛尔 2.5 mg，每天 1～2 次，但应注意部分 β 受体阻滞药如阿替洛尔脂溶性低，经肾脏排泄，在肾功能不全时应调整剂量和延长用药时间。也可选用 α 受体阻滞药，如特拉唑嗪 2～4 mg，每天 2～3 次，该类药物对小动脉和小静脉均有扩张作用，主要药物不良反应为直立性低血压，故应小剂量开始，逐步增至治疗剂量。高血压控制不理想患者可选用不同类型降压药物的联合应用。

（2）减少尿蛋白：大量研究表明，蛋白尿是慢性肾损害进程中至关重要的独立危险因素，大量尿蛋白可导致肾小管阻塞、肾组织损伤及纤维化，控制蛋白尿可以延缓肾脏疾病的进展。目前研究证实 ACEI 和 ARB 的应用可减少尿蛋白且治疗作用并不单纯依赖于降压作用，因此，有蛋白尿的慢性肾炎患者可使用 ACEI 和（或）ARB 治疗以减少蛋白尿，但应注意这类药物治疗蛋白尿和保护肾脏作用在一定范围内与药物剂量相关，往往需要较大剂量才会有较好的降低蛋白尿和肾脏保护作用。

（3）抗凝和抗血小板药物：对某些类型的肾炎（如 IgA 肾病），抗凝药和抗血小板药有一定的稳定肾功能和减轻肾脏病理损伤的作用，但目前尚无对这类药物使用的统一方案。对有明确高凝状态和容易发生高凝状态的病理类型，如膜性肾病、系膜毛细血管性肾小球肾炎，或肾活检显示为局灶、节段性肾小球硬化而糖皮质激素治疗效果不佳患者可较长时间应用。

常用的抗凝药有口服的华法林，应用时注意个体化并应定期检测凝血功能以防止出血，使用剂量 1～10 mg/d，根据凝血功能调整药物剂量。此外，也可使用低分子量肝素皮下注射进行抗凝治疗，临床应用时出血不良反应较少，常用制剂有达肝素钠 5000 U/d 皮下注射；依诺肝素钠 4000 U/d 皮下注射。常用的抗血小板药物包括：双嘧达莫 200～300 mg/d，分 3～4 次口服；肠溶阿司匹林 50～100 mg/d；氯吡格雷 75 mg/d 或盐酸噻氯匹定 250～500 mg/d，以上药物除具有血小板解聚作用外，部分还有扩张血管及抗凝作用，有出血倾向者慎用或禁用。

（4）降血脂：脂质代谢障碍引起的肾损害机制还不完全清楚，而氧化脂蛋白和氧化低密度脂蛋白可以导致组织损伤。他汀类调脂药物不仅可以降血脂，更重要的是可以抑制与肾脏纤维化有关的分子活性，减轻肾组织的损伤和纤维化。因此，并发高脂血症的患者应积极控制血脂，如选用普伐他汀 10～20 mg/d，辛伐他丁 5～10 mg/d 等。调脂药物使用过程中，应注意横纹肌溶解及肝功能损害等不良反应。

（5）糖皮质激素和细胞毒药物的应用：对慢性肾炎患者使用糖皮质激素和（或）细胞毒药物，目前尚无一致的看法。慢性肾炎为一临床综合征，其临床表现、病理类型有所不同，因此应进行综合分析考虑。肾活检病理检查对于诊断和治疗具有重要意义，若无肾穿刺活检禁忌证，应尽可能行活检术以明确病理类型，为糖皮质激素和细胞毒药物的应用提供依据。根据肾穿刺活检病理结果，若为活动性病变为主且伴大量蛋白尿者则应积极治疗，如无用药禁忌证，可选择糖皮质激素如泼尼松 1 mg/（kg·d）和（或）细胞毒药物如环磷酰胺 2 mg/（kg·d）治疗，并需密切观察临床疗效和肾功能情况，必要时可根据病理分型及临床情况选用其他类型免疫抑制药如霉酚酸酯、他克莫司等；若肾穿刺病理结果已提示为慢性病变为主则不考虑使用糖皮质激素等免疫抑制药治疗；若病理结果表现为活动性病变与慢性病变并存，而临床肾功能损害较轻但伴有大量蛋白尿，在密切监测肾功能改变基础上，也可考虑使用免疫抑制药物治疗。若患者由于各种原因未能行肾活检病理检查，应结合临床情况决定是否使用免疫抑制药物治疗，如患者临床有大量尿蛋白而肾功能正常或轻度损害者，可考虑给予用药，但治疗过程中需密切观察肾功能改变，如肾功能损害加重应酌情减量或停药；若肾功能显著减退，则不宜使用免疫抑制药物治疗。

（6）致肾功能损害加重因素的防治：感染是慢性肾炎患者病情急性加重的最常见因素，应尽可能避免；对已有的感染则应积极治疗，治疗时应避免使用肾毒性药物及易于诱发肾功能损害的药物，如氨基糖苷类、磺胺类抗生素、非甾体类抗炎药等。慢性肾炎患者肾功能减退常伴有高尿酸血症,部分药物如利尿药、β受体阻滞药也可影响血尿酸水平,血尿酸升高可对肾脏造成进一步损害,因此应严格限制富含嘌呤类食物的摄入,必要时给予抑制尿酸合成的药物,如别嘌醇0.1~0.3 g/d口服,在肾功能受损患者需调整给药剂量。此外,注意在肾功能受损时应慎重使用促尿酸排泄药物控制高尿酸血症。

六、病程观察及处理

(一)病情观察要点

1. 临床症状的观察和记录需特别注意水肿、血压、尿量以及感染的变化。

2. 治疗期间特别注意尿液常规、尿蛋白定量及尿沉渣细胞学检查、血液电解质、酸碱平衡、肾功能变化以及血尿酸、血脂水平改变;肾功能不全患者采用饮食治疗应定期评估营养学指标如白蛋白、前白蛋白等,同时还应定期(4~8周)复查有关肾性贫血如红细胞计数,血红蛋白水平,铁蛋白及转铁蛋白水平和钙磷代谢指标如血清钙、磷及甲状旁腺激素水平等。

3. 注意药物剂量根据肾功能进行相应调整,同时注意药物的不良反应,如降压药物、抗生素等。

(二)疗效评定标准

1. 完全缓解 尿蛋白阴转,水肿消退,血压正常,肾功能正常。

2. 好转 尿蛋白减少50%或以上,水肿消退,血压正常,血清肌酐水平下降>50%或以上。

3. 无效 与入院比较临床表现和实验室指标无明显改变。

4. 未治 未经治疗,症状和(或)实验室指标无明显改善。

七、预后

慢性肾炎病情迁延,病变均为缓慢进展,最终将发展至慢性肾衰竭。病变进展速度差异很大,肾脏病理改变是影响疾病进展的重要因素,但也与是否重视肾脏保护,以及并发症和病情加重因素是否得到及时恰当治疗有着密切关系。对短期内进行性加重的肾功能损害应仔细寻找病因并及时去除,在去除诱发因素后,不少病例在相当长时期内尚可保持良好的肾功能。若医疗及监护措施不恰当,慢性肾炎反复急性发作,病情发展将大大加速并迅速发展成终末期肾衰竭。

第四节 肾病综合征

肾病综合征(NS)是由一组具有类似临床表现,不同病因、不同病理改变的肾小球疾病构成的临床综合征,其基本特征是大量蛋白尿、低白蛋白血症、水肿和高脂血症。其中大量蛋白尿是肾病综合征的特征性表现和始动因素。一般认为,尿蛋白量在成年人≥3.5 g/d,儿童≥50 mg/(kg·d),或将随机尿的尿白蛋白/肌酐(ACR)作为标准,ACR≥2200 mg/g定为大量蛋白尿的衡量标准。肾病综合征作为一个临床诊断,可以涉及多种不同疾病,既可为某种原发性肾小球疾病，也可为全身疾病的肾脏表现。因此，在诊断肾病综合征之后必须进一步明确其病因和病理类型，进而寻求有针对性的治疗方案。

一、流行病学

肾病综合征作为包括一组疾病的临床综合征，鲜有直接统计其患病率的数据资料，而有关临床表现为肾病综合征的各种原发疾病患病率的分析较为多见。肾病综合征在原发性肾小球疾病中占据重要地位，国外报道原发性肾小球疾病表现为肾病综合征者在34%~49.5%，国内报道为40%左右。其疾病谱存在很大的地区差异性，可能与环境、种族和肾活检指征有关。例如来自美国的报道认为，膜性肾病和局灶性节段性肾小球硬化各占原发性肾病综合征的1/3，微小病变和IgA肾病约占1/4，膜增生性肾小球肾炎很少见。日本的一项研究显示IgA肾病占1/3以上，局灶性节段性肾小球硬化仅占10%。我国的研究显示，原发性肾病综合征中膜性肾病占29.5%，微小病变肾病25.3%，IgA肾病20%，系膜增生性肾小球肾炎12.7%，局灶性节段性肾小球硬化6%，膜增生性肾小球肾炎1.5%。目前尚无确切数据显示原发性肾病综合征与继发性肾病综合征的比例，据报道，目前继发性肾病综合征中糖尿病肾病所占比例最高，淀粉样变性肾病也较为常见。

儿童肾病综合征相对单纯，其原发性占95%以上，最常见病理类型为微小病变肾病，占到80%以上，其次是局灶性节段性肾小球硬化和膜性肾病。继发性因素以系统性红斑狼疮、过敏性紫癜、肝炎病毒感染等为主。

二、病因和发病机制

一般而言，凡能引起肾小球滤过膜损伤的因素都可导致肾病综合征，遗传、免疫、感染、药物以及环境均可参与其中。根据病因首先可将肾病综合征分为原发性和继发性，其中原发性肾病综合征占主要地位，常见于微小病变、局灶性节段性肾小球硬化、系膜增生性肾小球肾炎、膜性肾病及膜增生性肾小球肾炎等病理类型；继发性肾病综合征指继发于其他系统疾病，肾病综合征仅为原发病的部分临床表现，可见于感染性、药物或毒物损伤，过敏性、肿瘤、代谢性、系统性及遗传性疾病等。其疾病谱和年龄、地域、人种关系密切。例如黑种人局灶性节段性肾小球硬化所占比例可达1/3以上，而亚洲人种则以IgA肾病高发；儿童以微小病变肾病为主，老年人则以膜性肾病多见（表4-1）。除外继发性肾病综合征，方可诊断原发性肾病综合征。

表4-1　肾病综合征的好发年龄、分布及常见病因及病理类型

人群分布	原发性肾病综合征	继发性肾病综合征
儿童	微小病变性肾病	过敏性紫癜肾炎
		乙肝病毒相关性肾炎
		系统性红斑狼疮肾炎
		先天性或遗传性肾炎
青少年	系膜增生性肾小球肾炎	系统性红斑狼疮肾炎
	膜增生性肾小球肾炎	过敏性紫癜肾炎
	局灶性节段性肾小球硬化	乙肝病毒相关性肾炎

人群分布	原发性肾病综合征	继发性肾病综合征
中老年	膜性肾病	糖尿病肾病
		肾淀粉样变性
		骨髓瘤性肾病
		淋巴瘤或实体肿瘤性肾病

由于肾病综合征的病因与病理类型各不相同，发病机制也有所差异，很多引起肾病综合征的疾病本身的发病机制也未完全阐明。但不论原发病如何，肾病综合征的基本病理改变均为肾小球滤过屏障受损，对蛋白通透性增加导致大量蛋白尿的发生。以下仅就蛋白尿的发病机制进行讨论。

大量蛋白尿是肾病综合征最主要的临床特征。任何引起肾小球滤过膜通透性增高的疾病均可引起蛋白尿，即电荷屏障（如足细胞足突病变导致负电荷减少）和孔径屏障（滤过膜病变致其本身孔径变大）的异常，致部分带负电荷的白蛋白或血浆蛋白自肾小球滤过膜滤出，进而导致肾病综合征。

肾小球滤过膜由毛细血管内皮细胞、基底膜和脏层上皮细胞即足细胞构成。3 层结构共同维持着肾小球的选择通透性，即对水、小分子物质、离子的通透性极高，而对白蛋白或分子量更大的蛋白分子通透性很低的屏障特性。

1. 足细胞　近年研究发现，足细胞是肾病综合征肾组织病变形成的主要受损靶细胞。它不仅参与构成滤过膜的机械屏障和电荷屏障，而且在维持肾小球毛细血管袢的正常开放、缓解静水压、合成肾小球基底膜基质及维持其代谢平衡中起重要作用。因此，足细胞损伤不仅导致自身功能及结构异常，还将影响滤过膜其他组成部分的结构和功能，最终导致肾小球病变进展。足细胞在基底膜上稳定附着和发挥正常功能需要一组足细胞相关蛋白来维持。根据蛋白的分布部位将其分为：裂孔隔膜蛋白、顶膜蛋白、骨架蛋白和基底膜蛋白。由足细胞延伸出来的足突构成的裂孔隔膜，在肾小球滤过屏障中起重要作用。裂孔隔膜蛋白构成的裂孔膜复合体（该组蛋白包括 nephrin、podocin、Neph1、CD2AP、ZO-1 等）形成的拉链结构保证了这一屏障作用。任何一种裂孔隔膜表达异常都将导致裂孔隔膜缺陷和病变，从而引起大量蛋白尿。顶膜蛋白多为带负电荷的分子，包括 podocalyxin、GLEPP1 等，是构成电荷屏障的主要部分，其表达异常可导致足突融合；骨架蛋白在维持足细胞正常结构中起关键作用，主要包括 actin、α-actinon-4 和 synaptopodin。在肾病综合征的常见病理类型微小病变、局灶节段性肾小球硬化、膜性肾病患者，足细胞 synaptopodin 表达均明显减少；基底膜蛋白包括 $\alpha_3 \beta_1$integrin、$\alpha\beta$ dystroglycan，是足细胞在基底膜上的铆钉性。四部分蛋白虽功能各异，但又相互影响。任何一个部位的蛋白表达及功能异常均可导致足细胞病变。

2. 基底膜　基底膜含有大量带硫酸肝素链的蛋白多糖，携带大量负电荷，能阻止带负电荷的蛋白通过，是构成电荷屏障的主要成分之一。

3. 肾小球内皮细胞　在细胞腔侧表面也覆有带大量负电荷的蛋白多糖，如唾液酸糖蛋白和 podocalyxin，其构成的电荷选择性在肾小球选择通透性上发挥了重要作用。

总之，肾病综合征时，肾小球局部和（或）全身免疫、炎症异常反应如膜性肾病时足细胞表面膜攻击复合物 C5b-9 的形成，或局灶节段性肾小球硬化时，循环通透因子的影响，最终均导致肾小球滤过膜电子屏障和孔径屏障的损伤，使其出现选择通透性异常，导致大量蛋白尿形成。

三、病理生理

（一）大量蛋白尿

正常成年人每天尿蛋白排泄量 < 150 mg。24 h 尿蛋白定量 ≥ 3.5 g 即可定义为大量蛋白尿。肾病综合征患者尿中出现大量蛋白，使尿液表面张力增高而导致尿中泡沫增多。在正常生理情况下，肾小球滤过膜具有电荷屏障和孔径屏障作用，大于 70 kD 的血浆蛋白分子不能通过滤过膜。当发生病变尤其是电荷屏障受损时，肾小球滤过膜对血浆蛋白（多以白蛋白为主）的通透性增加，致使原尿中蛋白含量增多，超过近曲小管回吸收能力而出现蛋白尿。此外，尿蛋白量还受肾小球滤过率、血浆蛋白浓度、蛋白摄入量、高血压、药物（如非甾体抗炎药、血管紧张素转化酶抑制药）等因素影响。例如，血浆白蛋白明显降低时，尽管肾小球滤过膜病变并无改变，但尿蛋白排出量也可降低。相反，当蛋白摄入量增加或静脉输注白蛋白时，尿蛋白排出量可一过性增加。

通常尿蛋白的排泄量可通过收集 24 h 尿液进行检测，也可收集随机尿通过检测尿蛋白和肌酐的比值来进行评估。尿蛋白电泳或尿蛋白免疫电泳可检测尿蛋白的分子量大小，进而判断尿蛋白的选择性，对疾病的鉴别具有一定临床价值。例如低张血尿可导致红细胞溶解破坏，血红蛋白漏出造成假性蛋白尿；多发性骨髓瘤尿中排出大量轻链蛋白导致的蛋白尿等均可通过上述检查加以鉴别。

（二）低白蛋白血症

低白蛋白血症是肾病综合征的第二个重要特征，主要是白蛋白从尿中漏出的结果。一般蛋白尿程度越重，血浆白蛋白水平越低，但两者并不完全平行。由于血浆白蛋白水平还与肝合成、肾小管重吸收及降解、饮食中蛋白质摄入等因素有关，因此对于多数患者来说，低白蛋白血症不能单用尿蛋白丢失来解释。一般情况下，大量白蛋白从尿中丢失时，肝脏对白蛋白合成代偿性增加，当增加程度不足以补偿尿中丢失，就会出现低白蛋白血症。例如并发肝脏受累，或是由于肾小管从原尿中摄取肾小球滤过的白蛋白并进行分解的能力增强，导致检测的尿蛋白定量低于实际丢失量。近期有学者提出，肾病综合征时血管壁对白蛋白的通透性增加，致使白蛋白漏至组织间隙。此外，肾病综合征患者胃肠道黏膜水肿，食欲缺乏，蛋白摄入不足。还有学者指出消化道也可丢失白蛋白。上述原因均可导致血浆白蛋白水平下降。

低白蛋白血症时，组织间隙的白蛋白浓度下降更明显，以维持毛细血管胶体渗透压梯度差，此时患者血容量可正常，但对任何引起血容量减少的因素（如外科手术或应用利尿药等）敏感性明显增高，可导致肾前性氮质血症甚至低血容量性休克；低白蛋白血症对于以白蛋白结合形式存在于血液的药物药动学有一定影响，此时如常规剂量给药，将使血中游离药物浓度升高，易导致中毒；低白蛋白血症还可导致血小板聚集性增强。

除血浆白蛋白减少外，血浆的其他成分如免疫球蛋白、补体、抗凝血及纤溶因子、金属结合蛋白及内分泌激素结合蛋白也可不同程度地减少，引起患者发生感染、高凝血、微量元素缺乏、内分泌紊乱和免疫功能低下等。例如，少数肾病综合征患者出现甲状腺功能减退，随着糖皮质激素治疗后病情好转而得到纠正。部分患者出现血清 $1，25-(OH)_2D_3$ 水平下降，血清促红细胞生成素下降，凝血系统异常，低锌血症等表现。

（三）水肿

水肿的产生是由于血管内液体经毛细血管壁转移至组织间隙，并在组织间隙积聚所致。传统观点认为，低白蛋白血症时，血浆胶体渗透压下降，使水分从血管腔内进入组织间隙，导致水肿发生，此时患者血液和血浆容量减少，即"充盈不足"学说。同时，由于血容量相对不足，刺激心房和动、静脉等处的压力及容量感受器，反射性地引起交感神经兴奋性增高，肾素－血管紧张素－醛固酮（RAAS）系统及抗利尿激素分泌增加，心房钠尿肽（心钠素，ANP）分泌减少，促使肾脏对钠、水重吸收，进一步加重水肿。近年研究表明，事实上50%以上的患者血容量并不减少，血浆肾素活性正常或下降，因此，"充盈过度"学说认为，肾小球滤过率下降及肾小管重吸收增加引起的钠水潴留是导致肾病综合征水肿的重要因素。水肿的形成是一个动态过程，以上两种学说可能均起一定作用。肾病综合征性水肿呈指凹性，与体位有关，以组织疏松及低垂部位明显，随重力作用而移动，卧位时以眼睑、枕部或骶部水肿为著，起床活动后则以下肢水肿明显，严重时可引起胸腔、腹腔、心包及纵隔的积液，甚至急性肺水肿。

（四）高脂血症

多数肾病综合征患者可出现高脂血症，一般以胆固醇升高最早，甘油三酯在血浆白蛋白低于 10 ~ 20 g/L 时开始升高，并随肾病综合征进展而逐步加重。低密度脂蛋白、中间密度脂蛋白和极低密度脂蛋白在肾病综合征早期即可见升高，但高密度脂蛋白水平可正常、增高或降低。肾病综合征的高脂血症是否增加心血管并发症的危险性取决于高脂血症持续时间以及高密度脂蛋白胆固醇水平或是后者与低密度脂蛋白胆固醇的比值。一般认为，高脂血症是脂蛋白合成速度加快、清除减少或脂肪动员增加等综合因素的结果，例如低白蛋白血症致肝代偿性增加白蛋白合成的同时，脂蛋白合成也增加；肾脏对胆固醇中间代谢产物甲羟戊酸分解减少，使胆固醇前体物质增加，而肝中胆固醇合成限速酶羟甲基戊二酰辅酶 A 还原酶活性增加，加速了胆固醇合成；脂质降解酶如脂蛋白脂酶（LPL）活性下降，低密度脂蛋白受体数目减少致脂质分解受抑等。

高脂血症可引起局灶性肾小球硬化，其机制与肾小球及肾小管间质内脂蛋白沉积，氧化修饰的低密度脂蛋白毒性作用，刺激炎症介质产生，凝血、纤溶功能障碍以及增加基质合成等因素有关。

四、临床表现

引起原发性肾病综合征的肾小球疾病主要病理类型包括：微小病变性肾病、局灶性节段性肾小球硬化（FSGS）、系膜增生性肾小球肾炎、膜性肾病及膜增生性肾小球肾炎。不同病理改变的临床表现也不同，下面针对不同病理类型的临床特点分别予以介绍。

（一）微小病变性肾病

光镜检查显示，肾小球基本正常，偶见上皮细胞肿胀，空泡样变性及轻度的节段性系膜细胞和基质增生。老年患者偶见肾小球硬化，但不超过肾小球总数的 5% ~ 10%。肾小管上皮细胞尤其是近曲小管上皮细胞可呈现脂肪变性或空泡变性，细胞内可见含有双折光的脂滴。肾小管可伴有小灶状萎缩，间质无明显病变，在成年特别是老年患者中可见到小血管壁内膜增厚。免疫荧光检查一般为阴性，有时可见到少量 IgM 在系膜区沉积。电镜检查显示的是本病特征性改变，即上皮细胞足突广泛融合与假绒毛样变性，也可有空泡变性及脂肪变性。肾小球基底膜正常，沿基膜两侧无电子致密物沉积。

微小病变性肾病占儿童原发性肾病综合征的 80% ~ 90%，占成年人原发性肾病综合征的 20% ~ 25%。男女比例约为 2:1，好发于儿童，成年人患病率降低，但老年人患病率又呈上升趋势。大部分患者突然起病，无明显诱因，水肿为首发症状，呈颜面及直立性水肿，严重者出现浆膜腔积液，大量蛋白尿；肉眼血尿极罕见，1/3 的患者有镜下血尿；高血压在成年患者相对较多；本型较其他类型更易并发特发性急性肾衰竭，尤其是年龄在 50 岁以上的老年患者。本病 90% 的患者对糖皮质激素治疗敏感，但治疗缓解后复发率高达 60%。成年人治疗缓解率和缓解后复发率均低于儿童患者。

（二）局灶性节段性肾小球硬化

本型光镜检查特征为肾小球病变呈局灶性、节段性分布，表现为部分肾小球或肾小球的部分节段硬化，未受累的肾小球基本正常或仅轻度系膜增生。一般肾皮质深部或皮髓交界处的肾小球首先受累，仅侵及肾小球的 1 ~ 3 个血管袢。脏层上皮细胞增生、肿胀，严重时形成"假新月体"，见于本病的早期。随病变进展，硬化的肾小球逐渐增多，出现球性硬化，其余相对完好的肾小球代偿性肥大。肾小管-间质病变较常见，可表现为灶状肾小管萎缩、扩张伴间质纤维化和炎细胞浸润，小动脉管壁可增厚。免疫荧光检查显示，IgM 和 C_3 呈粗颗粒状或团块状沉积于受累肾小球的病变部位，无病变的肾小球一般呈阴性或 IgM 和 C_3 在系膜区沉积，IgG 和 IgA 沉积少见。电镜下肾小球脏层上皮细胞出现广泛的足突融合，并与肾小球基底膜脱离为本病的早期病变。受累肾小球内皮细胞下和系膜区有电子致密物沉积，在硬化的部位，有毛细血管的萎陷及电子致密物沉积。根据光镜下肾小球病变不同，局灶性节段性肾小球硬化可分为以下几型，如表 4 - 2 所示。

表 4 - 2 局灶性节段性肾小球硬化病理分型

病理类型	病理表现
经典型	早期多累及髓旁肾小球，节段病变可位于近血管极或周边袢，或两者同时出现，其中周边袢节段硬化以儿童型 FSGS 较常见，部分病例可伴球性硬化
门部型	近血管极出现节段硬化和透明变性，其累及程度超过丝球体的 50%。与门部硬化相连的入球动脉常见透明变性。足细胞肥大和增生较其他类型少见
细胞型	节段性内皮细胞增生，单核细胞、巨噬细胞、淋巴细胞和中性白细胞浸润，致毛细血管袢腔塌陷、闭塞，可累及肾小球的任何部位，如门部和周边部。足细胞增生、肥大、空泡变性，甚至形成"假新月体"
顶端型	节段性病变位于尿极，可见肾小球毛细血管袢与尿极粘连，内皮细胞及足细胞增生，壁层上皮细胞伸入尿极近端小管中，非顶部病变的肾小球可表现为细胞型或经典型病变，部分病例见球性硬化
塌陷型	肾小球基底膜扭曲、塌陷、皱缩，毛细血管袢腔狭小，球性塌陷较节段塌陷常见，单纯累及血管极少见，无内皮细胞、系膜细胞及基质增生，但足细胞肥大、增生、空泡变性或脱落至肾小囊腔，形成"假新月体"

局灶性节段性肾小球硬化可发生于任何年龄，但儿童及青少年多见，平均发病年龄为21岁，男性略多于女性。临床主要表现为肾病综合征，占原发性肾病综合征的5%～10%，10%～30%的病例可为非肾病性蛋白尿。镜下血尿和高血压多见，随病情进展逐渐出现肾功能受损，少数病例在起病时即有肾功能减退，可见肾性糖尿、氨基酸尿、肾小管性酸中毒等肾小管功能异常的表现。上呼吸道感染或预防接种可使临床症状加重。实验室检查为非选择性蛋白尿，免疫学检查血清补体正常，血IgG可降低，与大量蛋白尿从尿中丢失有关。

（三）系膜增生性肾小球肾炎

光镜检查显示，肾小球系膜细胞和系膜基质弥漫性增生，按照增生程度可分为轻、中、重度。轻度增生指增生的系膜宽度不超过毛细血管袢的直径，管腔开放良好；中度增生指增生的系膜宽度超过毛细血管袢的直径，管腔不同程度受压；重度增生指系膜在弥漫性指状分布的基础上呈团块状聚集，伴肾小球节段性硬化。中、重度系膜增生性肾小球肾炎可见节段性系膜插入现象。肾小管—间质改变与肾小球病变平行，中、重度系膜增生性肾小球肾炎常伴有灶状肾小管萎缩和间质纤维化。免疫荧光检查根据肾小球系膜区沉积的免疫复合物不同分为IgA肾病和非IgA系膜增生性肾小球肾炎。前者以IgA沉积为主，后者常有IgM、IgG的沉积，均常伴有补体C_3的沉积，呈弥漫性分布于整个肾小球。少数患者仅有C_3沉积，极少数免疫荧光检查阴性。电镜检查可见肾小球系膜细胞及基质增生，电子致密物在系膜区和（或）内皮下细颗粒样沉积，肾小球基底膜一般正常，有时可见不规则增厚伴节段性足突融合。

本组疾病在我国患病率高，约占原发性肾病综合征的30%。多见于青少年，男性多于女性。临床表现多样，常隐匿起病，可表现为无症状性血尿和（或）蛋白尿、慢性肾炎综合征、肾病综合征等，有前驱感染史者可呈急性起病，甚至表现为急性肾炎综合征。据报道IgA肾病患者约15%表现为肾病综合征，几乎所有患者均有血尿，而非IgA系膜增生性肾小球肾炎约30%表现为肾病综合征，约70%伴有血尿，常为镜下血尿。

（四）膜性肾病

光镜病理特点是上皮下免疫复合物沉积，肾小球基底膜弥漫增厚，免疫荧光检查显示，IgG和C_3呈弥漫性颗粒状沿肾小球毛细血管壁沉积，很少有IgM和IgA沉着，特发性膜性肾病几乎无系膜区沉积。早期可仅有IgG沉积，晚期可呈阴性，C1q或C_4阳性提示补体经典途径激活。随着疾病进展，免疫荧光染色强度减低，逐渐变浅甚至阴性。一般无内皮细胞、系膜细胞及基质或上皮细胞增生，也无炎细胞浸润。根据病变进展程度分为5期（表4-3）。

表4-3　膜性肾病病理改变及分期

分期	光学显微镜检查	电子显微镜检查
I期	肾小球基底膜空泡变性，胶原纤维染色（Masson）可见上皮下嗜复红蛋白沉积	肾小球基底膜基本正常，可见较小而分散的电子致密物沉积，主要位于足突间隙
II期	肾小球基底膜不均匀增厚，钉突样改变，上皮下嗜复红蛋白沉积，颗粒大而弥漫	多数电子致密物沉积于上皮下及基底膜内，上皮细胞足突广泛融合
III期	肾小球基底膜明显增厚，链环状结构形成，上皮下多数嗜复红蛋白沉积	肾小球基底膜高度增厚，多数电子致密物沉积，系膜基质增生，上皮细胞足突广泛融合

续表

分期	光学显微镜检查	电子显微镜检查
Ⅳ期	肾小球基底膜不规则增厚，管腔狭窄，系膜基质增多，节段性或球性硬化	肾小球基底膜重塑，三层基本结构消失，电子致密物吸收使基底膜呈虫蚀样，系膜基质增多，血管腔闭塞，最终发展为肾小球硬化
Ⅴ期	肾组织病变基本恢复正常	

在成年人原发性肾病综合征中膜性肾病占25%～30%，可发生于任何年龄，30～50岁为高发，男性多于女性。常隐匿起病，85%表现为肾病综合征，20%～25%呈无症状性蛋白尿，30%～50%有镜下血尿，20%～40%有不同程度的高血压及肾功能受损，但约有25%的患者可完全自发缓解，缓解大多出现在发病的前3年。蛋白尿程度及持续时间是影响自然病情发展的重要因素。本病患者易发生血栓栓塞并发症，尤其是肾静脉血栓形成，发生率在50%左右，可为单侧或双侧、急性或慢性起病。

（五）膜增生性肾小球肾炎

光镜下基本病理改变为肾小球系膜细胞及基质弥漫增生并沿内皮细胞下插入、基底膜弥漫性增厚呈"双轨征"，免疫荧光示IgG（或IgM）和C_3呈颗粒样在系膜区及毛细血管壁沉积，电镜下可见电子致密物在系膜区、内皮下或上皮下沉积，根据电子致密物的沉着部位及基底膜病变的特点可分为3型（表4-4）。

表4-4　原发性膜增生性肾小球肾炎的病理分型及特点

检查	Ⅰ型	Ⅱ型	Ⅲ型
光学显微镜检查	系膜增生最严重，可分隔肾小球呈分叶状，内皮下有嗜复红蛋白沉积，可使毛细血管闭塞	与Ⅰ型相似，但系膜插入现象较轻	与Ⅰ型相似，但内皮下和上皮下均有嗜复红蛋白沉积，并可见基底膜钉突形成
免疫荧光检查	IgG和C_3颗粒样或团块样沉积于系膜区和毛细血管壁，肾小球呈花瓣样	以C_3为主，团块或细颗粒样沉积于系膜区和毛细血管壁，C_3伴或不伴IgG及IgM	毛细血管壁也可在系膜区沉积
电子显微镜检查	内皮下可见插入的系膜细胞和系膜基质并伴大块电子致密物沉积，祥腔狭窄，足突融合	主要在电子致密物沿肾小球基底膜致密层和系膜区沉积，偶见上皮下呈驼峰状沉积	与Ⅰ型相似，但内皮下和上皮下均可见电子致密物沉积

本病占原发性肾小球疾病的10%～20%，主要见于儿童及青少年，5岁以下及60岁以上的患者少见。50%～60%患者表现为肾病综合征，常伴镜下血尿；20%～30%患者有上呼吸道前驱感染，表现为急性肾炎综合征，Ⅱ型更多见；其余病例可为无症状性血尿和（或）蛋白尿。据报道，起病时30%的患者有轻度高血压，20%出现肾功能损害。病情多持续进展，在导致终末期肾衰竭的肾小球肾炎中，本病占25%以上。

五、并发症

（一）感染

感染是肾病综合征的常见并发症，多隐匿起病，临床表现不典型，是导致肾病综合征复发或疗效不佳的主要原因之一，与患者免疫功能紊乱、全身营养状况下降以及应用糖皮质激素治疗有关。常见感染部位为呼吸道、泌尿道、消化道及皮肤。常见的致病菌有肺炎球菌、溶血性链球菌和大肠埃希菌等。其他如结核分枝杆菌、病毒（疱疹病毒等）、真菌的感染机会也明显增加。在严重肾病综合征伴大量腹腔积液时，易在腹腔积液的基础上发生自发性细菌性腹膜炎（SBP）。其发生率在儿童明显高于成年人。严重者可导致死亡，应予高度重视。

导致感染的相关因素有以下几个方面：①血浆 IgG 水平降低。在非选择性蛋白尿时，IgG 从尿中丢失，在肾小管上皮细胞重吸收后分解代谢增加，由淋巴细胞合成 IgG 减少。②补体成分如 B 因子及 D 因子下降，血浆调理素水平下降。③细胞免疫异常。血浆中 T 细胞活力下降，白细胞趋化能力下降。④低锌血症导致淋巴细胞功能及胸腺素水平下降。⑤浆膜腔及皮下积液导致对感染的易感。⑥糖皮质激素和免疫抑制药的应用加重了对细菌与病毒的易感性。

（二）血栓栓塞

血栓栓塞是肾病综合征最严重的、致死性的并发症之一，其发生与血液浓缩、高脂血症造成的血液黏稠度升高以及肝脏合成纤维蛋白原和部分凝血因子增加等因素有关，而且肾病综合征时血小板功能亢进，应用强利尿药及长期大量糖皮质激素均加重高凝血状态。肾病综合征常见的血栓栓塞部位是肾静脉，可为单侧或双侧，膜性肾病者发生率最高，可达50%，大多数为亚临床型，无临床症状，但也可发生严重的蛋白尿、血尿甚至肾衰竭。肾静脉血栓有急、慢性之分。急性肾静脉血栓临床表现为：单侧腹部绞痛、肉眼血尿、尿蛋白增多、肾功能急剧恶化；而慢性肾静脉血栓往往没有任何症状。肾静脉血栓的诊断以肾静脉造影最为确切，无创伤性的超声检查适用于临床一般性无症状患者的筛查。此外，肾病综合征患者还可出现下肢深静脉血栓，在成年人发生率为6%，表现为两侧肢体不对称性肿胀。腋静脉、锁骨下静脉血栓较为少见。动脉栓塞更为少见，但可累及全身各处大、小动脉，有时可引起严重后果，如心肌梗死、肢体坏死或脑梗死等。文献报道肺栓塞的检出率为10%~20%，但多数患者呈亚临床型。

肾病综合征的血栓倾向可能与以下几方面因素有关：①凝血与纤溶系统失衡。促血栓形成因素增高，如纤维蛋白原水平，凝血因子Ⅱ、Ⅴ、Ⅶ、Ⅷ、Ⅹ水平升高，抗血栓物质减少，抗凝血酶Ⅲ（AT-Ⅲ）减少，蛋白 C 和 S 水平下降。纤溶酶原水平下降，纤溶酶与纤维蛋白的交互作用受损。②血液黏滞度增加，血管内皮损伤。高脂血症、血小板增生及黏附度增加、血容量不足，均可进一步加重内皮细胞损伤，使血栓风险增加。

（三）急性肾衰竭

1. **肾前性急性肾衰竭** 肾病综合征时可因有效血容量不足而致肾灌注减少，导致肾前性氮质血症，或应用血管紧张素转换酶抑制药类药物导致肾小球灌注压降低，经扩容利尿后可恢复。

2. **特发性急性肾衰竭** 少数病例可出现急性肾衰竭，表现为无明显诱因的少尿或无尿，扩容利尿无效，多见于微小病变性肾病，可能与以下两方面有关：一方面肾间质高度水肿压迫肾小管，大量蛋白管型阻塞肾小管腔，管腔内高压引起肾小球滤过率骤然减少，另一方面肾小管上皮细胞缺血和大量重吸收、分解白蛋白而出现重度脂肪变性导致急性肾小管坏死。称为特发性急性肾衰竭，多见于中老年患者。

3. 其他 肾病综合征患者并发感染或用药导致急性肾小管坏死；并发双侧急性肾静脉血栓引起急性肾衰竭；呈肾病综合征表现的急进性肾小球肾炎或病理类型发生转型等导致的急性肾衰竭等。

六、诊断

（一）确定是否为肾病综合征

诊断标准：尿蛋白定量≥3.5 g/24 h；血浆白蛋白≤30 g/L；水肿；高脂血症。其中前两项为必备条件。

（二）确认病因

除外继发性和遗传性疾病后才能诊断为原发性肾病综合征，为及时明确诊断，在无禁忌证的情况下应积极行肾活检以明确病理类型，指导治疗，评估预后。

（三）判断有无并发症及肾功能情况

肾病综合征可为原发性和继发性。如考虑为继发性应积极寻找病因，在排除继发性肾病综合征之后才能诊断为原发性肾病综合征。在儿童应着重除外遗传性疾病、过敏性紫癜肾炎、乙型肝炎相关性肾小球肾炎等；中青年患者应注意除外结缔组织病、感染、药物引起的继发性肾病综合征，如狼疮肾炎；老年人则应着重除外代谢性疾病、肿瘤继发的肾病综合征，如糖尿病肾病、骨髓瘤肾病等。原发性肾病综合征也并非独立疾病，在肾活检基础上完善病理类型的诊断对于指导治疗、评估预后尤为重要。原发性肾小球肾炎所致的肾病综合征常见病理类型包括：微小病变性肾病、局灶节段性肾小球硬化、系膜增生性肾小球肾炎、膜性肾病、膜增生性肾小球肾炎。

通常一些特异性实验室检查可高度提示特定疾病，有助于肾病综合征的病因诊断。例如一些免疫学指标（抗核抗体、抗双链 DNA、ANCA、免疫球蛋白等）检测对系统性疾病的鉴别意义很大。肿瘤标志物（CEA、AFP、NSE，PSA 等）的检查有助于老年患者实体肿瘤的筛查。病毒指标（HBV、HCV、HIV 等）的检测可除外一些感染相关性肾病。血清及尿液免疫固定电泳、骨髓穿刺活检对血液系统疾病导致肾病的鉴别具有重要意义，如骨髓瘤肾病的尿中轻链蛋白增多，尿液免疫固定电泳可提示异常 M 蛋白。另外，尿蛋白电泳分析尿蛋白性质对推测肾小球滤过膜病变部位具有参考价值，如微小病变性肾病多为选择性蛋白尿，以白蛋白漏出为主，提示主要为电荷屏障受损；而膜性肾病则为非选择性蛋白尿，尿中除白蛋白，还有 IgG 等大分子的蛋白成分，提示滤过膜孔径屏障的损伤。尿常规检测是否并发血尿对病理类型的鉴别也有帮助，如系膜增生性肾小球肾炎、膜增生性肾小球肾炎常并发血尿。因此，详细询问病史、体格检查和实验室检查对于肾病综合征的诊断和鉴别诊断具有重要意义。

七、鉴别诊断

1. 过敏性紫癜 好发于青少年，有典型的皮肤紫癜，可伴关节痛、腹痛及黑便，多在皮疹出现后 1~4 周出现血尿和（或）蛋白尿，典型皮疹有助于鉴别诊断。

2. 狼疮肾炎　好发于青中年女性，根据多系统受损的临床表现和免疫学检查可检出多种自身抗体，一般不难明确诊断。

3. 糖尿病肾病　好发于中老年，表现为肾病综合征，患者糖尿病病史常达 10 年以上，有高血压及糖尿病眼底病变，病史及眼底病变有助于鉴别诊断。

4. 肾脏淀粉样变性　肾淀粉样变性是全身多器官受累的一部分，好发于中老年。原发性患者病因不明，主要累及心、肾、消化道、皮肤和神经；继发性患者常继发于慢性化脓性感染、结核、恶性肿瘤等疾病，主要累及肾、肝和脾等器官。肾受累时体积增大，常表现为肾病综合征，需行肾活检确诊。

5. 骨髓瘤肾病　好发于中老年，男性多见。患者可有多发性骨髓瘤的特征性临床表现，如骨痛，血清单株蛋白增高，蛋白电泳 M 带及尿本周蛋白阳性，骨髓象显示浆细胞异常增生达 15% 以上。此类患者可呈肾病综合征，典型的影像学检查有溶骨破坏或病理性骨折等，可助鉴别诊断。

八、治疗

肾病综合征治疗包括特异性（即糖皮质激素、细胞毒药物或其他免疫抑制药）治疗及非特异性治疗，特异性治疗是降低蛋白尿，治疗肾病综合征的核心环节，需根据不同的临床、病理类型制订相应的治疗方案。非特异性治疗包括一般治疗、对症治疗和并发症治疗。

（一）一般治疗

1. 休息　肾病综合征患者立位时肾素-血管紧张素-醛固酮系统和交感神经系统兴奋，可加重水钠潴留，而卧位时肾血流量增加，有利于利尿，故宜卧床休息，但应保持适度床上及床旁活动，以防肢体血栓形成。水肿消失，一般情况好转后可起床活动。

2. 饮食治疗　肾病综合征患者常伴胃肠道水肿及腹腔积液，影响消化吸收，应进食易消化、清淡、高热量、高维生素食物。

3. 钠盐摄入　肾病综合征患者水肿时严格限制钠盐的摄入量，食盐以每天 2~3 g 为宜。应用利尿药尤其是袢利尿药时应注意预防低钠血症的发生。

4. 蛋白质摄入　研究表明高蛋白饮食可加重肾小球高滤过状态，加速肾小球硬化和肾小管-间质纤维化，但对于肾病综合征患者是给予高蛋白饮食纠正低蛋白血症还是给予低蛋白饮食保护肾功能，目前尚有争议。一般主张，在肾病综合征早期及肾功能正常时，蛋白摄入以 0.8~1.0 g/（kg·d）为宜，对于慢性肾病综合征患者，蛋白摄入则应控制在 0.6~0.8 g/（kg·d），但均应以优质蛋白为主。

5. 脂肪摄入　对高脂血症患者应给予低脂饮食，即胆固醇摄入不超过 200 mg/d，脂质供热应少于总热量 125.6~146.5 kJ/（kg·d）[30~35 kcal/（kg·d）] 的 30%，但由于不饱和脂肪酸体内不能合成，且其代谢产物（如 PGE_2、PGI_2、TXA_2）具有血管活性作用，故脂质摄入中不饱和脂肪酸含量应达到总热量的 10%。植物油脂含不饱和脂肪酸较多，胆固醇及饱和脂肪酸较低，深海鱼油富含亚麻酸（不饱和脂肪酸），适合于肾病综合征患者食用。另外，还要多食富含植物纤维的食物，尤其是富含可溶性纤维（燕麦、米糠等）的食物，有助于降低血脂。

6. 其他　铜、锌等元素参与体内许多酶的合成，当从尿中丢失或肠道吸收障碍，可导致蛋白质代谢障碍，生长发育停滞，伤口愈合缓慢及免疫功能降低等，故应注意补充。食物中黄豆、萝卜、大白菜、扁豆、茄子、小麦、小米锌含量较高，而猪肉、芝麻、菠菜、黄豆、芋头、茄子铜含量较高，可选择食用。肾病综合征患者易出现低钙血症，应注意多食含钙多的食物（如奶及奶制品、各种豆类制品等）。

（二）对症治疗

1. 水肿的治疗　一般患者于限盐及卧床之后即可达到利尿消肿的目的，对于上述处理效果不佳者，可选择性应用利尿药治疗。在给予利尿药之前应判断患者的血容量状态。血容量正常或增高的患者可使用利尿药来改善水肿症状，而表现为血容量减少的患者必须在有效扩容的前提下使用利尿药。患者的血容量状态可通过一些临床表现和指标来进行判别，如表4-5所示。

表4-5　患者血容量状态的判别

项目	低血容量型	高血容量型
尿素氮、尿素氮/肌酐比值	增高	降低
尿渗透压	增高	降低
血浆肾素、醛固酮、精氨酸加压素水平	增高	降低
尿钠浓度	<20 mmol/L	≥20 mmol/L
心率增快、血压降低、血细胞比容升高等血容量不足的临床表现	存在	无

（1）利尿治疗的原则：①利尿治疗不宜过快过猛，以免造成血容量不足，加重血液高黏倾向，诱发血管栓塞。②渗透性利尿药在少尿时应慎用，因其可导致肾小管上皮细胞变性、坏死，诱发"渗透性肾病"，导致急性肾衰竭。③因血浆制品可增加尿蛋白排泄，加重肾损害，故不主张频繁应用。在患者出现少尿，并发较重感染时，可酌情合理应用。

（2）利尿药的选择：目前常用的利尿药有袢利尿药、噻嗪类利尿药、保钾利尿药及渗透性利尿药。对于轻度水肿，多应用噻嗪类利尿药和（或）保钾利尿药，而对于中、重度水肿患者多选择袢利尿药。利尿效果不好的可联合应用噻嗪类利尿药，以阻断肾单位不同部位钠的重吸收，两类药物具有协同效应。袢利尿药中最为常用的为呋塞米。呋塞米可口服也可静脉给药，对于口服效果不佳的患者可采用静脉给药。静脉给药分为静脉推注和持续滴注。有学者研究指出：持续静脉滴注呋塞米较一次性静脉注射呋塞米更有效、更安全。一次性大剂量静脉推注呋塞米会导致血容量剧烈的波动和血浆呋塞米峰浓度过高，严重影响血循环的稳定性，而持续静脉滴注呋塞米，可避免峰-谷效应，使每小时排尿量相对恒定，更符合正常生理。

渗透性利尿药如右旋糖酐40（低分子右旋糖酐）是葡萄糖的聚合物，平均分子质量为40 kD，不易渗出血管，可提高血浆胶体渗透压，扩充血容量，具有渗透性利尿作用。该药还能抑制血小板和红细胞聚集，降低血液黏滞性，并对凝血因子Ⅱ有抑制作用，因而能防止血栓形成和改善微循环，临床可用于血容量相对不足的肾病综合征患者的消肿治疗。但由于其可致肾小管上皮细胞空泡变性、坏死，诱发渗透性肾病，导致急性肾衰竭，少尿的患者应慎用。

另外，对于血容量相对不足的肾病综合征患者在单纯应用利尿药治疗效果不佳的情况下是否给予白蛋白静脉滴注，目前仍有不同意见。有人认为白蛋白可使分泌至肾小管的利尿药的量增加，改善了利尿药抵抗。已有研究证实，联合使用白蛋白可增强呋塞米的排钠作用。但也有学者提出，白蛋白价格昂贵，有引起血源性感染、过敏性休克等严重并发症的可能。且它的使用并不能达到预期的改善低蛋白血症的作用，反而会造成"蛋白超负荷性肾病"。白蛋白的使用可能使蛋白尿加重，肾功能进一步减退。有研究显示，输注白蛋白量越多，肾病达到完全缓解所需的时间越长，若每天输注白蛋白超过 20 g，对肾脏的损伤作用尤为显著。因此，建议肾病综合征并发明确的血容量不足、严重的水肿和低白蛋白血症的情况下可使用白蛋白。但不建议长期连续使用，可重复使用，多为隔天应用。

对于上述利尿治疗无效的全身严重水肿，或伴有浆膜腔积液，影响呼吸、循环功能，或伴有急性左心衰、肺水肿的患者可实施单纯超滤或连续性血液净化治疗。对于利尿效果不好的患者暂停利尿药治疗，给予短时间歇血液净化治疗，可为肾损害恢复创造条件，同时为恢复对利尿药的敏感性提供时间。

2. 减少尿蛋白　大量研究已经证实，血管紧张素转换酶抑制药（ACEI）及血管紧张素Ⅱ受体拮抗药（ARB）类药物通过扩张出球小动脉降低肾小球内压，进而减少尿蛋白的排出。还有一些药物也被用来治疗蛋白尿，但其疗效和安全性尚未取得足够证据，一般不作为常规治疗。如肾素–血管紧张素–醛固酮系统另外两种拮抗药：醛固酮受体拮抗药与肾素拮抗药，有研究显示两药联合 ACEI 和（或）ARB 在减少蛋白尿方面均有叠加作用，但仍需更多循证医学证据予以支持。另如中药雷公藤降尿蛋白效果较为肯定，但其安全剂量与中毒剂量较为接近，应用须谨慎，在肾病综合征治疗一般不作为首选。

3. 降脂治疗　高脂血症不但增加了心血管并发症的发生率，还可加速肾小球硬化，因此目前多认为对于肾病综合征的高脂血症应予积极干预。以羟甲基戊二酰单酰辅酶 A（HMG-CoA）还原酶抑制药为首选，常用制剂有洛伐他汀、辛伐他汀、阿托伐他汀等，该类药物以降低胆固醇为主；对于以甘油三酯增高为主者，可应用苯氧酸类药物，如非诺贝特、苯扎贝特等。用药期间应定期复查肝功能。肾病综合征缓解，低蛋白血症纠正后，高脂血症可自然缓解，此时则无须继续降脂药物治疗。

4. 抗凝血治疗　目前对于肾病综合征是否预防性给予抗凝血药物治疗尚缺乏循证医学证据，也未达成共识。一般认为，对于具有明显的血液浓缩，血脂增高，血浆白蛋白低于20 g/L，纤维蛋白原（FIB）>400 g/L，并应用大剂量糖皮质激素及利尿药的肾病综合征患者有必要给予抗凝血治疗。常用的药物有肝素、双香豆素类及抗血小板聚集类药物。

（三）特异性治疗

免疫抑制治疗是目前肾病综合征的最主要治疗手段，常用药物有 3 类，包括糖皮质激素（泼尼松、泼尼松龙）、细胞毒类药物（环磷酰胺、苯丁酸氮芥等）以及免疫抑制药（霉酚酸酯、硫唑嘌呤、环孢素、他克莫司、来氟米特等）。治疗用药的选择、组合、剂量以及疗程均应依据病理类型、临床表现等因素而定，目前尚无统一方案。

1. 糖皮质激素　是治疗肾脏疾病的主要药物，可能通过抗炎，抑制免疫反应，抑制醛固酮和抗利尿激素分泌，影响肾小球基底膜通透性等综合作用而发挥其降低蛋白尿的疗效。肾病综合征激素治疗应掌握"始量要足、减量要缓、维持要长"的原则。常用药物为泼尼松，在有肝损害或水肿严重时，可更换为对应剂量泼尼松龙口服或静脉输注。激素治疗期间应密切监测激素不良反应的发生，如感染、类固醇性糖尿病、消化道溃疡、生长发育抑制、骨质疏松、股骨头无菌性缺血性坏死等，以便及时预防和处理。根据患者对激素治疗的反应，可分为激素敏感型（足量激素治疗8～12周缓解）、激素依赖型（激素减量期间复发2次，或停药1个月内复发）、激素抵抗型（对足量激素治疗无反应）、频繁复发（6个月内复发2次以上或1年内复发3次以上），其后续治疗也要随之调整。

在原发性肾病综合征中，不同的病理类型对激素的治疗反应不尽相同。一般来讲，微小病变性肾病和轻度系膜增生性肾炎单独应用糖皮质激素反应较好，按照正规治疗方案，大部分患者可获得临床缓解。而对于膜性肾病、局灶性节段性肾小球硬化、膜增生性肾小球肾炎，单用激素往往难以获得完全缓解，需要联合使用其他免疫抑制药治疗。

2. 其他免疫抑制药　除糖皮质激素外，肾脏疾病的治疗中常需要联合其他免疫抑制药治疗，主要用于难治性肾病综合征或因激素不良反应难以长期坚持的患者。目的是尽可能减少激素的用量和疗程；对频繁复发、激素依赖及激素抵抗的患者联合用药可能获得较为满意的疗效，改善肾脏病的长期预后。常用药物有以下几种。

（1）环磷酰胺：为氮芥与磷酰胺基结合而成的化合物，能选择性抑制B淋巴细胞，大剂量也能抑制T淋巴细胞，还可能抑制免疫母细胞，从而阻断体液免疫和细胞免疫反应。给药方法包括口服(100～150 mg/d，分2～3次口服)、小剂量隔天静脉注射（每次200 mg，隔天静脉注射）及大剂量冲击（0.4～1.0 g/m²，每月1次静脉滴注，6个月后改为每3个月1次）3种，累计总量均达6～8 g。目前并不能证明哪种方案更为有效，静脉给药不良反应较口服相对较小，大剂量冲击治疗由于累积剂量时间长，对于改善疾病远期预后有肯定疗效。主要不良反应为骨髓抑制和肝损伤，以及消化道反应、性腺功能抑制、脱发、出血性膀胱炎、诱发肿瘤等。

（2）苯丁酸氮芥：又名瘤可宁，是一种细胞毒性烷化剂，作用机制与环磷酰胺相同，治疗效果也和环磷酰胺无明显差别，一般用于环磷酰胺的替代治疗。常用剂量为0.2 mg/（kg·d），分2次口服，累计总量不超过10 mg/kg。主要不良反应是骨髓抑制、性腺毒性、可诱发血液系统肿瘤，偶见肝损伤和皮疹。无膀胱毒性，也不导致脱发。

（3）霉酚酸酯（麦考酚酸酯，MMF）：商品名骁悉，是一种新型免疫抑制药，在体内水解为具有免疫抑制活性的霉酚酸（MPA）而发挥作用。可通过非竞争性可逆性抑制次黄嘌呤单核苷酸脱氢酶（IMPDH），即嘌呤从头合成途径的限速酶，阻断鸟嘌呤核苷酸的从头合成途径，从而选择性抑制T、B淋巴细胞的增殖，减少抗体产生，抑制细胞毒T淋巴细胞的形成。通过抑制细胞表面黏附分子的表达而发挥抗炎作用。口服吸收完全，个体差异小，无需监测血药浓度，目前已被广泛用于防治各类实体器官移植免疫排斥。近年来的研究表明，其用于难治性肾病综合征的治疗也取得了较好的疗效。国内外多中心观察性研究均证实，对于微小病变性肾病及系膜增生性肾炎中激素依赖或抵抗型，MMF联合糖皮质激素有肯定疗效，对于膜性肾病、局灶节段性肾小球硬化、膜增生性肾炎的激素抵抗型，也有一定疗效，可用于环磷酰胺等药物无效或有严重不良反应时。但目前仍被作为二线用药，也不推荐单独使用。起始应用剂量为1.5 g/d（体重≥70 kg者推荐2.0 g/d，体重≤50 kg者推荐1.0 g/d），每天分两次空腹服用。其短期不良反应较环磷酰胺及环孢素等其他免疫抑制药为轻，主要有感染、骨髓抑制、胃肠道反应等，尤其可发生一些致命性重症感染，应特别引起重视。

（4）钙调磷酸酶抑制药：包括环孢素（CsA）和他克莫司。环孢素是从多孢木霉菌和核孢霉素的代谢产物中提取，其免疫机制主要是选择性抑制 T 辅助细胞的产生和释放，抑制 T 辅助细胞表达 IL-1 受体，抑制 IL-2 的产生及 T 细胞产生干扰素，还可抑制已与抗原或致有丝分裂素作用的淋巴细胞表达 IL-2 受体，环孢素 A 对细胞的抑制作用是可逆的，停药后作用消失，对骨髓造血功能和吞噬细胞的免疫功能没有明显的影响。主要用于原发性难治性肾病综合征，其中对微小病变最佳，对系膜增生性肾小球肾炎、局灶性节段性肾小球硬化及膜性肾病也有一定疗效。通常作为治疗原发性肾病综合征的二线用药，而对于儿童原发性肾病综合征和对糖皮质激素有顾虑者也可作为一线用药。但对于治疗前血肌酐已升高或病理提示明显肾小管间质病变的患者应慎用。药物用法：成年人起始每天剂量 3 ~ 4 mg/kg，最大剂量 <5 mg/（kg·d），儿童为 150 mg/m^2，最大剂量 <200 mg/（m^2·d），分 2 次口服，1 ~ 2 周起效，最大疗效 1 ~ 3 个月，一般 3 个月后缓慢减量，疗程 6 个月左右，服药期间需监测血药浓度，其谷值维持在 100 ~ 200 ng/kg。单用环孢素治疗复发率高，临床常需联合用药。该药不良反应主要有肝肾毒性、高血压、多毛症、震颤、牙龈增生、恶心、腹泻等。其不良反应多呈剂量依赖性，减量或停用后可以恢复。因此在环孢素的长期使用过程中应注意检测肝肾功能和血药浓度。他克莫司（FK506）与环孢素作用机制相似，已广泛用于防治器官移植后排异，近年来初步用于肾病治疗也取得了较好的疗效，常用剂量为 0.1 mg/（kg·d），分 2 次空腹服用，维持血药浓度在 5 ~ 15 ng/mL，病情缓解后减量，疗程 6 ~ 12 个月。常见不良反应为肾毒性、血糖升高、感染等。

（5）来氟米特：商品名为爱若华，是一种新型免疫抑制药，是具有抗增生活性的异噁唑类免疫抑制药，其免疫作用机制主要是通过抑制二氢乳酸脱氢酶的活性，选择性阻断嘧啶的从头合成途径，从而影响活化淋巴细胞的嘧啶合成，还可以抑制酪氨酸激酶的活性，阻断炎症细胞信号传导。此外，还可通过抑制核因子 κB（NF-κB）激活，阻断炎症细胞因子的表达；抑制抗体的产生和分泌；抑制细胞黏附；调节 Th1/Th2 平衡等方面来发挥免疫抑制作用。基础和临床试验证实，本药能有效预防、控制急性排异反应，联合用药逆转慢性排异反应，在内科主要治疗自身免疫性和免疫介导的疾病，较为肯定的是用于类风湿关节炎，可以达到长期病情缓解。

来氟米特用于肾脏疾病治疗的研究才刚刚起步，由于其不良反应小，价格相对低廉，具有广阔的应用前景。初始负荷剂量为 50 ~ 100 mg/d，连续 3 d 后改为维持剂量 20 ~ 30 mg/d，若不良反应大，不能耐受，可降至 10 mg/d。该药常见不良反应包括胃肠道反应、皮疹、可逆性脱发、一过性氨基转移酶上升和白细胞减少等，大多数在减药或停药后恢复。

（四）并发症的治疗

1. 感染　一般不主张应用抗生素预防感染，因为通常效果不佳，且容易导致耐药性和继发真菌感染。一旦发现感染，应给予对致病菌敏感、强效且无肾毒性的抗生素积极治疗，有明确感染灶者应尽快去除。因此，对于肾病综合征，尤其是一些高危易感者，应积极预防感染的发生。

2. 血栓及栓塞并发症　抗凝血是治疗肾静脉血栓的基础，可有效阻止血栓增大，改善蛋白尿和肾功能，同时预防致命性肺栓塞的发生。在抗凝血治疗的基础上，患者自身的纤溶系统将发挥作用，使肾静脉血栓部分或全部溶解。对已确诊为肾静脉血栓或高度可疑的患者，均应选择抗凝血治疗。抗凝血治疗需长期进行，在肾静脉血栓症状缓解后，仍应口服抗凝血药（如华法林）至少 6 个月。

肝素是国内目前最常用的抗凝血药，可加速 AT-Ⅲ凝血酶复合物对部分凝血酶和凝血因子的灭活。应用肝素时应注意剂量的个体化，以使活化部分凝血活酶时间（APTT）延长至正常对照值的1.5～2.5倍为宜。其主要不良反应是出血，多在用药剂量较大时出现，出现后应立即停用，并予鱼精蛋白中和。与肝素相比，低分子肝素具有皮下注射吸收完全、生物利用度高（>80%）、半衰期长、不良反应小和不需要实验室监测等优点，疗效至少与普通肝素相似，目前在临床应用普遍。

除了上述抗凝血药，抗血小板药通过抑制血小板聚集和释放也可用来防止血栓形成。抗血小板药可防止血栓进展，在肾静脉血栓的治疗中常与抗凝血药配合使用。常用抗血小板药包括阿司匹林、双嘧达莫、噻氯匹定等。

对肾病综合征并发急性肾静脉血栓形成的患者，加用溶栓治疗较单纯抗凝更快、更彻底地清除血栓，恢复肾血流，保护病肾功能。在发病早期，特别是血栓形成后1～2 d溶栓疗效更为理想。近年有学者认为即使不了解血栓形成的确切时间，溶栓治疗仍是有必要的，至少对正在形成的血栓有效。溶栓可通过外周静脉给药和肾动、静脉置管局部给药两种途径完成。一般认为，局部给药在疗效方面优于全身给药。尤其对于并发急性肾衰竭或局部症状（如胁腹部疼痛）严重的患者，应首选局部溶栓。在给药方式上，小剂量持续静脉滴注适用于慢性肾静脉血栓以及临床症状较轻的急性患者，大剂量全身或局部冲击给药则适用于急性、重症静脉血栓患者，如双侧肾静脉血栓或并发其他部位如腔静脉血栓形成。

3. 急性肾衰竭　对已发生急性肾衰竭的患者，首先应尽快明确病因，及时纠正肾功能损害因素，病因不清时应行肾活检。此外，应积极对症治疗，可采取以下措施：加强利尿，如应用袢利尿药后，通常可使肾功能显著好转或恢复；但对于由于利尿药治疗导致血容量不足引起肾功能下降的患者，应停用利尿药，并及时扩容纠正血容量不足，尿量多可增加，肾功能恢复。对于扩容利尿无效、已达透析指征的患者应给予血液净化治疗，肾病综合征并发急性肾衰竭者大多数可逆，预后良好，极少数转变为不可逆性肾损害。

九、预后

肾病综合征患者的预后与很多因素相关。根据病理类型、临床表现、并发症以及对治疗的反应不同，存在着很大差异。

微小病变性肾病长期预后较好，50%可在数月内自然缓解，90%的患者对激素治疗反应良好，但治疗缓解后复发率高。存在血尿和高血压的患者激素抵抗的发生率高，预后也较差。该病理类型的肾病综合征患者10年存活率>95%，死亡者大多为老年人，多为不正确使用激素和细胞毒药物，发生感染导致死亡。若反复发作或长期大量蛋白尿得不到控制，病理类型可转变为系膜增生性肾小球肾炎，进而为局灶性节段性肾小球硬化，最终发展为尿毒症者约为3%。

局灶性节段性肾小球硬化被认为和微小病变性肾病属同一疾病的不同阶段，但其预后却截然不同。有25%～40%患者在10～15年或以后可进展至终末期肾病，且肾移植后20%～30%的患者可复发。一般小儿和对激素治疗有反应或血清 C_3 水平升高者预后较好。而持续大量蛋白尿、伴难以控制的持续高血压、发病时肾功能已受损的患者预后不佳。肾脏组织病理改变伴有弥漫系膜增生、肾小球血管极硬化、肾间质炎症细胞浸润伴纤维化、小动脉壁透明样变性者预后差。

特发性膜性肾病对治疗的反应虽然不佳，但多数患者的预后相对较好，约1/4患者的病情可自然缓解。与特发性膜性肾病预后有关的因素包括：儿童优于老年人，很少走向肾衰竭；女性优于男性，治疗缓解率高；大量蛋白尿持续时间长并伴高血压、起病时肾功能已受损的患者预后差。膜性肾病的病理分期不能反映疾病进展的严重程度，但出现肾小管—间质严重病变者预后差。

系膜增生性肾小球肾炎根据免疫病理可分为 IgA 肾病和非 IgA 系膜增生性肾小球肾炎，其中 IgA 肾病是我国最常见的原发性肾小球疾病之一。部分患者可表现为肾病综合征。影响其预后的不良因素有：起病时即伴有高血压或肾功能受损；持续大量蛋白尿 2 年以上；对免疫抑制药治疗效果不明显；肾脏病理改变为重度系膜增生伴肾小球硬化、肾小管萎缩及间质纤维化。

原发性膜增生性肾小球肾炎为慢性进展性疾病，有 6%～20% 的病例临床长期缓解，30%～40% 为持续性尿检异常但肾功能保持正常，25%～50% 的患者在 10 年内进入终末期肾衰竭。一般认为，尿蛋白量大者，预后差；Ⅱ型预后较Ⅰ型差；临床伴有高血压及肾功能损害者预后差；肾脏组织学改变伴有新月体形成或肾小管—间质损害者预后差。有报道称，肾移植术后Ⅱ型膜增生性肾小球肾炎复发率（75%～100%）明显高于Ⅰ型（20%～30%），但病情进展缓慢，不易发展为肾衰竭。

第五章
内分泌科疾病

第一节　代谢综合征

代谢综合征（MS）是与各类血管病变（心、脑、肠血管）及糖尿病的发生、发展密切相关的一组综合征。MS 概念的形成和发展到目前全球统一诊断标准的提出经历了一个漫长的过程。胰岛素抵抗曾被认为是其病理生理基础，然而近年大量研究显示，胰岛素抵抗只是MS 发病的一个重要环节，还有许多因素参与。因此，MS 的概念和诊断标准虽较过去有了明确定义，但仍在不断完善和修订中。

一、流行病学

近几十年来，随着全球经济快速发展，人们的生活方式也发生了巨大变化。每天高能量的摄入，以及静坐休闲时间明显增多（汽车和家电业的发展），使慢性代谢性疾病（肥胖、高血压、血脂异常、糖尿病、痛风等）的发病率呈流行趋势。MS 发病率又因不同种族、不同地区、不同诊断标准而有所不同。在美国印第安人 MS 患病率最高，达40%以上，而非洲裔最低。在我国，MS 和超重的患病率北方高于南方、城市高于农村、男性高于女性，并且有增龄效应等流行病学特征。有研究发现，在上海社区 20～74 岁人群中，约有 1/6 患 MS，>45 岁男性及 >50 岁女性患病率明显增加。65～69 岁达到高峰。MS 的高患病率预示着心脑血管疾病发病率和死亡率的增加。随着我国人口的老龄化，MS 的出现将意味着我国老年人群心脑血管疾病发生高峰的到来。

二、病因和发病机制

MS 病因及发病机制非常复杂。这主要是由于：①MS 的定义尚未完全统一。②MS 一般由多重因素引起。③其发病表现在不同个体中有所不同。

（一）代谢综合征的病因

1. 脂质损伤学说　脂质损伤学说实质上包含两个假说：一个是 McGarry 提出的糖尿病的脂毒性假说；第二个是 Unger 提出的 MS 的脂质堆积和溢出假说。

（1）糖尿病的脂毒性假说：该假说认为在生理条件下脂肪分解产生游离脂肪酸（FFA）释放进入血液循环，当血中 FFA 水平超过各组织对其的分解和氧化能力时，FFA 则将以甘油三酯（TG）的形式在非脂肪组织中沉积，从而造成该组织的损伤。如在胰岛素靶组织（如肝脏、肌肉）中过度沉积，将导致胰岛素抵抗（IR）；如异位沉积在胰岛 B 细胞，将导致胰岛功能损伤、胰岛素分泌障碍，最终导致糖尿病的发生和发展。

（2）脂质堆积和溢出假说：肥胖时由于瘦素抵抗引起机体脂质分泌异常，进而由胰岛素刺激的脂肪酶活性增高、脂肪合成增加及脂质异位堆积和溢出，产生葡萄糖代谢的胰岛素抵抗，最终导致 MS 的发生。

这两种学说的区别在于，脂质堆积和溢出学说把瘦素抵抗看作 MS 的始发原因，并认为脂质损伤的最终结果是 MS 而并非仅仅是糖尿病。

2. 胰岛素抵抗（IR）　近年研究表明，IR 可能是引起 MS 的原因之一。IR 是一种生理和病理生理状态，即指正常或高于正常浓度的胰岛素只能起到低于正常的生物效应，或者需要超常量的胰岛素才能起到正常量反应的一种状态。当机体发生 IR 后，即机体组织对胰岛素的敏感性降低，表现为其摄取和利用葡萄糖的能力下降，机体为了克服此状态以调节血糖在正常水平，因此代偿性地分泌更多的胰岛素，造成血中胰岛素水平增高，引起高胰岛素症，这实际上是一个病态的适应过程。结果，由于胰岛素水平偏高造成机体一系列病理生理变化，最终导致 MS 的发生和发展。

虽然 IR 与 MS 的发生可能存在密切关系，但是不能把 IR 当作 MS 唯一的发病原因。因为 MS 是由多重因素引起的，IR 应该是其中的一个重要环节。

（二）代谢综合征的中枢调节

研究发现中枢神经系统某些功能失调参与了 MS 的发病过程。目前已证实，与 MS 的发病过程有关的中枢神经系统内的异常主要有下丘脑一垂体一肾上腺（HPA）轴功能异常和中枢胰岛素抵抗。HPA 轴异常是胰岛素抵抗和腹型肥胖发病机制的重要环节。HPA 功能异常在早期表现为皮质醇分泌增多，促进脂肪酶表达，使脂肪沉积于内脏部位，出现两种结果即内脏脂肪增多，发生全身性胰岛素抵抗和腹型肥胖，此为 MS 的两大特征。长期严重应激状态下，HPA 轴功能衰竭，皮质醇分泌减少，则出现持久的腹型肥胖，性激素和生长激素减少，胰岛素、葡萄糖、甘油三酯升高，总胆固醇和 LDL 升高，血压升高，心率增快，HDL降低。交感神经中枢和 HPA 共同位于下丘脑，位置相近。在 HPA 异常表现的同时，也激活了交感神经，从而表现出高血压、糖脂代谢异常、胰岛素抵抗等一系列异常病理过程。

（三）代谢综合征的神经体液调节

代谢综合征及其组成成分与神经体液关系密切。根据神经体液因素在胰岛素抵抗形成中的作用不同，可分为促进胰岛素抵抗的神经体液，如儿茶酚胺和改善胰岛素抵抗的因素，以及脂联蛋白等；根据其合成和分泌的部位不同，可分为脂肪细胞合成分泌的神经体液因素，如瘦素、TNF-α、IL-6 和非脂肪细胞分泌的因素，以及糖皮质激素。体内各种神经体液因素并不是单独起作用，而是相互关联、相互作用，在不同的环节和通过不同的机制影响胰岛素功能、糖脂代谢与心血管的结构和功能，共同促进 MS 的发生、发展。

（四）代谢通路与信号细胞传导

MS 相关通路众多，在其发生的病理生理过程中，不仅有经典的胰岛素信号途径、瘦素信号途径、丝裂原激活蛋白激酶（MAPK）信号途径参与，而且还有一些新发现，如过氧化物酶体增殖激活受体（PPARs）、NF-KB、DAG-PKC 等信号通路。各信号通路之间相互作用，一旦功能失调，将会引起胰岛素抵抗，代谢、内分泌和心血管等系统的细胞异常增殖和功能异常。

（五）炎症反应和氧化应激

除已经知道的巨噬细胞和血管内皮细胞可产生炎症因子外，近年发现，脂肪细胞作为内分泌器官，也可分泌多种炎症因子。因此，肥胖也是一个慢性炎症的状态。低度炎症反应和氧化应激是心血管和代谢综合征的共同病理生理过程。两者相互影响、相互促进，促进 MS的发生。

三、诊断

MS 的诊断标准如表 5 - 1 所示。

表 5 - 1 MS 诊断标准比较

指标	WHO (1999)	NCEP-ATPⅢ[*] (2001)	CDS[*] (2004)	IDF[*] (2005)
初选人群	高血糖及 IR[*] 人群中	全人群中	全人群中	中心性肥胖全人群中
组成成分数	初选人群中至少 2 项	至少 3 项	3 项或全部者	至少 2 项
肥胖				
BMI（kg/m^2）	>30 和（或）	—	超重和（或）肥胖≥25（kg/m^2）	—
腰围（WC）（cm）	—	>102（男），>88（女）亚洲 >90（男），>80（女）	—	美国 >102（男），>88（女）欧洲 >94（男），>80（女）
腰臀比（WHR）	>0.90（男），>0.85（女）	—	—	—
血脂紊乱				
TG（mmol/L）	≥1.70	≥1.70	≥1.70	≥1.70
HDL-C（mmol/L）	<0.9（男），<1.0（女）	<1.04（男），<1.30（女）	<0.9（男），<1.0（女）	<1.03（男），<1.30（女）或已接受治疗
高血压（mmHg）	≥140/90 和（或）已确认为高血压并治疗者	≥130/85 和（或）已确认为高血压并治疗者	≥140/90 和（或）已确认为高血压并治疗者	≥130/85，或已接受相应治疗，或此前已诊断高血压
高血糖				
FPG（mmol/L）	≥6.1	≥6.1	≥6.1	若 ≥5.6，强烈推荐进行 OGTT
2hPG（mmol/L）	≥7.8	—	≥7.8 和（或）已确诊糖尿病并治疗者	—
胰岛素抵抗	高胰岛素正葡萄糖钳夹试验的 M 值上 4 分位数	—	—	—
微量白蛋白				
白蛋白（μg/min）	≥20	—	—	—
白蛋白/肌酐（mg/g）	≥30	—	—	—

注：NCEP-ATPⅢ，National Cholesterol Education Program-The Adult Treatment PanelⅢ，美国国家胆固醇教育计划的成人治疗专家组Ⅲ；CDS：中国糖尿病协会；IDF：国际糖尿病协会；IR：胰岛素抵抗。

新近国内学者开始对 WHO、ATP、CDS 和 IDF 等 MS 诊断指标进行比较，如顾卫琼等研究认为，在发生 MS 人群中，以 IDF 定义下的人群发病率最高。WHO 定义因其对胰岛素抵抗的要求，实用性较差，而 ATP 定义人群基本被 IDF 覆盖。体脂分布的异常（中心性肥胖，非体脂含量）加剧了代谢紊乱的发生和胰岛素抵抗的程度。IDF 定义完全以腰围测量作为衡量中心性肥胖指标，并将中心性肥胖视为胰岛素抵抗的临床标志。另一方面，降低了血糖的标准，以及考虑到不同种族的差异，是较为适合的 MS 诊断标准，但是否能适合更多中国人群的诊断标准，仍需进行不断的探索和实践。

四、预防和治疗

随着对 MS 发病机制和危险因素认识的逐步深入，如何科学合理地干预和治疗 MS，更有效地防止由其导致的心脑血管疾病已刻不容缓。MS 是一项生物—心理—社会医学模式的疾病反应。其有 3 大特点：①病因复杂。②慢性病程。③须有中心性肥胖。故在预防和治疗上不能仅依赖药物治疗，更应重视健康观念的提升及良好生活和饮食习惯的培养。只有达到正常或接近正常的体重和腰围，方能达到满意的预防和治疗效果。

MS 的发生、发展有一个过程，在其不同阶段均应有相应的防治重点：早期出现肥胖、轻度高血压、糖调节受损和脂代谢紊乱等症状时，可采取以治疗性生活方式改变（TLC）为主，药物为辅，以"防"为主，控制危险因素，以维持正常或接近正常体重和腰围；中期出现心肌肥厚、动脉硬化、心肌缺血、微量蛋白尿、2 型糖尿病等症状时，需要以药物和 TLC 并重，以"治"为主，争取受损组织器官逆转；晚期出现心力衰竭、心肌梗死、肾衰竭、外周血管栓塞等表现时，应采用 TLC、药物和一些其他措施，多管齐下，以"救"为主，进行相关疾病的治疗。

代谢综合征所造成的直接经济费用分别占 2003 年中国卫生总费用和医疗总费用的 3.0% 和 3.7%，近几年还在不断上升。如全社会及各级政府对慢性代谢性疾病的防治都引起重视，不但能降低全社会医疗费用的支出，更重要的是提高全民健康素质和生活质量。

第二节　肥胖与营养

肥胖是机体能量摄入超过能量消耗导致体内脂肪积聚过多及分布异常所致的一种常见的代谢性疾病。

肥胖是由于遗传、环境等特定的生物化学因子引起的一系列进食调控和能量代谢紊乱，使体内能量摄入大于消耗，能量代谢失衡，体内脂肪积聚过多、体重增加所致的一种常见的营养与代谢性疾病。

肥胖的危害不仅是肥胖本身会影响美观及使日常生活不便而引起的身心障碍和可能带来的社会歧视问题，更严重的是肥胖是许多疾病如 2 型糖尿病、冠心病、高血压、脂质代谢异常、痛风（或高尿酸血症）、睡眠呼吸暂停综合征、胆囊炎、胆石症、关节炎及某些癌症发病的基础。大约 80% 的肥胖成人有 1 种、40% 有 2 种以上上述的病态（症状）的聚集现象。肥胖的发病率在过去 10 年中几乎增加 1 倍。肥胖所带来的直接或间接的耗费约占国家卫生经费的 10%。

　　肥胖在富裕国家中由于食品供应丰富、静坐生活方式增多而普遍多见，但在社会福利和卫生保健工作较好的国家，单纯性肥胖的检出率反而控制在较低水平，如瑞典仅为 2%。近年来发展中国家肥胖检出率呈现快速增长，表明单纯性肥胖应是发达国家和发展中国家共同面临的问题。我国 2004 年 10 月卫生部、科技部、国家统计局发布的《中国居民营养与健康现状》显示，我国 18 岁及以上成年人中超重率为 22.8%、肥胖率为 7.1%，也就是说，我国 ≥18 岁的成年人大约有 2.6 亿超重和肥胖者。大城市成年人有一半的人超重和肥胖（男性为 45.9%，女性为 39.8%），农村成年人也有 1/4 ~ 1/3 超重和肥胖。与 1992 年比较，我国超重率上升了 38.6%、肥胖率上升了 80.6%。

一、病因和发病机制

　　1. 遗传因素　遗传学研究表明，人类体重的变异，70% 为遗传因素所致。双亲中一方肥胖，其子女肥胖率为 50%；双亲均为肥胖，子女肥胖率为 80%。另有研究者调查的一组肥胖儿童中，其 39% 为母亲有肥胖、12% 为父亲有肥胖、18% 为双亲有肥胖。肥胖常伴有多种基因的改变所致基因多态性，故肥胖为多基因遗传。遗传因素对于肥胖的形成具有一定作用，但不是唯一决定性的，还有其他因素，如环境因素及年龄因素等。

　　2. 环境因素　遗传因素（基因的多态性）仅增加人体对肥胖的易感性，促进肥胖的环境因素对多种易感基因表达的影响也是一个重要的因素。

　　社会的进步、人们生活水平和机械化劳动程度的明显提高，以及教育程度相对偏低的中下层人群中常导致总能量摄入明显增多及三大产能营养素（糖类、脂肪、蛋白质）结构配比明显不合理，静态行为随着机械化程度的提高而明显增加，导致能量消耗减少。

　　不良的饮食生活习惯和行为偏离、民族习俗等，如快餐类饮食，喜食高糖类、高脂类、油炸类等高能量食物；饮用大量具有能量的饮料及酒类；看电视进食；临睡前进食；进食速度快等，均可致能量摄入大于能量消耗。

　　3. 年龄因素　随着年龄增长，垂体前叶功能逐渐减退、内分泌代谢功能下降，导致人体由合成代谢为主逐渐转为以分解代谢为主，以致代谢失去平衡，细胞功能下降，人体成分改变，体脂群逐渐增加、分布异常，瘦体组织群逐渐减少，总体水分减少。临床表现为对糖、脂肪的代谢能力明显下降。中老年人群在摄入等同能量时与年轻人群相比更易肥胖。

　　4. 进食过量　超重/肥胖是能量的摄入超过能量消耗以致体内脂肪过多蓄积的结果。工业发达国家的肥胖患病率远远高于不发达国家，其原因之一是发达国家人群的能量和脂肪摄入（尤其是饱和脂肪的摄入量）大大高于不发达国家。随着我国的经济发展和食物供应丰富，人们对食物能量的基本需求满足以后，膳食模式发生了很大变化，高蛋白质、高脂肪食物的消费量大增，能量的总摄入往往超过能量消耗。与我国传统的膳食模式相比，很多城市，尤其大城市的人们摄入富含高能量的动物性脂肪和蛋白质增多，而谷类食物减少，富含膳食纤维和微量营养素的新鲜蔬菜和水果的摄入量也偏低。已有研究证明含脂肪多而其他营养素密度低的膳食，引起肥胖的可能性最大。研究还发现含糖饮料与儿童肥胖的发生率有关。有一项研究显示，每天每增加摄入一份含糖饮料，发生肥胖的优势比增加 1.6 倍，这与增加能量的摄入有关。另有研究表明，从含糖软饮料摄入过多的能量与成人肥胖患病率增加有关。研究指出含糖软饮料消费增加的妇女，每天的总能量摄入也增加，平均每天增加 1498 kJ（358 kcal），而且增加的能量摄入绝大多数来自软饮料，并且发现果汁酒、果汁以及含糖软饮料也是这种情况。这项结果也支持下述发现，即个体增加液态糖类的摄入，并不会相应减少固体状食物的摄入，而是相反，导致更多的能量摄入。一罐 12 盎司（约 340 g）的含糖苏打水的能量为 627 kJ（150 kcal），平均含糖 40~50 g。如果在典型的美国饮食中增加了这些能量，而不相应减少其他的能量供应时，每天饮用一罐苏打水将导致 1 年后体重增加 6.75 kg（15 磅）。液态糖类携带的能量不能完全被饱腹感增加代偿消耗，由此导致体重增加。

5. 进食行为　进食行为也是影响肥胖发生的重要因素。不吃早餐常常导致其午餐和晚餐时摄入的食物较多，而且一天的食物总量增加。我国的膳食指南提出，三餐的食物能量分配及间隔时间要合理，一般早、晚餐各占 30%，午餐占 40%。晚上吃得过多而运动相对较少，会使多余的能量在体内转化为脂肪而储存起来。现在很多快餐食品因其方便、快捷而受到人们青睐，但快餐食品往往富含高脂肪和高能量，其构成却比较单调，经常食用会导致肥胖，并有引起某些营养素缺乏的可能。肥胖者的进食速度一般较快；而慢慢进食时，传入大脑摄食中枢的信号可使大脑做出相应调节，较早出现饱足感而减少进食。此外，进食行为不良，如经常性地暴饮暴食、夜间加餐、喜吃零食，尤其是感到生活乏味或在看电视时进食过多零食，是许多人发生肥胖的重要原因。由于食物来源比较丰富，在家庭中的备餐量往往较多，超出实际需要量，为了避免浪费而将多余的食物吃下，也可能是造成进食过量的原因之一。

6. 体力活动过少　随着现代交通工具的日渐完善，职业性体力劳动和家务劳动量减轻，人们处于静态生活的时间增加。大多数肥胖者相对不爱活动；坐着看电视是许多人在业余时间的主要休闲消遣方式，也成为发生肥胖的主要原因之一；另外，某些人因肢体伤残或患某些疾病而使体力活动减少；某些运动员在停止经常性锻炼后未能及时相应地减少其能量摄入，都可能导致多余的能量以脂肪的形式储存起来。

7. 社会因素　全球肥胖患病率的普遍上升与社会环境因素的改变也有关系。经济发展和现代化生活方式对进食模式有很大影响。在中国，随着家庭成员减少、经济收入增加和购买力提高，食品生产、加工、运输及储藏技术有改善，可选择的食物品种更为丰富。随着妇女更广泛地进入各行各业，在家为家人备餐的机会日益减少；加上家庭收入增加，在外就餐和购买现成的加工食品及快餐食品的情况增多，其中不少食品的脂肪含量过多。特别是经常上饭店参加宴会和聚餐者，常常进食过量。在遇到烦恼、愤怒等不顺心事时，有人往往以进食消愁。此外，经常性地吃肉过多（尤其是猪肉含较多脂肪和蛋白质），容易导致消化器官（肠道、肝脏）与肾脏负担过重和脂肪在体内蓄积，也是造成肥胖的因素之一。

二、病理生理

在肥胖伴代谢综合征的整个病理生理发生、发展过程中，脂肪组织的内分泌功能紊乱扮演了重要角色。脂肪组织内分泌功能分为两大类：一类为脂肪组织特异分泌的，如瘦素、脂联蛋白等；另一类脂肪细胞因子不是脂肪组织特异性表达的，这些脂肪因子多为炎症因子，如 TNF-α、IL-6 等。

1. 类固醇激素　脂肪组织存在类固醇激素代谢的酶类，如 17-羟类固醇氧化还原酶能促进雄烯二酮转化为睾酮以及雌酮转化为雌二醇，细胞色素 P450 依赖的芳香化酶介导雄激素向雌激素的转化。性激素对脂肪重新分布起重要作用，雌激素促进乳腺脂肪和皮下脂肪生成，雄激素能促进脂肪呈中心性分布。

2. 瘦素　瘦素是脂肪组织分泌的一种激素，通过下丘脑调控能量代谢。其主要作用是抑制食欲、促进代谢，使肥胖者体重减轻。肥胖患者脂肪组织明显增多，血清瘦素水平增高，然而肥胖者为何依然肥胖？许多专家认为肥胖者存在"瘦素抵抗"效应。另外，脑脊液中瘦素浓度未能相应增多，瘦素昼夜节律及脉冲性释放改变使瘦素未能发挥效应，这可能是"瘦素抵抗"的原因。

3. 脂联蛋白　脂联蛋白是脂肪细胞分泌的一种血浆激素蛋白，其在肥胖及其代谢综合征的发病过程中起着重要作用。健康志愿者血中富含脂联蛋白，而肥胖患者血浆中脂联蛋白浓度明显低于非肥胖者。尽管脂联蛋白由脂肪组织产生，但体重减轻可增加血浆脂联蛋白的浓度，说明脂联蛋白在肥胖患者中的表达存在负反馈抑制。血浆脂联蛋白可调控血管内皮细胞的炎症反应，肥胖患者血浆纤溶酶原活化剂抑制物-1（PAI-1）的增加和脂联蛋白降低导致血管病变。脂联蛋白对糖脂代谢具有重大影响，可降低餐后血清游离脂肪酸浓度，增加胰岛素敏感性。血管病变是以肥胖为核心的代谢综合征共同的发病基础。脂联蛋白可抑制血管平滑肌细胞的增殖，可能在代谢综合征的发病中发挥重要作用。脂联蛋白抑制粒细胞、巨噬细胞集落形成单位，抑制粒细胞增生。这说明脂联蛋白在血细胞形成和免疫反应中发挥重要的调控作用，提高脂联蛋白浓度可能终止炎症反应。生理浓度的脂联蛋白可降低细胞内胆固醇的含量。

4. 纤溶酶原活化剂抑制物 1（PAI-1）　　PAI-1 在肥胖及其代谢综合征的血管病变尤其在血栓形成中起重要作用。PAI-1 是肥胖患者脂肪组织尤其是内脏脂肪组织合成的一种糖蛋白。其主要作用是促进血栓的形成。在肥胖伴胰岛素抵抗患者中，胰岛素诱导 PAI-1 的基因表达，血管紧张素、TNF-α可诱导 PAI-1 的 RNA 表达。

5. 肾素—血管紧张素系统（RAS）　　经典的 RAS 是血管紧张素原（AGT）在肾脏产生的肾素作用下转换为血管紧张素 I，后者在肺脏产生的血管紧张素转换酶（ACE）作用下生成血管紧张素 II（AG II），AG II 发挥缩血管等生物学效应。脂肪组织拥有全部 RAS，血管紧张素原、肾素、肾素结合蛋白、AGE 和 AG II 的 I 型受体在人类前脂肪细胞中均有基因表达。

6. 肿瘤坏死因子α（TNF-α）　　单核细胞、中性粒细胞、自然杀伤细胞及脂肪细胞均可合成和分泌 TNF-α。TNF-α加重肥胖患者的胰岛素抵抗，使血清 PAI-1 水平增加、脂联蛋白水平降低，加重肥胖患者血管病变。对垂体前叶功能下降患者，血 TNF-α、瘦素水平明显增高，是心血管病变的主要影响因素。

7. 白细胞介素 6（IL-6）　　IL-6 是具有多种功能的细胞因子，主要参与免疫炎症反应和糖类、脂类代谢、造血等的调节。脂肪细胞可合成数种白细胞介素，以 IL-1 和 IL-6 为主。IL-6 可抑制脂蛋白酯酶的活性，引起脂肪组织中脂质沉积；IL-6 增加葡萄糖的摄取；IL-6 在胰岛素抵抗个体主动脉粥样硬化的形成中起着重要作用。

三、代谢改变

（一）脂肪组织生长的变化

人体脂肪组织的生长调节是一个非常复杂的过程。脂肪组织的多少取决于脂肪细胞的平均体积和脂肪细胞的数量。正常人体全身脂肪细胞数目为 $(25\sim50)\times10^9$，脂肪细胞平均直径为 $67\sim98~\mu m$，每一脂肪细胞含脂肪量约 $0.6~\mu g$，脂肪细胞随年龄增加而增大。脂肪组织的生长发育有 2 种方式：①增生性生长，使脂肪细胞数目增多为 $(50\sim150)\times10^9$。②肥大性生长，脂肪细胞内因脂肪沉积而使细胞体积增大，脂肪细胞直径可 $>100\sim150~\mu m$；脂肪细胞内含脂肪量可达 1.0 μg。脂肪细胞在人的青春期以前以上述 2 种生长方式生长。青春期以后，脂肪组织的细胞数目稳定不变，如能量摄入大于能量消耗，则脂肪细胞体积增大。总之，儿童时期长期不良的正能量代谢使脂肪细胞数明显增多，其引起肥胖比脂肪细胞体积增大更难治疗，所以婴儿和儿童时期就应预防肥胖。

（二）能量代谢变化

大多数肥胖者与非肥胖者基础代谢率无差异，少数可略降低。暴露在同样寒冷的环境中，非肥胖者代谢增加 33%，而肥胖者仅增加 11%。肥胖者常少运动，导致能量储存增多。

四、分类

1. 单纯性肥胖　患者一般体态匀称，皮下脂肪分布均匀。其病因主要是遗传因素与环境因素所引起的不良的正能量代谢，最终导致脂肪细胞体积增大或同时脂肪细胞数量增多且分布异常，体重增长。

2. 继发性肥胖　继发于某种疾病所引起的肥胖，一般均有原发性疾病存在。主要包括：

（1）下丘脑病变，炎症、创伤、出血及肿瘤等引起肥胖病变。

（2）垂体病变，垂体瘤、垂体前叶功能减退症。

（3）甲状腺功能减退症。

（4）皮质醇增多症，肥胖呈向心性分布，同时伴有满月脸、高血压、多血质外貌，痤疮及皮肤紫纹等。如要确诊皮质醇增多症，应做实验室检查确定。

（5）多囊卵巢综合征：有多毛及男性化。

五、临床表现

（一）一般表现

怕热、多汗、易疲劳、关节痛、反应迟钝、活动行走困难、心慌气短等，且易发生自卑、焦虑、抑郁等心理问题。

（二）危害与相关疾病

肥胖成为 21 世纪心血管系统疾病的罪魁祸首和严重危害全球人类身心健康的公共卫生健康问题。WHO 就肥胖发生相关疾病的危害度见表 5 - 2。

表 5 - 2　肥胖发生其他疾病的危害度

高度增加（RR≥3）	中度增加（RR2~3）	轻度增加（RR1~2）
2 型糖尿病	冠心病	癌症（子宫内膜癌、大肠癌、乳腺癌）
胆囊疾病	高血压	性激素分泌异常
血脂异常	骨关节炎	多发性卵巢囊肿综合征
代谢综合征	高尿酸血症	腰背痛
呼吸困难	痛风	增加麻醉危险性
睡眠呼吸暂停综合征		母亲肥胖引起胎儿缺陷

六、预防

　　肥胖是一项生物—心理—社会医学模式的疾病反应。其病因复杂和慢性病程的特点决定了只有采取综合性治疗方案才能达到满意的治疗效果。预防肥胖比治疗更奏效、更有意义。超重者BMI控制在24 kg/m^{2}以下，可防止人群中40%～50%肥胖相关疾病的危险因素聚集。建立以防为主、防治结合的原则，才是治疗肥胖的根本措施。预防肥胖的具体措施包括以下几个方面。

　　1. 增强和提高合理饮食的观念，学习营养与膳食方面的知识。养成良好的饮食生活习惯。控制总能量的摄入，三大营养素结构比应合理（应清淡饮食）。

　　2. 多吃含膳食纤维多的蔬菜和水果，其可产生饱腹感及延缓糖类吸收而降低餐后血糖；刺激肠壁蠕动，促进排便。

　　3. 每天生活有规律，每天需食用早餐，不吃夜宵。

　　4. 适量增加体育锻炼，如登楼、慢跑、跳绳、游泳等。中、重度肥胖或老年肥胖或有心肺功能不全者或有骨关节炎者，需在医生指导下进行锻炼。

　　5. 轻、中度肥胖者每月可减重0.5～1 kg，重度或重度以上肥胖者每周减重0.5～1 kg。应注意定期测量体重以自我监控。

七、诊断

（一）临床评价肥胖病的指标

　　1. 体重指数（BMI）　BMI = 体重（kg）/身高^2（m^2）。

　　2. 腰围（WC）　WC可确定腹部脂肪分布引起肥胖病相关疾病危险度，是腹内脂肪量和总体脂的一个近似指标。我国中心性肥胖的标准：男性腰围≥85 cm，女性腰围≥80 cm。

　　中国成人超重和肥胖的体重指数、腰围界限值与相关疾病危险关系见表5-3。

　　3. 腰臀比（WHR）　WHR是腰和臀围的比值。一般认为WHR > 0.9（男性），或 > 0.8（女性）为中心性肥胖，但其值随着年龄、性别及人种不同而不同。

表5-3　中国成人超重和肥胖的体重指数和腰围界限值与相关疾病危险关系*

分类	体重指数（kg/m^2）	腰围（cm）					
		男性			女性		
		< 85	85～95	≥95	< 80	80～90	≥90
体重过低*	< 18.5	—	—	—	—	—	—
体重正常	18.5～23.9	—	增加	高	—	增加	高
超重	24.0～27.9	增加	高	极高	增加	高	极高
肥胖	≥28	高	极高	极高	高	极高	极高

　　注：相关疾病指高血压、糖尿病、血脂异常和危险因素聚集；体重过低可能预示有其他健康问题。

　　4. 标准体重

　　标准体重（kg）= 身高（cm）- 100（适用于身高 < 155 cm者）

　　标准体重（kg）= 身高（cm）- 105（更适合亚洲国家）

标准体重（kg）＝［身高（cm）－100］×0.9（适用于身高＞155 cm 者）

5. 其他指标　双能量吸收测量法（包括双能量 X 线吸收测量法和双光子吸收测量法）及电阻抗测量法等均可以较精确地推算出体脂量，但这些方法更适用于科研。CT 和 MRI 是评估内脏脂肪组织较准确的方法，但均为非常规方法。

（二）诊断方法

1. 按标准体重诊断　超重：体重高于标准体重 20%；轻度肥胖：体重高于标准体重 20%~30%；中度肥胖：体重高于标准体重 30%~50%；重度肥胖：体重高于标准体重 50%。

2. 按 BMI 诊断　2000 年 WHO 制定的 BMI 界限值 25.0~29.9 kg/m^2 为超重，≥30 kg/m^2 为肥胖。

3. 按 WC 诊断　WHO 建议，男性＞94 cm，女性＞80 cm 可诊断为肥胖。

4. 按 WHR 诊断　男性 WHR＞0.9，女性＞0.8 可诊断为中心性肥胖。

5. 按脂肪含量诊断　按体内脂肪所占的百分比计算，男性＞25%，女性＞30%，可诊断为肥胖病。

八、治疗

（一）非药物治疗

防治超重和肥胖可降低高血压、糖尿病、脂代谢紊乱及高尿酸血症（痛风）等相关疾病（代谢综合征）的患病率。因此，医学界和社会各类人群应将肥胖当成一种疾病对待，从保护自身健康出发加以控制。

1. 原则　肥胖是一种病因复杂，涉及生化、神经、生理、遗传、环境、文化及社会心理等多方面因素的慢性疾病。因此，肥胖只有采取综合治疗措施，才能达到满意疗效。

2. 均衡营养治疗的具体方案

（1）轻度肥胖：只要改变不良的饮食生活习惯，进行适度的总能量控制，配合适当的运动，就能使体重基本保持或接近正常值范围（见肥胖的评价指标与诊断）。这个时期治疗十分重要，是预防代谢综合征发生的起始阶段。良好的生活习惯主要指：三餐饮食须规律，避免不吃早餐；三餐能量分配为 30%、40%、30%，早餐质量须保证，晚餐能量摄入须控制；避免夜宵习惯；避免油炸等食物。良好的饮食习惯：多食绿叶蔬菜（500 g/d）；多饮白开水（2000 mL/d）；少喝或不喝含糖饮料；保证水果摄入（150~250 g/d）；如脂代谢正常，应每天饮牛奶；荤菜以鱼、虾、瘦肉等为主；在控制总能量摄入的饮食治疗时期，应及时补充多种维生素及微量元素制剂；进餐速度应慢。

（2）中度肥胖：首先需培养良好的生活饮食习惯。治疗期的时间长短及总能量摄入应根据年龄、性别、体力活动（工作量）及肥胖程度个体化制定，女性患者在治疗阶段每天总能量为 5021~6276 kJ（1200~1500 kcal），男性患者为 6276~7531 kJ（1500~1800 kcal），糖类、蛋白质、脂肪比例分别为 50%~55%、15%~20%、20%~30%。治疗期一般持续 3~6 个月。

（3）重度肥胖：营养治疗的具体方案同轻、中度肥胖。治疗期持续时间可根据肥胖程度、脏器功能（肝、肾）等情况适当延长。中、重度肥胖治疗期须注意以下几点：①总能量摄入应适宜。一般不低于 5021 kJ/d（1200 kcal/d），每天能量消耗亏损 2092~4184 kJ

（500～1000 kcal），1 个月可减重 2～4 kg。坚持缓慢稳定的个体化营养治疗方案才能保证人体各组织器官功能正常代谢及平衡稳定的内稳态，才能保证有效的不反弹的减重，才能达到防治肥胖病及代谢综合征的目的。②保证蛋白质摄入量。为维持正氮平衡及各组织器官功能正常代谢，应保证摄入足够的优质蛋白质，蛋白质占总能量的 15%～20%，如肝、肾功能受损或高尿酸血症或伴痛风，则应适当减少蛋白质总量，以优质蛋白质为主。③及时补充维生素和微量元素。由于限制总能量摄入，使维生素和微量元素的摄入减少。水溶性维生素能促进脂肪分解，对调节脂代谢有重要作用。所以，应及时补充多种维生素和微量元素。

3. 运动治疗 成功控制体重的另一个重要因素是增加体力活动。如果单独采用增加体力活动或运动来治疗肥胖，3 个月可能减少 4～5 kg 体重。体力活动应依年龄和特定文化，强调增加习惯性的日常活动，如步行和爬楼梯。肥胖患者并不必进行高强度活动，轻到中度即已足够。活动强度以轻微出汗、心率增加、自我感觉舒适为宜。心率增加可达到［（170～210）－年龄（岁）］次，举例来说，70 岁老人运动后心率可增加到 100～140 次。活动时间每天至少 1 h 以上，每天走路 1 万步以上，有较好的健身效果。

（二）药物治疗

药物治疗只能在改变不良的饮食生活习惯及适度的总能量控制、适当的运动保证下酌情使用，一般适用于重度肥胖患者。

减重药物分两大类，即影响中枢神经系统的药物和作用于中枢神经系统以外的药物。

1. 作用于中枢神经系统的药物 西布曲明通过抑制 5-羟色胺和去甲肾上腺素的再摄取而增加饱腹感和安静状态下的代谢率。其不良反应较少，但有引起血压升高、心率增快、失眠及便秘的报道。

麻黄素和咖啡因作用于去甲肾上腺素旁路的药物，引起厌食和有某些产热作用。高血压和心动过速者不宜使用。

2. 作用于中枢神经系统以外的药物 二甲双胍适用于 2 型糖尿病及糖耐量异常的肥胖患者。其作用机制尚不清楚，可能与减少肝糖原合成和输出、增加葡萄糖利用及抑制葡萄糖吸收有关。慎用于心功能不全、老年肥胖者及伴肝功能不全者。

奥利司他（塞尼可）是一种胰脂肪酶抑制药，通过减少脂肪吸收来达到减重目的。该药物作用于肠腔内，基本上不进入血液循环。其不良反应是影响脂溶性维生素吸收，可引起油性大便。

（三）儿童肥胖的治疗

治疗儿童肥胖最重要的两点是：①禁用药物治疗。②儿童在不断地生长发育中，其身高在持续增长，维持原有体重即等于减重治疗，实际上其 BMI 百分位值在下降。应鼓励家属培养儿童良好的饮食及生活习惯，增加儿童运动的时间。总之，应在保证儿童正常生长发育所需能量及营养素的基础上，适当减少能量摄入。极低能量饮食（VLCD）禁用于肥胖儿童。

肥胖的治疗按经济费用分别占 2003 年中国卫生总费用和医疗总费用的 3.0% 和 3.7%，近几年还在上升。如全社会各方面对慢性代谢疾病的防治都引起重视，不但能降低全社会医疗费用支出，更重要的是提高全民的生活质量。

第三节 糖尿病

糖尿病是一组由于胰岛素分泌缺陷和（或）胰岛素作用缺陷引起的以血浆葡萄糖升高为特征的代谢性疾病群。早期轻症可无症状，血糖明显升高时可出现多尿、多饮、体重减轻，严重者可发生酮症酸中毒、高渗性高血糖状态等急性并发症危及生命。糖尿病患者长期代谢紊乱，血糖升高可导致眼、肾、神经、血管及心脏等组织器官损害，引起脏器功能障碍以致功能衰竭。在这些慢性并发症中，视网膜病变可导致视力丧失；肾病可导致肾衰竭；周围神经病变可导致下肢溃疡、坏疽、截肢和关节病变的危险；自主神经病变可引起胃肠道、泌尿生殖系统及心血管等症状与性功能障碍；周围血管及心脑血管并发症明显增加，并常合并有高血压、脂代谢异常，如不进行积极防治，将使糖尿病患者的生活质量降低，寿命缩短，病死率增高。糖尿病是一种世界性的流行性疾病，其患病率日益增高，2009 年 10 月 21日国际糖尿病联合会（IDF）公布了最新数据，全球糖尿病患者已经达到了 2.85 亿。中国糖尿病患病率也在急剧增高，从 20 世纪 80~90 年代中期增加了 4~5 倍，截至 2010 年中国的糖尿病患者人数已达 9200 万，糖尿病前期患者 1.48 亿，成为全球糖尿病患者人数最多的国家。

糖尿病在中医文献中一般被称为"消渴""消渴病"。在中医古典医籍《黄帝内经》中有"消渴""消""消瘅""鬲消""肺消""消中"等不同病名的记载。《外台秘要》引《古今录验方》云："渴而饮水多，小便数，无脂似麸片甜者，皆是消渴病也。"因此有学者根据《外台秘要》对消渴病的描述，认为将糖尿病称为"消渴病"更为确切。

一、病因病机

中医认为消渴病是一个复合病因的综合病证。素体阴虚，五脏虚弱是消渴病发病的内在因素；过食肥甘、形体肥胖、情志失调、外感六淫、房劳过度为消渴病发病的重要环境因素。过食肥甘厚味，损伤脾胃，积热内蕴；精神刺激，气郁化火；外感六淫，毒邪侵害；劳欲过度，损耗阴精。以上诸因皆可导致阴津亏耗，燥热偏盛，发生消渴病。

消渴病早期，基本病机为阴津亏耗，燥热偏盛，阴虚为本，燥热为标。病变部位主要在肺、脾（胃）、肾三脏，尤以肾为主。肺主气，为水之上源，敷布津液，肺热津伤则口渴多饮；胃为水谷之海，主腐熟水谷，胃热炽盛则多食善饥；肾主水，藏精，司开合，肾阴亏损，阴损阳盛，肾之开合失司，固摄无权，水谷精微直势下泄，则尿多而甜，或尿浊如脂膏。由于大量水谷精微随尿排出，不能濡养肌肉，故形体日渐消瘦。部分患者由于阴津极度耗损，虚阳浮越，浊邪上逆，可见头痛烦躁、恶心呕吐、目眶内陷、唇舌干红、息深而长等症，甚则阴竭阳脱而见四肢厥冷、脉微欲绝、昏迷等危象。

消渴病中期，基本病机为阴损耗气，气阴两虚，痰瘀阻络，而导致多种慢性并发症的发生。消渴病阴虚主要由于素体阴虚，燥热伤阴所致；气虚主要由于阴损耗气，燥热伤气，先天不足，后天失养，过度安逸，体力活动减少所致；痰浊主要由于过食肥甘厚味，损伤脾胃，健运失职，聚湿成痰所致；瘀血主要由于热灼津亏，气滞血瘀、气虚血瘀、阳虚寒凝、痰湿阻络而致。气阴两虚，心之脉络瘀阻则出现胸痹、心痛、心悸、怔忡等心系并发症，称为消渴病心病；气阴两虚，脑之脉络瘀阻则出现眩晕、中风偏瘫、口僻、健忘、痴呆等脑系并发症，称为消渴病脑病；气阴两虚，肾络瘀阻则出现尿浊、水肿、腰疼、癃闭、关格等肾系并发症，称为消渴病肾病；肝肾亏虚，目络瘀滞，则出现视物模糊、双目干涩、内障、眼底出血，甚则目盲失明等眼部并发症，称为消渴病眼病；肝肾阴虚，络气虚滞，经脉失养，则肢体麻木、疼痛、感觉障碍，晚期出现肌肉萎缩等肢体并发症，称为消渴病痹痿；气阴两虚，肢体脉络瘀阻，则出现肢端发凉，患肢疼痛，间歇跛行，甚则肢端坏疽等足部并发症，称为消渴病脱疽；脉络瘀阻，燥热内结，蕴毒成脓则发疮疖、痈疽；疮毒内陷，邪热攻心，扰乱神明，则神昏谵语；若肺肾气阴两虚，感受外邪则出现感冒、肺热咳嗽，或并发肺痨；肾开窍于耳，肾主骨，齿为骨之余，肝肾精血亏虚则耳鸣耳聋、齿摇齿落；肝胆气郁，湿浊瘀血阻滞则出现胁痛、黄疸、肝病；肝肾阴虚，湿热下注膀胱则出现尿频急疼、小腹坠胀；若脾气虚弱，胃失和降则出现泄泻、呕吐、痞满、呃逆等症；若胃热炽盛，心脾积热则牙龈脓肿，口舌生疮；皮肤脉络瘀阻，皮肤失去气血濡养，或兼感受风湿毒邪，则出现皮肤瘙痒、皮肤疖肿、皮癣、水疱、紫癜、溃疡等多种皮肤病变。

消渴病晚期，基本病机为阴损及阳，阴阳俱虚，脏腑功能衰败，痰瘀浊毒内生。脾阳亏虚，肾阳衰败，水湿潴留，浊毒内停，壅塞三焦则出现全身浮肿，四肢厥冷，纳呆呕恶，面色苍白，尿少尿闭等症；心肾阳衰，阳不化阴，水湿浊邪上凌心肺则出现胸闷心悸，水肿喘促，不能平卧，甚则突然出现心阳欲脱，大汗淋漓，四肢厥逆，脉微欲绝等危候；肝肾阴竭，五脏之气衰微，虚阳外脱，则出现猝然昏仆，神志昏迷，目合口张，鼻鼾息微，手撒肢冷，二便自遗等阴阳离决之象。临床资料表明消渴病晚期大多因并发消渴病心病、消渴病脑病、消渴病肾病而死亡。

二、临床表现

糖尿病的临床表现可概括为糖、脂肪及蛋白质代谢紊乱综合征和急慢性并发症及伴发病的临床表现两部分。高血糖是糖尿病的基本特征。血糖异常升高时可出现典型的多尿、多饮、体重减轻、乏力等代谢紊乱的表现。轻症及无症状的糖尿病患者则完全依靠化验诊断。不少患者是由于并发症如视物模糊、白内障、化脓性皮肤感染、胆囊炎、肺结核、冠心病、脑血管病、高脂血症、妇女外阴瘙痒等发现糖尿病，甚至酮症酸中毒或高渗昏迷入院就诊。育龄妇女可有多次小产、死胎、胎儿畸形、巨婴、羊水过多、先兆子痫等病史而发现本病。不少患者无糖尿病症状及并发症表现，只是在体检时发现。因此不论有无症状及并发症，关键在于首先考虑到糖尿病的可能性而进行血糖检查，方可确诊。必要时应做口服葡萄糖耐量试验（OGTT）。

三、诊断

（一）糖尿病的诊断标准

1999 年世界卫生组织（WHO）制订的糖尿病诊断标准如下（静脉血浆真糖法，服葡萄糖 75 g，采用葡萄糖氧化酶法）。

1. 有糖尿病症状 ①一天中任意时候血糖水平≥11.1 mmol/L（200 mg/dL）者。②空腹血糖≥7.0 mmol/L（126 mg/dL）者。③空腹血糖≤7.0 mmol/L（126 mg/dL），但已口服75 g 葡萄糖，耐量试验 2 h 血糖≥11.1 mmol/L（200 mg/dL）者。具备以上任何 1 项即诊断

糖尿病。

2. 无糖尿病症状 ①空腹血糖≥7.0 mmol/L（126 mg/dL）（2次）者。②第一次 OGTT 2 h 血糖≥11.1 mmol/L（200 mg/dL）者，重复一次 OGTT 2 h 血糖≥11.1 mmol/L（200 mg/dL）者或重复一次空腹血糖≥7.0 mmol/L（126 mg/dL）者。具备以上其中1项即诊断糖尿病。

另外诊断标准中还提出了糖调节受损—糖尿病前期的诊断，血糖水平已高于正常，但尚未达到目前划定的糖尿病诊断标准，称为糖调节受损（IGR），此期包括空腹血糖受损（IFG）及糖耐量减低（IGT）。

（二）糖尿病的分型

糖尿病分型包括临床阶段及病因分型两方面。

临床阶段包括正常血糖和高血糖2个阶段。高血糖阶段又分为：①糖调节受损。②糖尿病。糖尿病进展中可经过不需用胰岛素、为控制糖代谢而需用胰岛素及为了生存而需用胰岛素3个过程。患者可在阶段间逆转（如经生活方式或药物干预后）、可进展或停滞于某一阶段。患者可毕生停滞于某一阶段，不一定最终均进入需胰岛素维持生存的状态。

病因分型是指根据对糖尿病病因的认识，将糖尿病分为4大类，即1型糖尿病、2型糖尿病、其他特殊类型糖尿病及妊娠糖尿病。其中1型糖尿病又分为2个亚型，其他特殊类型糖尿病有8个亚型。

1. 1型糖尿病（胰岛 B 细胞破坏导致胰岛素绝对缺乏） ①免疫介导性。②特发性。

2. 2型糖尿病（从主要以胰岛素抵抗为主伴相对胰岛素不足到主要以胰岛素分泌缺陷伴胰岛素抵抗）

3. 其他特殊类型糖尿病

（1）B 细胞功能的遗传缺陷：染色体12 $MODY_3$/肝细胞核因子1α（HNF-1α）基因；染色体7 $MODY_2$/葡萄糖激酶（GCK）基因；染色体20 $MODY_1$/肝细胞核因子4α（HNF-4α）基因；染色体13 $MODY_4$/胰岛素启动因子1（IPF_1）基因；染色体17 $MODY_5$/肝细胞核因子1β（HNF-1β）基因；染色体2 $MODY_6$/神经源性分化因子/B 细胞 E-核转录激活物2（Neuro D_1/BETA）线粒体 DNA 常见为 tRNAleu（UUR）基因 nt3243 A G 突变。

（2）胰岛素作用的遗传缺陷：A 型胰岛素抵抗，小精灵样综合征及拉布森—门登霍尔综合征（胰岛素受体基因的不同类型突变），脂肪萎缩型糖尿病（全身性及局部性脂肪萎缩，遗传性及获得性脂肪萎缩）。

（3）胰腺外分泌病变：胰腺炎、创伤/胰腺切除术后、胰腺肿瘤、胰腺囊性纤维化、血色病、纤维钙化性胰腺病及其他。

（4）内分泌病：肢端肥大症、库欣综合征、胰升糖素瘤、嗜铬细胞瘤、甲状腺功能亢进症、生长抑素瘤及其他。

（5）药物或化学品诱导：vacor（杀鼠剂）、喷他脒、烟酸、糖皮质激素、甲状腺激素、二氮嗪、β 肾上腺素受体激动药、噻嗪类利尿药、苯妥英钠、α 干扰素及其他。

（6）感染：先天性风疹、巨细胞病毒感染及其他。

（7）免疫介导的罕见类型：僵人综合征、抗胰岛素受体抗体及其他。

（8）伴糖尿病的其他遗传综合征：唐氏综合征、特纳综合征、克兰费尔特综合征、沃尔弗拉姆综合征、弗里德赖希共济失调、亨廷顿舞蹈症、劳—穆—比综合征（Laurence-

Moon-Biedel syndrome）、强直性肌营养不良、普拉德—威利综合征及其他。

4. 妊娠糖尿病（GDM）。

四、鉴别诊断

多种因素及疾病可引起葡萄糖耐量减低或空腹高血糖，须与原发性糖尿病相鉴别。

1. 肝脏疾病 肝病患者常有糖代谢异常，空腹血糖往往降低或正常，但葡萄糖耐量减低。肝炎病毒可累及胰岛 B 细胞而发生糖尿病。

2. 肢端肥大症 由于生长激素分泌过多拮抗胰岛素的作用引起糖代谢紊乱，可出现垂体性糖尿病，应与原因不明性糖尿病鉴别，典型的肢端肥大症表现有助于诊断。

3. 库欣综合征（皮质醇增多症） 肾上腺皮质激素可促使糖原异生，抑制己糖磷酸激酶和对抗胰岛素，可致糖耐量异常，甚至糖尿病，典型的库欣综合征有助于诊断。

4. 其他 嗜铬细胞瘤、胰岛 A 细胞瘤、甲状腺功能亢进症均可出现高血糖，应结合临床表现及实验室检查与糖尿病相鉴别。

慢性肾脏疾病可因肾小管对葡萄糖重吸收功能障碍而出现肾性糖尿；应激状态如急性感染、创伤、烧伤、心肌梗死、脑血管意外等可出现应激性高血糖，均应与糖尿病相鉴别。

五、并发症

1. 糖尿病酮症酸中毒及昏迷。

2. 糖尿病高渗性高血糖状态 多发生于那些已有数周多尿、体重减轻和饮食减少病史的老年 2 型糖尿病患者，指上述患者最终出现的精神错乱或昏睡、昏迷的状态。

3. 糖尿病乳酸性酸中毒：凡是口服双胍类降糖药的糖尿病患者有严重酸中毒而酮体无明显增高者，应考虑本病。

4. 各种感染

（1）皮肤感染，如疖、痈、蜂窝织炎、毛囊炎，甚至引起败血症。另外还有体癣、甲癣及足癣等。

（2）呼吸系统感染，如肺炎、肺结核等。

（3）泌尿系统感染，如尿路感染、肾盂肾炎、坏死性肾乳头炎，女性患者可伴有真菌性阴道炎。

（4）胆囊、胆道感染，胆石症，牙周病。

5. 心血管病变 自应用胰岛素与抗生素治疗后，糖尿病性昏迷和感染的死亡率急剧下降，然因血管损害而死亡者逐渐增加，据 Joslin Clinic 统计，糖尿病死于心脏病者占 54.6%，死于脑血管病者占 10.0%，肾脏病死亡者 8.0%，包括其他血管损害死亡，共占 74.2%。

（1）糖尿病心脏病：糖尿病心脏病是指糖尿病患者所并发或伴发的心脏病，包括冠状动脉粥样硬化性心脏病、糖尿病性心肌病、微血管病变和自主神经功能紊乱所致的心律及心功能失常，其临床特点是：休息时心动过速、无痛性心肌梗死、直立性低血压、猝死。

（2）糖尿病性高血压：患病率可高达 40% ~ 80%，比非糖尿病患者高 4 ~ 5 倍。

（3）糖尿病性闭塞性动脉硬化症及糖尿病性肢端坏疽：糖尿病患者动脉硬化发生率比非糖尿病患者高十几倍，因闭塞性动脉硬化症做手术的约 24.6% 的患者伴有糖尿病。糖尿病性下肢坏疽发病率国内为 0.7% ~ 1.7%，国外为 5.8% ~ 6.3%。糖尿病患者足坏疽的发生率比非糖尿病高 17 倍，在美国 5/6 的截肢患者是糖尿病性坏疽所致。通常可分为湿性坏疽、干性坏疽及混合型坏疽 3 个类型。

6. 脑血管病　糖尿病脑血管病发生率较非糖尿病患者高出 1 倍以上，据国外 2254 例脑血管病例分析，糖尿病患者占 20%~30%，以缺血性脑梗死为多。

7. 糖尿病肾病。

8. 糖尿病眼部并发症。

（1）糖尿病性视网膜病变：其发病率很高，糖尿病的致盲率为普通人群的 25 倍，目前糖尿病性视网膜病变已成为 4 大主要致盲疾病之一。糖尿病性视网膜病变可分为非增生性糖尿病性视网膜病变（NPDR）和增生性糖尿病性视网膜病变两大类。2003 年国际糖尿病性视网膜病变的分期标准如表 5-4 所示。

表 5-4　糖尿病性视网膜病变的分期标准

病变严重程度	眼底表现
无明显糖尿病性视网膜病变	眼底正常
轻度 NPDR	仅有微血管瘤
中度 NPDR	仅微动脉瘤，介于轻度与重度之间
重度 NPDR	具有以下任一表现（4/2/1 标准）
	4 个象限中任一象限有 20 个以上的视网膜出血
	2 个以上象限的静脉串珠
	1 个以上象限的视网膜内微血管异常，但无增生性改变
增殖性糖尿病性视网膜病变	具有以下任一表现
	新生血管形成、玻璃体或视网膜前出血

（2）白内障：糖尿病患者的白内障可分为两类：①真正的糖尿病性白内障，主要发生于年轻的严重糖尿病患者，较少见。②老年性白内障，在糖尿病患者中较非糖尿病患者发生率高，发生年龄早，成熟较快。

9. 糖尿病性神经病变　糖尿病性神经病变可累及神经系统的任何部分，但以糖尿病周围神经病变及自主神经病变最为多见。周围神经病变早期症状以感觉障碍为主，呈对称性下肢疼痛、灼痛或钻凿痛，或痛如截肢，夜间更甚，或诉有麻木、蚁走、虫爬、发热、触电样感觉异常。分布如袜子、手套，感觉常减退，当累及运动神经时，肌力常有不同程度的减退，晚期有营养不良性萎缩。体征：跟腱反射、膝腱反射减弱或消失；震动觉、位置觉减低或消失。

自主神经病变可出现：休息时心率增加，常大于 90 次/分，直立性低血压，无痛性心肌梗死，甚则猝死，阳痿、不育，神经源性膀胱、尿潴留或尿失禁；食管、胃、胆囊张力低下，腹泻、便秘，泌汗异常，瞳孔调节失常，等等。颅神经病变：以第 3、第 6 对颅神经受累较多，除眼肌麻痹外有复视、睑下垂、眼球后痛，同侧头痛等。

10. 其他并发症　如糖尿病皮肤损害、糖尿病骨关节病变，等等。

六、中医药治疗

（一）治疗原则

1. 中医治疗可分为 3 个阶段。

（1）早期：基本病机为阴津亏耗，燥热偏盛，阴虚为本，燥热为标。临床表现可出现典型的多尿、多饮、体重减轻、乏力等代谢紊乱症状，治宜滋阴清热，生津止渴；部分表现为气阴两虚，可益气养阴。

（2）中期：基本病机为气阴两虚，脉络瘀阻，临床表现三多不明显，多出现多种慢性并发症，治则以益气养阴、活血化瘀为主。

（3）晚期：阴损及阳而致阴阳俱虚，脏腑功能衰败，津液代谢障碍，气血运行障碍，痰瘀互结，精血亏损，并发症加剧，甚至致死致残，此时治疗以调补阴阳、化痰活血、利湿降浊为主。

2. 治疗上佐以理气、化痰、清热、利湿、通络等　本病病程漫长，病情复杂，在整个病变过程中除上述基本病机外，常兼夹气滞、痰热、湿热、热毒、水湿潴留、瘀血阻滞等证候，治疗应在基本大法上佐以理气、化痰、清热、利湿、通络等治法，以提高疗效。

3. 糖尿病的辨证需重视八纲、气血津液、脏腑辨证相结合　本病的辨证分类，古代医家多按照本病的三多症状分为三消论治，但三消分类有一定局限性：①三消的症状有着密切的内在联系，不能截然分开。②三消分类不能全部概括本病（包括并发症）的病机及临床表现。故本文辨证施治部分采用了八纲、气血津液、脏腑辨证相结合的方法。

（二）辨证施治

1. 阴虚燥热

主症：口燥咽干，烦渴多饮，尿频量多，或多食易饥，体重减轻，或大便减少，或大便干结。舌红少津，苔白或苔黄而干，脉洪数或滑实有力。

治法：滋阴清热，生津止渴。

处方：增液汤、消渴方、白虎汤加减。

生地黄 30 g，玄参 30 g，麦冬 10 g，生石膏 30 g，知母 12 g，花粉 30 g，枳实 10 g，丹参 30 g。

本证多见于糖尿病早期阶段。临床特征是三多症状及高血糖，临床观察当血糖 > 13.9 mmol/L 时，三多症状更为明显。本证病机为阴虚燥热，包括肺热津伤及胃热炽盛或肠燥津伤等病机，故治疗上以滋阴清热为主。方中增液汤增液滋阴，消渴方、白虎汤清热生津。方中大队滋阴清热药对改善口渴多饮、便干有较好疗效，但个别患者服后有腹胀感，后来有医生加枳实一味，腹胀的不良反应解除，于是每当治疗这类患者均加枳实，以防气滞腹胀。鉴于糖尿病大多存在高凝状态，故加丹参以加强活血化瘀。

2. 气阴两虚

主症：无明显的多饮、多尿、多食症状，仅有口干咽干，或有便干，倦怠乏力，易疲劳，或心悸气短，或自汗盗汗，或头晕耳鸣。舌体胖或有齿痕，苔白，脉弦细或沉细。

治法：益气养阴。

处方：生脉散合增液汤加减。

太子参 15 g, 黄精 20~30 g, 麦冬 10 g, 五味子 10 g, 生地黄 30 g, 玄参 20 g, 葛根 12 g, 花粉 30 g。

本证多由阴虚燥热证经治疗后转化而来的；或虽未服中药治疗但已口服西药降糖药治疗；部分患者并无明显症状。在辨证时应以三多不甚明显、口干、乏力、舌胖为主要依据。若气虚明显者，可将太子参改为黄芪或人参，而黄芪、人参虽补气力强，但多温燥，对阴虚明显且大便干结者不宜多用；若以脾胃气虚为主，症见倦怠乏力、脘痞便溏、苔白腻者可改用七味白术散健脾益气；若以阴虚为主且三多症状较明显者可改用白虎加人参汤。

3. 气阴两虚兼瘀

主症：在气阴两虚基础上，兼有多种并发症表现，如视物模糊，胸闷憋气或心前区痛，下肢麻木疼痛，半身不遂等。血黏度增高，血小板聚集率增强，甲皱微循环异常，脑 CT 检查可见血栓及梗死。舌胖或有齿印，舌质紫黯或有瘀斑，舌腹静脉紫黯怒张，脉沉细或细数。

治法：益气养阴，活血化瘀。

处方：益气养阴活血方。

太子参 15 g, 黄精 30 g, 生地黄 30 g, 玄参 20 g, 丹参 30 g, 川芎 15~30 g, 桃仁 6~10 g, 虎杖 15~30 g, 生大黄 8~10 g, 葛根 10~15 g, 当归 10 g, 枳实 10 g。

益气养阴活血方经多年的临床验证，具有一定的降低血糖、血脂，改善微循环的作用，适应证广，长期服用未发现明显的不良反应。方中太子参、黄精益气，生地黄、玄参滋阴，当归、丹参、川芎、桃仁、虎杖、生大黄活血化瘀，枳实理气以加强活血作用。实验研究表明，黄精、生地黄、玄参、葛根均有降糖作用，且黄精、虎杖具有降脂作用，当归、丹参、川芎、桃仁具有抑制血小板黏附聚集，改善微循环的作用。

若以胸闷憋气为主，可加佛手 10 g、瓜蒌 15 g、香附 10 g；若以腰膝酸痛为主，可加狗脊 15 g、牛膝 15 g、木瓜 30 g；若口渴甚加生石膏 30 g、知母 12 g；若舌苔厚腻，痰湿为主者可加半夏 10 g、瓜蒌 15 g、藿香 10 g、佩兰 10 g；兼有皮肤疖肿者合用五味消毒饮；兼尿频、尿急、尿热者合用八正散加减；眼底出血者加槐花炭 10 g、三七粉 3 g（分冲），或加用云南白药。

4. 肝肾阴虚

主症：尿频量多，尿浊如脂膏，腰膝酸软，口干无明显多饮，头晕耳鸣，或视物模糊，双目干涩或多梦遗精。舌红少苔，脉沉细。

治法：滋补肝肾，兼以活血。

处方：六味地黄汤加味。

生地黄 20 g, 熟地黄 10 g, 茯苓 10 g, 山茱萸 10 g, 山药 15~30 g, 牡丹皮 10 g, 丹参 30 g, 泽泻 10 g, 当归 10 g, 葛根 10 g。

本证有相当一部分患者属老年糖尿病患者，临床无明显的三多症状，以腰酸乏力、口干为主，治疗上长期服用六味地黄丸及玉泉丸，并配合气功（内养功、松静功等）、食疗及适当的运动（如打太极拳、步行等）治疗，疗效较为满意，部分不用西药就能满意地控制血糖，若合并视网膜病变及白内障早期可服用石斛夜光丸或杞菊地黄丸。若阴虚火旺，多梦失眠者可改服知柏地黄丸。

5. 阴阳两虚

主症：小便频数，尿浊如膏脂，口干咽干，腰膝酸软乏力，畏寒肢冷，耳轮干枯，面色黧黑，或面足浮肿，或阳痿。舌淡胖，苔白，脉沉细无力。

治法：温阳滋阴，补肾活血。

处方：金匮肾气丸加味。

熟地黄10 g，山药15～30 g，山茱萸10 g，泽泻10 g，牡丹皮10 g，茯苓12 g，丹参30 g，仙茅15 g，淫羊藿15 g，黄芪30 g，益母草30 g，制附片6 g，桂枝10 g。

本证多见于糖尿病后期，并发症较重，病情复杂，治疗颇为棘手。方中六味地黄汤滋补肾阴，桂附、二仙温肾补阳，黄芪、丹参、益母草益气活血。水肿明显者合用五苓散；水邪上犯，凌心射肺症见胸闷喘憋、不能平卧者，加葶苈子30 g、桑白皮15 g、泽兰15 g、猪苓30 g；若精血亏损，阴阳俱虚者，可服用鹿茸丸。

第六章
风湿免疫科疾病

第一节 风湿热

风湿热是一种常见的反复发作的急性或慢性全身性结缔组织炎症，主要累及心脏、关节、中枢神经系统、皮肤和皮下组织等。临床表现以心脏炎和关节炎为主，可伴有发热、毒血症、皮疹、皮下小结、舞蹈症等。急性发作时通常以关节炎较为明显，但在此阶段风湿性心脏炎可造成患者死亡。急性发作后常遗留轻重不等的心脏损害，尤以瓣膜病变最为显著，形成慢性风湿性心脏病或风湿性瓣膜病。

一、流行病学

急性风湿热可发生在任何年龄，但在3岁以内的婴幼儿极为少见，最常见于5~15岁的儿童和青少年。男女患病的机会大致相等。复发多在初发后3~5年内，复发率高达5%~50%，尤以心脏累及者易于复发。流行病学研究表明，平均大约有3%的患者在链球菌性咽炎后发作急性风湿热。急性风湿热的易患年龄、地区分布、发病率和严重程度是链球菌感染率和严重度的反映。在链球菌感染后，急性风湿热的发病率直接与化脓性链球菌引起的免疫反应程度相关。各种环境（地理、湿度、季节等）因素、经济状况以及年龄等都能影响风湿热发病率。风湿热的遗传易感性已经明确，某些具有人类白细胞抗原（HLA）Ⅱ类等位基因和单倍体的人群与风湿性心脏病的风险显著关联，尤其在二尖瓣病变的患者中更为突出。

风湿热和风湿性心脏病的患病率在近30年来已有显著下降，这与社会经济状况（住房和经济条件）的改善，以及采取广泛的原发和继发性预防措施有密切关系。我国以东北和华北地区发病率较高，华东、华中和西南、西北地区次之，华南较少。发作季节以寒冬、早春居多，寒冷和潮湿是本病的重要诱发因素。急性风湿热占内科住院患者的百分比已从1958年的2.49%降至近年的0.86%。慢性风湿性心脏病以20~40岁最常见，女性稍多于男性。

二、病因及发病机制

已有多项临床及流行病学研究显示化脓性链球菌感染与风湿热密切相关；免疫学研究也证实，急性风湿热发作前均存在先期的链球菌感染史；前瞻性长期随访研究发现风湿热复发仅出现于链球菌再次感染后；及时的抗菌治疗和预防链球菌感染可预防风湿热的初发及复发。此外，感染途径也是至关重要的，链球菌咽部感染是风湿热发病的必需条件。

尽管如此，化脓性链球菌引起风湿热发病的机制至今尚未明了。风湿热并非由链球菌的直接感染所引起。因为风湿热的发病并不在链球菌感染的当时，而是在感染后2~3周起病。在风湿热患者的血培养与心脏组织中从未找到化脓性链球菌。而在罹患链球菌性咽炎后，仅1%~3%的患者发生风湿热。

近年来，通过电子显微镜观察链球菌细胞结构，发现化脓性链球菌细胞可以分以下几部分：

1. 荚膜 是链球菌的最外层透明质酸酶，其结构与人体透明质酸酶类似，完整而黏滑的荚膜可抗细胞的吞噬作用，无抗原性。

2. 细胞壁　从外向内可分为 3 层。

（1）蛋白质抗原：为特异性抗原含 M、T、R、S 抗原成分，其中以 M 蛋白最为重要，既能阻碍吞噬作用，又是细菌分型的基础，与人体心肌与原肌球蛋白有交叉抗原性。

（2）多糖成分：含有 M-乙酰氨基葡萄糖，与人体心脏瓣膜糖蛋白有交叉抗原性。

（3）黏多肽：由丙氨酸等组成，有抗原性，与结缔组织结节性损害有关。

3. 细胞膜　为脂蛋白形成，与人心肌有交叉抗原性。此外，在链球菌细胞壁的多糖成分内，也有一种特异抗原，称为"C 物质"。人体经链球菌感染后，有些人可产生相应抗体，不仅作用于链球菌本身，还可作用于心瓣膜，从而引起瓣膜病变。心瓣膜的黏多糖成分随年龄而变异，因而可解释青少年与成年人中的心瓣膜病变的不同发生率。免疫学研究提示，急性风湿热的免疫调节存在缺陷，其特征为 B 细胞数和辅助性 T 细胞的增高，而抑制性 T 细胞数相对下降，导致体液免疫和细胞免疫增强。慢性风湿性心脏病虽无风湿活动，但持续存在 B 细胞数增高，提示免疫炎症过程仍在进行。链球菌感染后是否发生风湿热还与人体的反应性有关，这种反应性的高低，一方面与对链球菌抗原产生的抗体的量呈平行关系，抗体量多时发生变态反应的机会大；另一方面与神经系统功能状态的变化有关。

三、病理生理

（一）病理分期

风湿热是全身性结缔组织的炎症，按照病变的发生过程可以分为下列 3 期。

1. 变性渗出期　结缔组织中胶原纤维分裂、肿胀，形成玻璃样和纤维素样变性。变性病灶周围有淋巴细胞、浆细胞、嗜酸性粒细胞、中性粒细胞等炎性反应的细胞浸润。本期可持续 1~2 个月，恢复或进入第二、第三期。

2. 增殖期　本期的特点是在上述病变的基础上出现风湿性肉芽肿或风湿小体（Aschoff body），这是风湿热的特征性病变，是病理学确诊风湿热的依据和风湿活动的指标。小体中央有纤维素样坏死，其边缘有淋巴细胞和浆细胞浸润，并有风湿细胞。风湿细胞呈圆形、椭圆形或多角形，胞浆丰富呈嗜碱性，胞核空，具有明显的核仁，有时出现双核或多核形成巨细胞而进入硬化期。此期持续 3~4 个月。

3. 硬化期　小体中央的变性坏死物质逐渐被吸收，渗出的炎性细胞减少，纤维组织增生，在肉芽肿部位形成瘢痕组织。

由于本病常反复发作，上述 3 期的发展过程可交错存在，历时需 4~6 个月。第一期及第二期中常伴有浆液渗出和炎性细胞的浸润，这种渗出性病变在很大程度上决定着临床上各种显著症状的产生。在关节和心包的病理变化以渗出性为主，而瘢痕的形成则主要限于心内膜和心肌，特别是瓣膜。

风湿热的炎症病变累及全身结缔组织的胶原纤维，早期以关节和心脏受累为多，而后以心脏损害为主。各期病变在受累器官中有所侧重，如在关节和心包以渗出为主，形成关节炎和心包炎。以后渗出物可完全吸收，少数心包渗出物吸收不完全，机化引起部分粘连。在心肌和心内膜主要是增殖性病变，以后形成瘢痕增殖。心瓣膜的增殖性病变及粘连常导致慢性风湿性心瓣膜病。

（二）各器官组织的病理改变

1. 心脏　几乎每一位风湿热患者均有心脏损害。轻度病变可能不形成慢性风湿性心脏病。急性风湿性心脏炎中心内膜、心肌、心包等均可被罹及，形成全心炎，而以心肌炎和心内膜炎最为重要。心肌中可见典型的风湿病理变化，分布很广，主要在心肌间质血管旁的结缔组织中。心内膜炎主要累及瓣膜，发炎的瓣膜充血、肿胀及增厚，表面出现小的赘生物，形成瓣口关闭不全。在瓣叶闭合处纤维蛋白的沉积可使瓣叶发生粘连；瓣膜的改变加上腱索和乳头肌的粘连与缩短，使心瓣膜变形，以后可产生瓣口狭窄。心包腔内可产生纤维蛋白性或浆液纤维蛋白性渗出物。

活动期过后，较轻的患者可能完全恢复；但在大多数患者中，疾病会引起心瓣膜的变形和心肌或心包内瘢痕形成，造成慢性非活动性心脏病，而以心瓣膜病变为最显著。早期的瓣膜缺损主要产生关闭不全，二尖瓣狭窄的形成大约需要2年以上，主动脉瓣狭窄需经过更长的时间。

2. 关节炎　关节滑膜及周围组织水肿，滑膜下结缔组织中有黏液性变、纤维素样变及炎性细胞浸润，有时有不典型的风湿小体。由于渗出物中纤维素通常不多，易被吸收，一般不引起粘连。活动期过后并不产生关节强直或畸形等后遗症。

3. 皮下小结　皮下结缔组织变性坏死，胶原纤维分裂，有巨细胞和淋巴细胞浸润，形成肉芽肿，融合成结节，为提示风湿活动的重要体征，但仅在10%的患者中见到。

4. 动脉病变　可累及动脉壁各层，促使动脉壁增厚，易导致血栓形成。多见于冠状动脉、肾、胰、肠系膜、肺和脑等部位的动脉。

5. 肺部病变　可发现肺内不规则的轻度实变，实变区肺间质内及肺泡内有炎性细胞渗出，病灶分布多在小血管周围。

6. 脑部病变　脑实质内小血管充血，可见淋巴细胞、浆细胞等浸润，有形成环绕小血管的小结节倾向，此小结分布于纹状体、黑质及大脑皮质等处。在纹状体病变显著时，临床上常见舞蹈症的表现。

其他如风湿性胸膜炎、腹膜炎偶尔也可发生。

四、临床表现

多数患者发病前1～5周先有咽炎或扁桃体炎等上呼吸道感染史。起病时周身疲乏，食欲减退，烦躁。主要临床表现为发热、关节炎、心脏炎、皮下小结、环形红斑及舞蹈症等。

（一）发热

大部分患者有不规则的轻度或中度发热，但也有呈弛张热或持续低热者。脉率加快，大量出汗，往往与体温不成比例。

（二）关节炎

典型的表现是游走性多关节炎，常对称累及膝、踝、肩、腕、肘、髋等大关节。局部呈红、肿、热、痛的炎症表现，但不化脓。部分患者几个关节同时发病，手、足小关节或脊柱关节等也可受累。通常在链球菌感染后1个月内发作，因而链球菌抗体滴度常可增高。急性炎症消退后，关节功能完全恢复，不遗留关节强直和畸形，但常反复发作。典型者近年少见。关节炎局部炎症的程度与有无心脏炎或心瓣膜病变无明显关系。

（三）心脏炎

为临床上最重要的表现，儿童患者中 65% ~ 80% 有心脏病变。急性风湿性心脏炎是儿童期充血性心力衰竭的最常见原因。

1. 心肌炎 急性风湿性心肌炎最早的临床表现是二尖瓣和主动脉瓣的杂音，此杂音由瓣膜反流造成，可单独或同时出现，二尖瓣区的杂音最多见。病变轻微的局限性心肌炎，可能无明显的临床症状。弥漫性心肌炎可有心包炎和充血性心力衰竭的临床症状，如心前区不适或疼痛、心悸、呼吸困难以及水肿等。常见的体征如下。

（1）心动过速：心率常在 100 ~ 140 次/分，与体温升高不成比例。水杨酸类药物可使体温下降，但心率未必恢复正常。

（2）心脏扩大：心尖搏动弥散、微弱，心脏浊音界增大。

（3）心音改变：常可闻及奔马律，第一心音减弱，形成胎心样心音。

（4）心脏杂音：心尖部或主动脉瓣区可听到收缩期吹风样杂音。有时在心尖部可有轻微的隆隆样舒张期杂音。此杂音主要由心脏扩大引起二尖瓣瓣口相对狭窄所致。急性炎症消退后，上述杂音也可减轻或消失。

（5）心律失常及心电图异常：可有早搏、心动过速、不同程度的房室传导阻滞和阵发性心房颤动等。心电图以 PR 间期延长最为常见，此外，可有 ST－T 改变，QT 间期延长和心室内传导阻滞等。

（6）心力衰竭：急性风湿热引起的心力衰竭往往由急性风湿性心肌炎所致，尤其在年龄较小的患者，病情凶险，表现为呼吸困难、面色苍白、肝脾肿大、水肿等；在成年人中，心力衰竭多在慢性瓣膜病的基础上发生。

值得注意的是，大多数风湿性心肌炎患者无明显的心脏症状。

2. 心内膜炎 在病理上极为常见，常累及左心房、左心室的内膜和瓣膜，二尖瓣最常受累，主动脉瓣次之，三尖瓣和肺动脉瓣极少被累及。凡有心肌炎者，几乎均有心内膜受累的表现。其症状出现时间较心肌炎晚。临床上，出现心尖区轻度收缩期杂音，多属功能性，可能继发于心肌炎或发热和贫血等因素，在风湿热活动控制后，杂音减轻或消失。器质性二尖瓣关闭不全时，心尖区出现二级以上的较粗糙的收缩期杂音，音调较高，向腋下传导，伴有第一心音减弱。心尖区可有柔和、短促的低调舒张中期杂音（Carey Coombs 杂音），是由于左心室扩大，二尖瓣瓣口相对狭窄，瓣叶水肿，或二尖瓣瓣口血流速度过快而产生。主动脉瓣关闭不全时，胸骨左缘第 3 ~ 第 4 肋间有吹风样舒张期杂音，向心尖区传导，同时伴有水冲脉及其他周围血管体征。主动脉瓣区舒张期杂音较少出现，且风湿热发作过后往往多不消失。当出现慢性瓣膜病变时，无明确的风湿热病史。

3. 心包炎 出现于风湿热活动期，与心肌炎同时存在，是严重心脏炎的表现之一。临床表现为心前区疼痛，可闻及心包摩擦音，持续数天至 2 ~ 3 周，继以心包积液，液量一般不多。X 线检查示心影增大呈烧瓶状。心电图示胸前各导联 ST 段抬高。超声心动图示左心室后壁的心外膜后有液性暗区存在。渗出物吸收后浆膜有粘连和增厚，但不影响心功能。临床上不遗留明显病症，极少发展成为缩窄性心包炎。

（四）皮肤表现

1. 渗出型 可为荨麻疹、斑丘疹、多形性红斑、结节性红斑及环形红斑，以环形红斑较多见，且有诊断意义。常见于四肢内侧和躯干，为淡红色环状红晕，初出现时较小，以后迅速向周围扩大，边缘轻度隆起，环内皮肤颜色正常，有时融合成花环状。红斑时隐时现，不痒不硬，压之退色，历时可达数月之久。

2. 增殖型 即皮下小结。结节如豌豆大小，数目不等，较硬，触之不痛。常位于肘、膝、腕、踝、指（趾）关节伸侧，枕部、前额、棘突等骨质隆起或肌腱附着处，与皮肤无粘连。常数个以上聚集成群，对称性分布，通常2~4周自然消失，也可持续数月或隐而复现。皮下小结多伴有严重的心脏炎，是风湿活动的表现之一。

（五）舞蹈症

常发生于5~12岁的儿童，女性多于男性。多在链球菌感染后2~6个月发病。是风湿热炎症侵犯中枢神经系统（包括基底节、大脑皮质、小脑及纹状体）的表现，起病缓慢。临床表现有：

1. 精神异常 起病时，常有情绪不宁，易激动，理解力和记忆力减退。

2. 不自主动作 面部表现为挤眉弄眼，摇头转颈，咧嘴伸舌；肢体表现为伸直和屈曲、内收和外展、旋前和旋后等无节律的交替动作，上肢较下肢明显。精神紧张及疲乏时加重，睡眠时消失。

3. 肌力减退和共济失调 肌张力减低，四肢腱反射减弱或消失。重症者坐立不稳，步态蹒跚，吞咽及咀嚼困难，生活不能自理。舞蹈症可单独出现，也可伴有心脏炎等风湿热的其他表现，但不与关节炎同时出现。其他实验室检查亦可正常。

（六）其他表现

除上述典型表现外，风湿热偶可累及其他部位而造成风湿性胸膜炎、腹膜炎、脉管炎，应引起注意。

五、辅助检查

对风湿热尚无特异性的实验室检查。目前主要从两方面协助诊断：①确立先前的链球菌感染。②阐明风湿活动过程的存在和持续。

（一）链球菌感染的证据

1. 咽拭子培养 常呈溶血性链球菌培养阳性。但阳性培养不能肯定是先前感染的，还是病程中获得的不同菌株。已用抗生素治疗者，咽拭子培养可呈假阴性。

2. 血清溶血性链球菌抗体测定 溶血性链球菌能分泌多种具有抗原性的物质，使机体对其产生相应抗体。这些抗体的增加，说明患者最近曾有溶血性链球菌感染。通常在链球菌感染后2~3周，抗体明显增加，2个月后逐渐下降，可维持6个月左右。常用的抗体测定有：

（1）抗链球菌溶血素"O"（ASO）：>500 U为增高。

（2）抗链球菌激酶（ASK）：>80 U为增高。

（3）抗透明质酸酶：>128 U为增高。

（4）抗脱氧核糖核酸酶B（ADNA-B）、抗链球菌菌酶和抗M蛋白抗体测定。

（二）风湿炎症活动的证据

1. 血常规 白细胞计数轻度至中度增高，中性粒细胞增多，核左移；常有轻度红细胞计数和血红蛋白含量降低，呈正细胞正色素性贫血。

2. 非特异性血清成分改变 某些血清成分在各种炎症或其他活动性疾病中可发生变化。在风湿热的急性期或活动期也呈阳性结果。常用的测定指标如下。

（1）红细胞沉降率（血沉，ESR）：由于某些蛋白质的增高，包括纤维蛋白原、α 和 γ 球蛋白等，以及轻度贫血等因素，使红细胞表面的负电荷减少，ESR 加速。但并发严重心力衰竭或经糖皮质激素或水杨酸制剂抗风湿治疗后，ESR 可不增快。

（2）C 反应蛋白：风湿热患者血清中有对 C 物质起反应的蛋白，存在于 α 球蛋白中。风湿活动期，C 反应蛋白阳性，病情缓解时消失。

（3）黏蛋白：黏蛋白是胶原组织基质的化学成分，正常为 30 ~ 70 g/L（30 ~ 70 mg/mL）。风湿活动时，胶原组织破坏，血清中黏蛋白浓度增高。

（4）蛋白电泳：白蛋白降低，α_2 和 γ 球蛋白常升高。

3. 免疫指标检测

（1）循环免疫复合物检测阳性。

（2）血清总补体和补体 C_3：风湿活动时降低。

（3）免疫球蛋白 IgG、IgM、IgA：急性期增高。

（4）淋巴细胞：B 淋巴细胞增多，T 淋巴细胞总数减少；抑制性 T 细胞明显减少，辅助性 T 细胞与抑制性 T 细胞的比值明显增高。抑制性 T 细胞减少后，引起机体对抗原刺激的抑制减弱，破坏了免疫系统的自稳性。

（5）抗心肌抗体：80% 的患者抗心肌抗体呈阳性，且持续时间长，可达 5 年之久，复发时又可增高。

上列各项检查联合应用时，其诊断意义较大。若抗体和非特异性血清成分测定均为阳性，提示活动性风湿病变；若二者均为阴性，可排除活动期风湿病。抗体升高而非特异性血清成分测定阴性者，表示在恢复期或发生了链球菌感染的可能性较大；若抗体正常而非特异性血清成分测定阳性，应考虑其他疾患。

六、诊断

目前风湿热尚无特异性的诊断方法，临床上沿用修订的 Jones 诊断标准（表 6-1），主要依靠临床表现，辅以实验室检查。如具有 2 项主要表现，或 1 项主要表现加 2 项次要表现，并有先前链球菌感染的证据，可诊断为风湿热。

世界卫生组织制定的风湿热和风湿性心脏病诊断标准见表 6-2。

表 6-1 修订的 Jones 诊断标准

主要表现	次要表现	链球菌感染证据
1. 心脏炎	1. 临床表现	1. 近期患过猩红热
（1）杂音	（1）既往风湿热病史	2. 咽培养溶血性链球菌阳性
（2）心脏增大	（2）关节痛*	3. ASO 或其他抗链球菌抗体增高
（3）心包炎	（3）发热	
（4）充血性心力衰竭	2. 实验室检查	

主要表现	次要表现	链球菌感染证据
2. 多发性关节炎	（1）ESR 增快，C 反应蛋白阳性，白细胞增多，贫血	
3. 舞蹈症	（2）心电图**：PR 间期延长，QT 间期延长	
4. 环形红斑		
5. 皮下结节		

注：*：如关节炎已列为主要表现，则关节痛不能作为 1 项次要表现。**：如心脏炎已列为主要表现，则心电图不能作为 1 项次要表现。

表 6 - 2 世界卫生组织的风湿热和风湿性心脏病诊断标准（基于修订的 Jones 标准）

诊断分类	诊断标准
首次风湿热发作	2 个主要或 1 个主要并发 2 个次要表现并存在前期 A 组溶血性链球菌感染
无确诊的风湿性心脏病患者风湿热复发	2 个主要或 1 个主要并发 2 个次要表现并存在前期 A 组溶血性链球菌感染
已确诊的风湿性心脏病患者风湿热复发	2 个次要表现并存在前期 A 组溶血性链球菌感染
风湿性舞蹈症，隐匿性风湿性心脏炎	不需要其他主要表现或 A 组溶血性链球菌感染证据
风湿性心脏病慢性瓣膜病变（患者首次以二尖瓣狭窄、二尖瓣双病变或主动脉瓣病变为临床表现）	即可诊断风湿性心脏病而不需任何标准

在临床上应用上述标准时，对不典型的轻症或早期病例，容易漏诊和误诊。因此，对具体患者的诊断，必须全面考虑病情，综合分析，作好鉴别诊断，不可过分强调上述标准。

七、鉴别诊断

（一）其他病因的关节炎

1. 类风湿关节炎　为多发性对称性指掌等小关节炎和脊柱炎。特征是伴有"晨僵"和手指纺锤形肿胀，后期出现关节畸形。临床上心脏损害较少，但超声心动图检查可以早期发现心包病变和瓣膜损害。X 线显示关节面破坏，关节间隙变窄，邻近骨组织有骨质疏松。血清类风湿因子阳性，免疫球蛋白 IgG、IgM 及 IgA 增高。

2. 脓毒血症引起的迁徙性关节炎　常有原发感染的征象，血液及骨髓培养呈阳性，且关节内渗出液有化脓趋势，并可找到病原菌。

3. 结核性关节炎　多为单个关节受累，好发于经常活动、受摩擦或负重的关节，如髋、胸椎、腰椎或膝关节，关节疼痛但无红肿，心脏无病变，常有其他部位的结核病灶。X 线显示骨质破坏，可出现结节性红斑。抗风湿治疗无效。

4. 结核感染过敏性关节炎（Poncet 病）　体内非关节部位有确切的结核感染灶，经常有反复的关节炎表现，但一般情况良好，X线显示无骨质破坏。水杨酸类药物治疗后症状可缓解但会反复发作，经抗结核治疗后症状消退。

5. 白血病、淋巴瘤和肉芽肿　据报道白血病可有10%的病例出现发热和急性多关节炎症状，且关节炎表现可先于周围血常规的变化，因而导致误诊。淋巴瘤和良性肉芽肿也有类似的报道。

6. 莱姆关节炎（Lyme病）　此病是由蜱传播的一种流行病。通常在蜱叮咬后3~21 d出现症状。临床表现为发热，慢性游走性皮肤红斑，反复发作性不对称性关节炎。发生于大关节，可有心脏损害，多影响传导系统，心电图示不同程度的房室传导阻滞，也可出现神经症状如舞蹈症、脑膜脑炎、脊髓炎、面神经瘫痪等。实验室检查循环免疫复合物阳性，血沉增快。血清特异性抗体测定可资鉴别。

（二）亚急性感染性心内膜炎

多见于原有心瓣膜病变者。有进行性贫血，脾肿大，淤点、淤斑，杵状指，可有脑、肾或肺等不同部位的栓塞症状，反复血培养阳性，超声心动图可在瓣膜上发现赘生物。

（三）病毒性心肌炎

发病前或发病时常有呼吸道或肠道病毒感染，主要受累部位在心肌，偶可累及心包，极少侵犯心内膜。发热时间较短，可有关节痛但无关节炎，心尖区第一心音减低，可闻及二级收缩期杂音，心律失常多见；无环形红斑、皮下结节等。实验室检查示白细胞多为减少或正常，ESR、ASO、C反应蛋白均正常。补体结合试验及中和抗体阳性。心肌活检可分离出病毒。

（四）链球菌感染后状态（链球菌感染综合征）

在急性链球菌感染的同时或感染后2~3周出现低热、乏力、关节酸痛，ESR增快，ASO阳性，心电图可有一过性早搏或轻度ST-T改变，但无心脏扩大或明显杂音。经抗生素治疗感染控制后，症状迅速消失，不再复发。

（五）系统性红斑狼疮

本病有关节痛、发热、心脏炎、肾脏病变等，类似风湿热；但出现对称性面部蝶形红斑，无皮下结节，白细胞计数减少，ASO阴性，血液或骨髓涂片可找到狼疮细胞等有助于诊断。

八、治疗

（一）一般治疗

风湿热活动期必须卧床休息。若无明显心脏受损表现，在病情好转后，控制活动量直至症状消失、ESR正常。若有心脏扩大、心包炎、持续性心动过速和明显心电图异常者，在症状消失、ESR正常后仍需卧床休息3~4周。恢复期也应适当控制活动量3~6个月。病程中宜进食易消化和富有营养的饮食。

（二）抗风湿治疗

常用的药物有水杨酸制剂和糖皮质激素两类。对无心脏炎的患者不必使用糖皮质激素，水杨酸制剂对急性关节炎疗效确切。

1. 水杨酸制剂 是治疗急性风湿热的最常用药物，对风湿热的退热，消除关节的炎症和 ESR 的恢复正常均有较好的效果。虽然本药有明显抑制炎症的作用，但并不去除其病理改变，因而对防止心脏瓣膜病变的形成无明显预防作用。水杨酸制剂以阿司匹林和水杨酸钠较为常用，尤以阿司匹林效果最好。阿司匹林起始剂量为：儿童 80 ~ 100 mg/（kg·d），成人 4 ~ 6 g/d，分 4 ~ 6 次口服。水杨酸钠 6 ~ 8 g/d，分 4 次服用。使用水杨酸制剂治疗风湿热，应逐渐增加剂量，直至取得满意的临床疗效，或出现全身毒性反应如耳鸣、头痛或换气过度。症状控制后剂量减半，维持 6 ~ 12 周。水杨酸制剂常有胃部刺激症状如恶心、呕吐、食欲减退等，此时可用氢氧化铝；不宜服用碳酸氢钠，因其可减低水杨酸制剂在胃肠道的吸收，增加肾脏的排泄，并可促发或加重充血性心力衰竭。

如患者不能耐受水杨酸制剂，可用氯芬那酸（抗风湿灵）0.2 ~ 0.4 g，每天 3 次；或贝诺酯 1.5 ~ 4.5 g/d，分次服用，苯乐来是阿司匹林与扑热息痛的酯化物，对胃刺激较轻，吸收后在血中缓慢释放出水杨酸。

2. 糖皮质激素 大型临床研究表明，糖皮质激素与阿司匹林在对风湿热的疗效方面并无明显差别，且有停药后"反跳"现象和较多的不良反应，故一般认为，急性风湿热患者出现心脏受累表现时，宜先用水杨酸制剂；如效果不佳（发热不退、心功能无改善），则应及时加用糖皮质激素。激素治疗开始剂量宜大，可用泼尼松，成人 60 ~ 80 mg/d，儿童 2 mg/（kg·d），分 3 ~ 4 次口服，直至炎症控制，ESR 恢复正常。以后逐渐减量，以每天 5 ~ 10 mg 为维持量，总疗程需 2 ~ 3 个月。病情严重者，可用氢化可的松 300 ~ 500 mg/d，或地塞米松 0.25 ~ 0.3 mg/（kg·d），静脉滴注。

糖皮质激素治疗停药后应注意低热、关节疼痛及 ESR 增快等"反跳"现象。在停药前合并使用水杨酸制剂，或滴注促肾上腺皮质激素 12.5 ~ 25 mg，每天 1 次，连续 3 d，可减少"反跳"现象。

（三）抗生素治疗

风湿热一旦确诊，即应给予一个疗程的青霉素治疗，以清除溶血性链球菌，即使咽拭子培养阴性。溶血性链球菌感染持续存在或再感染，均可使风湿热进行性恶化，因此根治链球菌感染是治疗风湿热必不可少的措施。一般应用普鲁卡因青霉素 40 万 ~ 80 万 U，每天 1 次，肌内注射，共 10 ~ 14 d；或长效青霉素（苯唑西林）120 万 U，肌内注射 1 次。对青霉素过敏者，可予口服红霉素，每天 4 次，每次 0.5 g，共 10 d。

（四）中医药治疗

急性风湿热多属热痹，宜用祛风清热化湿治法；慢性风湿热则多属寒痹，宜用祛风散寒化湿治法。糖皮质激素、水杨酸制剂等辅以中医药治疗，可能取得较好疗效。针刺疗法对缓解关节症状，也有一定的效果。

（五）舞蹈症的治疗

抗风湿药物对舞蹈症无效。舞蹈症患者应尽量被安置于安静的环境中，避免刺激。病情严重者可使用镇静药如苯巴比妥、地西泮等，也可用睡眠疗法。舞蹈症是一种自限性疾病，通常无明显的神经系统后遗症，耐心细致的护理，适当的体力活动和药物治疗大多可取得良好的结果。

九、预后

急性风湿热初次发作 75%的患者在 6 周内恢复，至 12 周 90%的患者恢复，仅 5%的患者风湿活动持续超过 6 个月。风湿活动时间较长的患者往往有严重而顽固的心脏炎或舞蹈症。复发常在再次链球菌感染后出现，初次发病后 5 年内约有 20%的患者可复发，第 2 个 5 年的复发率为 10%，第 3 个 5 年的复发率为 5%。急性风湿热的预后取决于心脏病变的严重程度、复发次数及治疗措施。严重心脏炎、复发次数频繁、治疗不当或不及时者，可死于重度或顽固性心力衰竭、亚急性细菌性心内膜炎，或形成慢性风湿性心瓣膜病。

十、预防

风湿热是一种可以预防的疾病。其与链球菌的关系十分密切，因此防止链球菌感染的流行是预防风湿热最重要的环节。

（一）初级预防

1. 防止上呼吸道感染，注意居住卫生，经常参加体育锻炼，提高健康水平。

2. 对猩红热、急性扁桃体炎、咽炎、中耳炎和淋巴结炎等急性链球菌感染，应早期予以积极彻底的抗生素治疗，以青霉素为首选，对青霉素过敏者可选用红霉素。

3. 慢性扁桃体炎反复急性发作者（每年发作 2 次以上），应手术摘除扁桃体。手术前 1 d 至手术后 3 d 用青霉素预防感染。扁桃体摘除后，仍可发生溶血性链球菌咽炎，应及时治疗。

4. 在封闭的集体人群中（军营、学校、幼儿园等）预防和早期发现，早期诊断链球菌感染，建立必要的保健制度，可以彻底消除链球菌感染流行，大大减少风湿热的发病率。

5. 药物选择 苯唑西林 G 120 万 U，肌内注射 1 次；或青霉素（苯甲氧基青霉素）250 ~ 500 mg，每天 2 ~ 3 次，口服 10 d。青霉素过敏者，选用红霉素 20 ~ 40 mg/（kg·d），口服 10 d；或阿奇霉素，第 1 天口服 500 mg，第 2 ~ 5 天，每天口服 250 mg。

（二）预防风湿热复发

已有风湿热发作的患者，属于再发急性风湿热的高危患者；患过风湿性心脏炎的患者特别容易在复发风湿热后出现心脏炎的发作。因此，不论风湿热是否并发心脏炎，对风湿热患者的二级预防均具有重要意义。应连续应用抗生素，积极预防链球菌感染，防止风湿热复发。一般推荐使用长效青霉素 120 万 U，每月肌内注射 1 次。对青霉素过敏者，可用磺胺嘧啶或磺胺异噁唑，儿童 0.25 ~ 0.5 g/d；成人 0.5 ~ 1.0 g/d，分次口服。预防用药期限：风湿热并发心脏炎并有永久性瓣膜病变者，必须在末次风湿热发作后持续预防用药 10 年以上，并至少维持至 40 岁，或终身预防；风湿热并发心脏炎而无瓣膜病变者，必须在末次风湿热发作后持续预防用药 10 年或更长时间，直至成年；无心脏受累的风湿热患者，从风湿热末次发作起至少维持预防用药 5 年，或直至年满 21 岁。已有心脏受累的风湿热患者，再次感染链球菌后极易引起风湿活动，并且容易发作心脏炎，所以须严格预防治疗。研究表明，预防用药水平与链球菌感染患者的比例成反比，无预防或不规则预防用药组链球菌感染比例较完全预防用药组高 3 倍；尤其值得注意的是，无预防或不规则预防用药组风湿活动发作患者的比例较完全预防用药组高 10 倍。即使不规则预防用药也有一定的效果。

（三）将来的发展

多种 M 蛋白血清型的疫苗正在研究进展中。一种 27 价的特异型 M 蛋白疫苗已经进入人体临床Ⅱ期试验，另一个针对 M 蛋白 C 区多肽的疫苗也即将进入临床试验，这些疫苗研究的进展为将来预防链球菌性咽喉炎带来了新的希望。最近在动物模型上的研究显示，将抗表面结合的补体成分 5a（C5a）多肽酶血清鼻腔给药能有效防止链球菌感染，提示今后有可能在人体上消除链球菌菌株生存和咽喉感染，从而根除导致地区性风湿热流行的链球菌库源。

第二节　系统性红斑狼疮

系统性红斑狼疮（SLE）是一种多发于青年女性的累及多脏器的自身免疫性炎症性结缔组织病，近年来随着对此病认识的提高，更由于免疫检测技术的不断改进，早期、轻型和不典型的病例日见增多。有些重症患者（除患有弥漫性增生性肾小球肾炎者外），有时也可自行缓解。有些患者呈"一过性"发作，经过数月的短暂病程后疾病可完全消失。由于中西医结合的治疗，糖皮质激素和免疫抑制药的合理应用，本病的预后有较大改善。

一、流行病学

对系统性红斑狼疮的患病率研究发现，系统性红斑狼疮的患病率在不同的性别、年龄、种族和地理位置均存在显著差异。妇女一般更容易患上这种疾病，女性的发病率呈现为特定的双峰发病模式，第 1 个高峰年龄在 16~29 岁，第 2 个高峰在 50~59 岁。一般有色人种发病率远远高于白种人，在美国黑人的发病率是白种人的 4 倍，而我国发病率远远高于白种人，即使是旅居国外的华裔人群发病率同样较高。另外，红斑狼疮发病也有着一定的地区差异，统计数据表明：美国约有 50/10 万，英国 4/10 万~18/10 万，澳洲土著居民 50/10 万，印度 3.2/10 万，而我国则为 70/10 万。由此可见，我国的发病率极高，据我国众多报告，近年来系统性红斑狼疮患者 5 年及 10 年存活率已高达 90%~95%，处于世界领先水平。

二、病因与发病机制

本病病因至今尚未肯定，大量研究显示遗传、内分泌、感染、免疫异常和一些环境因素与本病的发生有关。

（一）遗传

自 1959 年以来已建立了多种狼疮鼠的模型，目前研究较为广泛的狼疮鼠模型有 5 种，即 NZB/B1、NZB/NZW F1、NZB/SWR F1、MRL/lpr 及 BXSB。研究表明，遗传因素在狼疮鼠发病中起决定性作用，涉及多种基因。这种遗传背景下的差异，导致它们各自在免疫学异常和临床表现上均有一定区别。人类家系调查的结论认为本病是一种多基因遗传背景的疾病，对位于第 6 对染色体上的 HLA Ⅰ 类、Ⅱ 类和Ⅲ类基因以及非 HLA 基因如 T 细胞受体基因已进行了深入的研究。目前认为 HLA Ⅱ 类基因较 Ⅰ 类基因与 SLE 的相关性更为明显。

HLA 与 SLE 相关的分子基础正在研究之中，初步结果显示一些 HLA Ⅱ 类基因位点所共有的特定序列（指基因所编码的氨基酸序列）与 SLE 患者中许多自身抗体的产生有关，即不同的 HLA 等位基因位点中的"共有表位"决定某种自身抗体的产生，因此带有"共有表位"的不同等位基因可产生相同的自身抗体。如核苷酸序列分析表明抗 ds-DNA 抗体与 DQB1 * 0201、* 0602 和 * 0302 相关，其共有表位为 DQβ 链第 14 位的甲硫氨酸和第 26 位的亮氨酸；抗 Ro/SSA 抗体与 DQA1 * 0501、* 0101、* 0104、* 0402 相关，其共有表位为 DQα1 链第 34 位的谷氨酸；抗 La/SSB 抗体与 DQB1 * 0201、* 0601、* 0604 和 * 0302 相关，其 DQβ 链第 26 位上为亮氨酸；抗磷脂抗体与 DQβ1 * 0301、* 0302 和 * 0602 相关，其分子的第 3 个超变区中第 71 ～ 第 77 位氨基酸序列为苏—精—丙—谷—亮—天冬—苏氨酸，第 30 位为酪氨酸，第 38 位为丙氨酸。由于特定的自身抗体常与相应的临床表现即临床亚型相关，因此 HLA 基因在"塑造"自身抗体谱的同时也"塑造"了 SLE 的临床亚型。上海华山医院皮肤科研究过影响汉族 SLE 患者生存率的一些轻型、重型临床表现，并以这些临床表现为指标，进一步研究与 HLA 等位基因的关系，结果发现与重型 SLE 相关的等位基因有 DQA1 * 0101、DQB1 * 0201、* 0302、* 0303、* 0401、* 0501、* 0601 和 DRB1 * 1501，与轻型 SLE 相关的等位基因有 DQA1 * 0501、DRB1 * 0301 DRB3 * 0202 和 DRB3 * 0301。单倍型分析又发现，DQA1 * 0301-DQBI * 0302、DRB1 * 1501-DQA1 * 0102-DQB1 * 0303 和 DRB1 * 1501-DQA1 * 0103-DQB1 * 0303 与肾损害有关，即重型 SLE。神经精神症状或抗 dsDNlA 抗体升高或补体降低或白细胞减少等各种临床表现也有它们相关的单倍型。

HLA 的补体基因、TNF-α 基因、热休克蛋白基因、TCR-β 链基因、免疫球蛋白重链（Gm）和轻链（Km）的同种异型、网状内皮系统基因、性激素基因和近年来报道的影响细胞凋亡的基因等也与 SLE 的发病有关，这些方面的研究尚在进行之中。总之，SLE 是一种多基因遗传性疾病。SLE 的遗传至少需要 4 个基因的参与，每一个基因可能影响免疫调节、蛋白降解、多肽的转运、免疫反应、补体、网状内皮系统、免疫球蛋白、细胞凋亡和性激素等一方面或若干方面，这些不同的基因缺陷的共同作用，导致明显的特异反应，产生各种病理过程和不同的临床表现。

（二）内分泌因素

1. **性激素及其代谢异常**　在 SLE 患者中，育龄期女性的患病率比同龄男性高 9 ～ 15 倍，而青春期前和绝经期后的女性患病率仅略高于男性，这与育龄期女性雌激素/雄激素比值显著增高有关。实验表明雌激素能增加抗 dsDNA 抗体并使 IgM 型转化为 IgG 型；它还能降低巨噬细胞的吞噬功能，影响免疫复合物的清除，并可诱导 Ro/SSA 和 La/SSB 在角质形成细胞膜上的表达增强。Lahita 的研究显示，雌二醇的代谢产物 16 α -羟雌酮在 SLE 患者中显著增高，在 SLE 的发病中，它较雌二醇更有更为重要的作用。在雄激素方面，狼疮鼠如给以睾酮可减轻狼疮症状，在人类如给以十一酸睾酮病情可较长期处于稳定阶段。有报道女性 SLE 患者睾酮 C17 位氧化转化为雄烯二酮这一反应加速。雄烯二酮为一种较弱的雄性激素。SLE 在性激素代谢方面的异常与体内微粒体同工酶的遗传缺陷有关，因此性激素的异常也是与遗传有关的。

2. **雌激素受体（ER）**　现证实在胸腺组织和非胸腺淋巴样组织、骨髓组织、巨噬-巨红细胞系统、内分泌系统和中枢神经系统以及具有免疫调节功能的下丘脑腹侧核上均有丰富的 ER。笔者曾对 SLE 患者外周血淋巴细胞上的 ER 容量做了定量测定，发现活动期患者 ER 容量高于静止期患者。

3. **催乳素（PRL）和生长激素（GH）**　由 198 个氨基酸组成的 PRL 在很大程度上属生

殖类激素。基础免疫学研究显示胸腺、骨髓、脾、淋巴结及外周血单核细胞表达 PRL 及 PRL 受体。由 191 个氨基酸组成的 GH 虽不是生殖类激素，但与 PRL 的一级结构有很大的相似性，免疫调节功能也十分相似。华山医院皮肤科的研究已显示：①血清高 PRL 和 GH 水平以及外周血高 PRL 受体和高 GH 受体容量与 SLE 病情活动性相关。②PRL 和 GH 可刺激 SLE 患者的 B 淋巴细胞分泌抗 dsDNA 抗体和较正常人为高的 IgG。③体外试验显示 PRL 和 GH 干预更增强了 SLE 活动期患者 Th2 型细胞因子分泌。④以具有抑制 GH 功能的奥曲肽治疗初发的、未经其他药物治疗的 SLE 有效。

(三) 感染

SLE 患者血清中常可检出病毒抗体，如麻疹病毒、副流感病毒、单纯疱疹病毒、风疹病毒、EB 病毒 1~3 型的抗体滴度高于健康人。用电子显微镜观察 SLE 患者肾和淋巴结标本能看到类似黏病毒的病毒颗粒。近年来引起关注的逆转录病毒也被认为是 SLE 的可能病因。已发现 SLE 小鼠和患者体内存在多种抗逆转录病毒抗体，这种内源性逆转录病毒的序列插入 FAS 基因，导致淋巴细胞凋亡异常，凋亡小体作为抗原刺激机体产生大量的自身抗体。细菌性超抗原可激活表达特定的 TCRVβ 的 T 细胞而产生大量的细胞因子，从而引发 SLE 的病情活动。

(四) 物理因素

紫外线照射可诱发皮损或使原有皮损加剧，并能使某些局限性盘状红斑狼疮发展为系统性红斑狼疮。SLE 患者于紫外线照射后系统性症状也可加重。光敏主要是由波长为 290~320 nm 的 UVB 所致。紫外线于红斑狼疮发病机制中的作用如下。

1. 自身抗原调变 已报道紫外线可使 DNA 形成抗原性强的胸腺嘧啶二聚体，刺激产生相应抗体或使 DNA 性态不稳定而发生基因突变，导致 SLE 发病。UVB 可将自身抗原如 Ro/SSA 和 La/SSB 从表皮角质形成细胞内正常位置位移至细胞表面。UVB 还可诱导角质形成细胞凋亡，凋亡小体中含有自身抗原成分。

2. 影响免疫调节细胞功能和免疫介质释放 已证实紫外线有影响巨噬细胞处理抗原和影响 T 抑制细胞活化的能力。

(五) 药物

药物性狼疮是指因服用了某种药物后所致的红斑狼疮。引起药物性狼疮的药物按化学结构可分为 4 类：①芳香胺类，如普鲁卡因胺，磺胺嘧啶和 β 受体阻滞药等。②肼类，如肼屈嗪（肼苯达嗪）和异烟肼等。③巯基化合物，如卡托普利、青霉胺和抗甲状腺药物等。④苯类，如抗惊厥药物等。药源性狼疮的发病机制仍不清楚。在药源性狼疮中 DR4 频率增高，女性与男性之比为 4:1，表明本病与遗传素质有关。有些研究显示核蛋白与某些药物结合后，其抗原性大大增强，如普鲁卡因胺和肼屈嗪可使组蛋白核小体上的 DNA 构型从 B-DNA 转化成 Z-DNA，从而具有更强的免疫原性。也有些报道认为某些药物具有阻断 C_3 活化特殊通道的作用，从而阻抑网状内皮系统吞噬免疫复合物，并相应增加免疫复合物在组织上的沉积和器官损伤。此外，药物性狼疮还与药物乙酰化水平和剂量有关，实验观察发现，在慢乙酰化基因控制下的"慢乙酰化"患者，由于药物的乙酰化作用慢，易产生狼疮样症状和抗核抗体，而在快乙酰化基因控制下的"快乙酰化"患者，药物被迅速乙酰化，所以可无狼疮样症状和不产生抗核抗体，但若大剂量用药，也有可能发生狼疮样症状和出现抗核抗体。总之，药物性狼疮的发病机制也许是多元化的。

（六）免疫异常

一个具有 LE 遗传素质的人，在上述各种因素的作用下，使机体正常的自身免疫耐受机制破坏，会发生多种免疫异常。

1. B 细胞功能亢进　B 细胞过度增殖、自发产生多克隆免疫球蛋白和多种自身抗体是 SLE 的特点。

2. T 细胞失衡　循环性 T 淋巴细胞减少。T 抑制细胞（CD8$^+$）和 T 辅助细胞（CD4$^+$）均减少。Th 细胞亚群和它们细胞因子的失衡在 SLE 诱导和发展中起着关键性作用。

3. 细胞因子表达异常　目前比较明确的与 SLE 发病有关的细胞因子主要是单核巨噬细胞分泌的 IL-1、Th-2 细胞分泌的 IL-10 和 B 细胞、巨噬细胞及树突状细胞分泌的 IL-12。IL-1 可诱导黏附分子增多，使巨噬细胞浸润更加明显；还可诱导 IL-6、IL-8、TNF-α 和 GM-CSF（粒细胞—单核细胞集落刺激因子）等炎性因子产生，这些因素与狼疮性肾炎有关。IL-1 活性还与光敏感有关，皮肤暴露于紫外线后，角质形成细胞可释放 IL-1，IL-1 又可刺激 GM-CSF、IL-6 和 IL-8 的产生，它们一起可促发局部炎症反应。IL-10 为 B 细胞增殖和分化的强刺激剂，在 SLE 患者外周血单核细胞（PBMC）培养后的上清液中 IL-10 含量明显升高。血浆 IL-10 水平与抗 dsDNA 抗体滴度和狼疮活动指数成正相关而与补体水平成负相关。IL-12 对体液免疫有一定的抑制作用，与正常对照组比较，SLE 患者的 PBMC 在受刺激时产生 IL-12 减少，而将 IL-12 加入狼疮患者 PBMC 可显著抑制自发性及 IL-10 诱导性 IgG 和抗 DNA 抗体的产生。SLE 患者 IL-10/IL-12 平衡失调在细胞免疫异常中有重要作用。此外，还观察到 SLE 患者血清中 IL-15、IL-16 和 IL-18 水平升高。上述细胞因子网络动态平衡失调，引起异常的免疫应答，同时也参与局部的致病作用。

4. 淋巴细胞凋亡异常　有资料表明，从 SLE 患者外周血分离的淋巴细胞其凋亡细胞数增加，且凋亡细胞与正常细胞的比例与 SLE 活动性成正比。凋亡的淋巴细胞导致大量核小体释放。核小体在抗核抗体的产生中具有重要意义，它的 DNA 组蛋白复合物在细胞凋亡过程中发生 DNA 片段化、磷酸化、乙酰化和甲基化等修饰，这些微小的蛋白修饰已被证实为暴露的隐蔽抗原决定簇，可使自身反应性辅助性 T 细胞的免疫耐受解除而增生，分泌细胞因子，引起 B 细胞活化增生，产生抗 DNA、抗组蛋白抗体等众多自身抗体。

三、病理生理

LE 的基本病理变化是结缔组织的黏液样水肿、纤维蛋白样变性和坏死性血管炎。黏液样水肿见于疾病早期，发生在基质；纤维蛋白样变性是自身免疫球蛋白、补体和 DNA 等抗原以及纤维蛋白混合构成的嗜酸性无结构物质，沉积于结缔组织而成，类似结缔组织变性；中、小血管壁的结缔组织发生纤维蛋白样变性，甚至坏死、血栓形成、出血和局部缺血等病变，构成坏死性血管炎。在内脏器官可见苏木素小体，是由中性粒细胞、淋巴细胞和组织细胞的胞核受相应的自身抗体作用后变性所形成的嗜酸性均匀团块。

皮肤的组织病理变化为表皮萎缩，基底细胞液化变性，真皮上部有嗜色素细胞增加，胶原纤维水肿，并有纤维蛋白样变性，血管和皮肤附属器周围有成片淋巴细胞、少数浆细胞和组织细胞浸润，管壁常有血管炎性变化。

肌肉以横纹肌常遭累及，肌束间和肌束内的结缔组织呈小病灶性纤维蛋白样变性，围管性淋巴细胞、浆细胞等浸润，有时可见肌纤维萎缩或透明变性。

肾脏中肾小球先受累，后出现肾小管病变，主要为肾小球毛细血管壁发生纤维蛋白样变性或局灶性坏死，内有透明血栓以及苏木素小体，或毛细血管袢基底膜呈灶性增厚，严重时弥漫性增厚，形成所谓"铁丝圈"损害，为 DNA、抗 DNA 抗体、补体和纤维蛋白物等沉积。肾小球除毛细血管病变外，细胞数目也可增多，主要为系膜细胞增生，往往呈灶性。肾小球囊壁上皮细胞可增生形成新月体。晚期病例肾小球纤维组织增多，血管闭塞，甚或与囊壁粘连而纤维化。按 WHO 肾脏病理分类有 6 类：①轻微病变性狼疮性肾炎。②系膜增生性狼疮性肾炎。③局灶性狼疮性肾炎。④弥漫性狼疮性肾炎。⑤膜性狼疮性肾炎。⑥严重硬化性狼疮性肾炎。

心包结缔组织发生纤维蛋白样变性伴淋巴细胞、浆细胞、组织细胞和成纤维细胞的浸润。心肌炎变化与横纹肌相似。心内膜炎为心内膜的结缔组织发生局灶性纤维蛋白样变性，继之出现淋巴细胞和成纤维细胞增生和纤维形成，如此反复发生，形成疣状心内膜炎。累及瓣膜与乳头肌可影响瓣膜功能，以二尖瓣的损害率最高，称为 Libman-Sacks 综合征。

肺病变初起为血管炎和血管周围炎，以后波及间质和实质，为间质肺泡壁和毛细血管的纤维蛋白样变性、坏死和透明性变，伴有淋巴细胞和浆细胞浸润。

神经系统可见小血管和毛细血管的内皮细胞增殖和淋巴细胞等浸润，有广泛的微血栓和局限性软化灶等。已经发现脉络膜丛上有免疫球蛋白和补体免疫复合物，脑脊液中可发现 DNA 和抗 DNA 复合物。

脾有包膜纤维增厚，滤泡增生，红髓中浆细胞增多，中心动脉出现特殊纤维化，周围出现又厚又密的同心状胶原纤维硬化环，称为"洋葱脾"。

四、临床表现

本病男女发病之比为 1:7～1:9，发病年龄以 20～40 岁最多，幼儿或老人也可发病，临床表现多样。

（一）皮肤和黏膜

80%～85% 的患者有皮疹，其中具有典型皮疹者占 43%，也有报道 60%～72% 的病例有皮疹。损害为多形性，以水肿性红斑最常见，绿豆至黄豆大，发生在颧颊经鼻梁可融合成蝶翼状，前额、耳垂亦可累及，此外肩胛、上臂、四肢大关节伸面、手背、指（趾）关节伸面、甲周、指（趾）端和屈面、掌跖部也可发生。颜面蝶形红斑、甲周红斑和指（趾）甲远端下红斑具有特征性，常出现较早，前者是诊断本病的一大症状。另一种损害为斑丘疹，有痒与痛感，可局限性或泛发性，有时呈丘疹或毛囊性丘疹。有时于颜面和其他暴露部位出现水疱、大疱和血疱，大都发生在原有红斑或正常皮肤上，疱液初起清澈，以后变浑浊，也可呈血性，疱壁紧张，日光暴晒常是促发因素，疱破后形成糜烂、溃疡、结痂以及瘢痕。上述红斑等损害消退后，由于基底膜的变化，发生表皮营养障碍，可出现表皮萎缩、色素沉着和角化过度。有时可见淤点和淤斑，是由于长时期应用大量糖皮质激素出现紫癜或血小板减少或皮肤细小的坏死性血管炎引起。有时有结节（约 10%），是由于血栓性血管炎造成，可发生指（趾）坏疽，重者手、足背亦累及，但罕见，可由于末梢小动脉坏死性血管炎或冷球蛋白血症等引起，常与网状青斑并发。有时出现荨麻疹样损害，带水肿性，红斑上有点状出血或出血与水疱混合存在，损害持续不伴瘙痒，为真皮小血管坏死性血管炎引起。尚可见红斑肢痛症、弥散性血管内凝血，后者由于大量血小板和红细胞受免疫作用损伤释放出凝血物质所致，在终末期多见。其他有杵状指、雷诺现象和脱发，脱发呈弥漫性或前额部头发失去光泽和油腻，呈枯黄状，易折断脱落，长短参差不齐，在缓解期毛发可再生。约1/3患者有光敏现象，偶见皮下钙质沉积。

黏膜损害累及唇、颊、硬腭、齿龈、舌和鼻腔，约占20%，常伴有毛细血管扩张红斑或弥漫性潮红，其上可见点状出血、糜烂，少数尚有水疱和溃疡等。

（二）发热

约92%以上病例出现，各种热型均可见，长期低热较多见。

（三）骨关节

90%以上病例有关节疼痛，有时周围软组织肿胀，有时像风湿性关节炎，呈游走性，多发性，且可呈现红、肿、热、痛；或表现为慢性进行性多发性关节炎，常累及指（趾）关节，似类风湿关节炎。5%～10%的病例髋、肩和膝等关节可发生无菌性缺血性骨坏死，股骨头最常被累及，其次为肱骨头、胫骨头等，单侧或两侧受累。

（四）肾

约75%的病例受累，经肾穿刺活检所见病理变化按世界卫生组织分类可分为6类。临床表现为肾炎或肾病综合征。肾炎时尿内出现红细胞、白细胞、管型和蛋白尿。肾功能测定早期正常，逐渐进展，后期可出现尿毒症。肾病综合征临床和实验室表现有全身水肿，伴程度不等的腹腔、胸腔和心包积液，大量蛋白尿，人血白蛋白降低，白球蛋白比例倒置和高脂血症。

（五）心血管

有50%～89%的患者有心脏症状，超声检出率36%～88%，尸体检出率53%～83%。心包炎最常见，以干性为多，为纤维素性心包炎，也可能积液，积液多时可见心脏压塞症状，如两层心包粘连，可使心包腔闭塞，造成缩窄性心包炎。患者除心前区不适及气急外，最主要的症状是心前区疼痛和心包摩擦音或心影增大，心音减弱，超声心动图检查诊断率高，心包积液中可查见LE细胞。心肌炎常见，一般可有气短、心前区疼痛、心动过速、心音减弱、奔马律、心律失常，继之出现心脏扩大，可导致心力衰竭。心电图可出现相应改变如低电压、ST段抬高、T波平坦或倒置、PR间期延长。临床上可无任何症状而在某种诱因下突然发生心肌炎；有些病变，生前难于诊断。典型疣状心内膜炎（Libman-Sacks心内膜炎）常与心包炎并存，在生前较难做出诊断，主要是壁层心内膜受损症状不明显。当病变累及瓣膜时（常见的为二尖瓣，偶尔主动脉瓣和三尖瓣同时被累及）引起瓣尖乳头肌挛缩、粘连变形或腱索断裂，造成瓣膜狭窄或闭锁不全，心内膜内形成血栓脱落可引起栓塞，心内膜炎还可成为感染性心内膜炎的基础。彩色多普勒超声检查为无创伤性显示瓣膜及其形态的最佳方法。约50%的病例可有动脉炎和静脉炎，比较常见的为锁骨下静脉的血栓性静脉炎。少数可出现冠状动脉炎，常累及左前降支，临床上可因冠状动脉供血不足而发生心绞痛，较大的冠状动脉炎能导致心肌梗死。此外部分病例可有周围血管病变如血栓闭塞性脉管炎和游走性静脉炎等。

（六）呼吸系统

在整个病程中，胸膜和肺受累分别为36%和7%。可发生胸膜炎，多为干性，也可为湿性，积液少量或中等量，两侧发生频率相仿，约1/3病例为双侧性。

急性狼疮性肺炎的患病率为1%~4%，患者有发热、干咳、气急，偶见咯血，低氧血症常见，X线显示单侧或双侧肺浸润，以两下肺野多见，可伴肺不张，横膈抬高和胸腔积液。也可发生慢性间质性肺炎，从肺泡炎到纤维化各种病理改变可以交织并存，X线特征为肺部片状浸润斑，多见于肺基底段，往往持续存在多日，可引起肺不张，甚至呼吸衰竭，也可见条索状、网状或斑点状阴影。肺动脉受侵犯（肺动脉炎）可发生咯血、空洞，常并发终末期小叶性肺炎。

（七）神经系统

往往在急性期或终末期出现症状，少数作为首发症状表现。可呈现为各种精神障碍如躁动、幻觉、猜疑、妄想、强迫观念等。也可以出现多种神经系统症状，如中枢神经系统受累，常见的有颅内压增高、脑膜炎、脑炎、脑血管意外、脊髓炎及蛛网膜下腔出血等，并出现相应症状如头痛、恶心、呕吐、颈项强直、惊厥、昏迷、偏瘫、截瘫，病变严重时可导致死亡；脑神经亦可受累，常见的为第Ⅲ、第Ⅴ、第Ⅵ、第Ⅶ对颅神经，周围神经病变少见。

（八）消化系统

约40%的病例有消化道症状，常见有食欲减退、吞咽困难、恶心、呕吐、腹痛、腹泻、腹腔积液、便血等。腹痛可能与腹膜炎、肠炎、肠系膜炎或腹膜后结缔组织病变有关。多为脐周隐痛，严重时类似外科急腹症。10%~30%的病例有肝脏病变。SLE肝脏病变的临床表现可有肝肿大、黄疸和肝功能试验异常。Runyon认为患SLE时伴ALT、AST、γ-GT、AKP、胆红素的测定值高于正常值2倍时提示有肝病。SLE的肝脏病变应与自身免疫性肝炎仔细鉴别，后者具有明显的高球蛋白血症，且ANA、抗平滑肌抗体（SMA）或抗肝肾微粒体Ⅰ型抗体（LKM-1）≥1:80（成人）和1:20（儿童），而抗线粒体抗体（AMA）阴性，无SLE特有的抗dsDNA和抗Sm抗体，肝活组织检查示碎片状坏死或小叶性肝炎改变。SLE肝脏病变还应注意与药物性肝炎鉴别。

（九）淋巴网状系统

约半数患者有局部或全身淋巴结肿大，以颈、腋下淋巴结肿大为多见。肿大淋巴结一般无压痛，质软，有时肿大很明显，以致误诊为淋巴结结核或淋巴瘤，病理检查示慢性非特异性炎症。约1/3患者有肝肿大，极少引起黄疸和肝硬化。1/5病例有脾肿大。

（十）造血系统

贫血常见，大多数为正细胞正色素性贫血，红细胞表面可有IgG抗体或补体；抗人球蛋白试验1/5~1/3病例阳性，可表现为自身免疫性贫血，抗体属温型抗体，主要为IgG，偶为IgM，罕见IgA。白细胞减少，一般为粒细胞和（或）淋巴细胞减少，活动期T、B淋巴细胞绝对数和相对数均下降，而非活动期则下降不显著，T淋巴细胞下降程度与疾病活动度相平行。T淋巴细胞的减少与细胞免疫功能减退和存在抗淋巴细胞抗体有关。B淋巴细胞数虽也下降，但其功能检测反而显示增强。血小板减少，存活时间缩短，血小板表面存有抗血小板抗体，结合补体时可损伤血小板。

（十一）眼

有20%~25%的患者有眼底变化，包括眼底出血、视盘水肿，视网膜渗出物有卵圆形的白色浑浊物，是继发于小血管闭塞引起的视网膜神经变性灶，一般可逆。其他有玻璃体内出血、巩膜炎等。

几种特殊情况的狼疮：

1. 药物性狼疮　药物性狼疮与特发性 SLE 的区别为：①发病年龄较大。②临床表现少，累及肾、皮肤和神经系统少，但胸膜、肺和心包受累者较多。③抗组蛋白抗体阳性率可达 95%，但抗 dsDNA 抗体和抗 Sm 抗体阳性率 <5%。④血清中补体不低。⑤相关药物停用后病情可自行缓解。

2. SLE 与妊娠　SLE 患者生育力正常。患者如无肾脏等重要脏器损害，病情已控制 1 年以上，泼尼松维持量小于 15 mg/d，可允许妊娠，但妊娠初 3 个月内易流产，末 3 个月及产后病情易加重。正常妊娠时 C_3 增高，平均增高 25%，故 SLE 孕妇如 C_3 已恢复至正常水平，则仍应视为病情有活动或有复发可能。避孕者宜避免服用雌激素避孕药和使用宫内节育器，后者易致感染。根据近年来的研究，发现胎盘能产生 11-β 脱氢酶，此酶可将进入胎盘的泼尼松氧化成无活性的 11-酮形式，因此孕妇服用泼尼松对胎儿无影响；但地塞米松不能为胎盘氧化，故可影响胎儿，不宜采用。临产前，可给相当产前糖皮质激素剂量 1 倍的氢化可的松或甲泼尼龙静脉滴注，连续 3 d，产后再根据病情逐步减量。

3. 新生儿红斑狼疮　临床上多见于 3 个月内的女性新生儿，皮肤表现为主要分布于头面、眶周暴露部位的环状红斑，非暴露部位有时也可见到，常伴有心脏传导阻滞，此外可有血小板减少，白细胞减少，溶血性贫血，肝脾肿大和肾小球肾炎等。患儿抗 Ro/SSA 抗体为本病的血清学标志，母亲血清该抗体亦为阳性。本病通常为良性一过性病程，仅有皮损而没有房室传导阻滞病例只需避光和外用避光剂，不必应用糖皮质激素，大部分病例皮损在 1 年内自然消退，仅少数患儿以后可发展成活动性 SLE。

五、辅助检查

（一）血清蛋白

白蛋白降低，α_2 和 γ 球蛋白增高，纤维蛋白原增高，冷球蛋白和冷凝集素可增高。

（二）免疫球蛋白

活动期血 IgG、IgA 和 IgM 均增高，尤以 IgG 为著，非活动期病例增高不明显或不增高。有大量蛋白尿且病期长的患者，血中 IgG 值可降低。

（三）类风湿因子

有 20% ~40%的病例阳性。

（四）梅毒血清学

假阳性反应 2% ~15%阳性。

（五）抗磷脂抗体

抗磷脂抗体是一组能与多种含有磷脂结构的抗原物质发生反应的抗体，其中包括抗心磷脂抗体、抗磷脂酰丝氨酸抗体、抗磷脂酰肌醇抗体、抗磷脂酰抗体和抗磷脂酰甘油抗体 5 种。目前常用检测抗心磷脂抗体代表抗磷脂抗体。SLE 中该抗体阳性率为 30% ~40%，有抗心磷脂抗体的红斑狼疮患者常有不典型的狼疮，抗核抗体常阴性，多有大小动、静脉栓塞，狼疮脑病，肺动脉高压，血小板减少，反复自发性流产，胎儿宫内窘迫或死胎等。

（六）LE 细胞

Hargraves（1948）首先在骨髓中发现，Haserick（1949）从外周血中找到 LE 细胞。Miecher（1954）证明红斑狼疮细胞因子为一种抗核因子。有 40%~70% 的活动性 SLE 患者，LE 细胞检查阳性。其他疾病如硬皮病、类风湿关节炎等约 10% 的病例可查见该细胞，此外，慢性活动性肝炎、药疹如普鲁卡因胺及肼屈嗪等引起者也可阳性。

（七）抗核抗体

抗核抗体（ANA）是指一组对细胞核或细胞质内核酸和核蛋白的自身抗体。一般采用间接免疫荧光法检测血清 ANA，以动物组织（鼠肝等）或体外培养细胞株（HEP-2 细胞等）为底物。ANA 在临床上是一个极有用的筛选试验。SLE 中有 80%~95% 的病例 ANA 呈阳性反应，反复测定，累积阳性率接近 100%。因不同底物所含的抗原不同，所测得的 ANA 的结果也不尽相同，如鼠肝含 Ro/SSA 抗原量低于 HEP-2 细胞，故含抗 Ro/SSA 抗体的血清在鼠肝为底物作 ANA 测定时呈阴性结果，若改为 HEP-2 为底物则呈阳性。鉴于正常人和某些疾病中也可能出现低滴度的 ANA，因此血清 ANA 效价 ≥1:80，意义较大。ANA 更确切的名称应为抗核抗体谱，ANA 的滴度与疾病的活动性并非完全平行，如若其中以抗 dsDNA 抗体为主，则 ANA 滴度随疾病缓解后可下降或转阴；若以抗 ENA 抗体为主，则 ANA 滴度与疾病活动性无明显相关。

荧光核型可见周边型、均质型和斑点型，偶见核仁型，核型与 ANA 中抗体的种类有关。在 SLE 中常见的 ANA 如下。

1. 抗脱氧核糖核酸（DNA）抗体　抗 DNA 抗体有抗双链 DNA（dsDNA）和抗单链 DNA（ssDNA）之分。抗 dsDNA 抗体荧光核型示周边型，为 SLE 所特有，提示患者常有肾损害，预后差。常用的检测方法有放射性核素 ^{125}I 标记 dsDNA 抗原的放免法、用短膜虫或马疫锥虫为底物的间接免疫荧光法（IFA）、胶体金快速斑点渗滤技术和酶联免疫吸附试验（ELISA）。放免法敏感性高，阳性率于 SLE 患者中为 >60%，活动期患者中阳性率可达 95%。以短膜虫为底物的 IFA 法因其动基体含有纯的 dsDNA，故特异性高，SLE 患者中阳性率 >45%，活动期患者中亦可高达 93%。胶体金快速斑点渗滤技术通常用纯化的不含 ssDNA 的均一大肠杆菌质粒 dsDNA 作为抗原，其敏感性和特异性与上述 IFA 法相似，但更简捷、方便、快速，数分钟即能出报告。EIASA 操作简便，也有滴度可作为量化的客观指标。

2. 抗脱氧核糖核酸核蛋白（DNP）及组蛋白抗体　这两种抗体的荧光核型均显示为均质型，前者与 LE 细胞现象有关，SLE 中阳性率约 70%；后者阳性率 30%~50%，在药源性狼疮中阳性率 90% 以上。

3. 抗核小体抗体（AnuA）　近年来发现 AnuA 在 SLE 中特别是活动性狼疮和狼疮肾炎诊断中的敏感性可达 69.9%~71%、特异性达 97.3%~99%，尤其在抗 dsDNA、抗 Sm 抗体阴性时具有重要意义。

4. 抗生理盐水可提取核抗原（ENA）　抗体是一组针对细胞内抗原，可溶于生理盐水中，可提取核抗原的自身抗体，故称为生理盐水可提取核抗原。实际上 ENA 也包括了一部分胞浆抗原和既在核内又在胞浆内的抗原。目前通常用免疫印迹法（IBT）、免疫双扩散法（ID）和酶免疫分析法（EIA）检测，前两者可互相验证和补充，后者灵敏度高，快速简便。

临床常用的 ENA 如下。

（1）抗 Sm 抗体：作用的抗原是 U 族小分子细胞核核糖核蛋白粒子（UsniNP），由富含尿嘧啶核苷的 U 族 RNA（U1、U2、U4、U5 和 U6RNA）与一组核蛋白组成。Sm 的抗原性存在于 29 kD、28 kD 和 13.5 kD 上。一般认为抗 Sm 抗体是 SLE 标记抗体，阳性率为 21% ~ 30%。此抗体与病情活动及狼疮性肾炎等未发现有明确的关联。

（2）抗 UlRNP 抗体：作用的抗原为 U1snRNP，在 U1snRNP 中，70 kD、A 和 C 蛋白上存在其抗原决定簇。免疫印迹检测于 73 kD、32 kD、29 kD、28 kD、17.5 kD 处有显色区带。该抗体可在多种炎症性风湿病中出现，在 SLE 中阳性率 40% 左右，高滴度的 U1RNP 是诊断混合结缔组织病的重要血清学依据。

（3）抗 Ro/SSA 和 La/SSB 抗体：抗 Ro/SSA 抗体的作用抗原为小分子细胞质核糖核蛋白粒子（scRNP），由胞浆 Y 族（Y1 ~ Y5）RNA 与分子量分别为 60 kD 和 52 kD 的蛋白多肽构成，抗原性在多肽上。抗 La/SSB 抗体的作用抗原也为小分子核糖核蛋白粒子，存在于胞核和胞浆内，由 RNA 聚合酶Ⅲ转录而来的 RNAs 与 48 kD 的蛋白多肽构成。抗 Ro/SSA 抗体在 SLE 中的阳性率为 30% ~ 40%，在亚急性皮肤型红斑狼疮（SCLE）中阳性率为 63%，由于该抗体能通过胎盘，故新生儿狼疮中几乎均能查到该抗体。以鼠肝为底物的 ANA 免疫荧光试验阴性的 SLE 患者血清，大多能测出 Ro/SSA 抗体，因此在未用对流免疫电泳法除外抗 Ro/SSA 抗体存在时，不诊断为 "ANA 阴性的 SLE"。抗 La/SSB 抗体在 SLE 中的阳性率为 10% ~ 20%。抗 Ro/SSA 和 La/SSB 抗体阳性的患者多有光敏性皮损、血管炎、紫癜、淋巴结肿大、白细胞减少和类风湿因子阳性且并发干燥综合征。

（4）抗核糖体 RNP（rRNP）抗体：该抗体所作用的抗原是核糖体大亚基上的 3 条分子量分别为 38 kD、16.5 kD 和 15 kD 的磷酸化蛋白。该抗体于 SLE 中阳性率为 24%，是诊断 SLE 的又一个标记性抗体。

5. 其他　文献中报道 SLE 患者中尚可测出抗 Ku 抗体、抗内皮细胞抗体、抗中性粒细胞胞浆抗体、抗神经元抗体、抗层素和抗纤维结合蛋白抗体、抗Ⅶ型胶原抗体和抗神经节苷脂抗体等，这些抗体检测的阳性率、特异性与临床症状的关联，有待进一步深入研究。

（八）狼疮带试验（LBT）

应用直接免疫荧光抗体技术检测皮肤免疫荧光带或狼疮带，即在真皮表皮连接处可见一局限性的免疫球蛋白沉积带，皮损处阳性率 SLE 为 92%，DLE（盘状红斑狼疮）为 90%，正常皮肤曝光处 SLE 为 70%，非曝光处为 50%，但不见于 DLE 正常皮肤。在慢性萎缩性或过度角化的皮损荧光带呈团块状，新起的皮疹沉积如颗粒状或细线状，而在 SLE 正常皮肤呈点彩状，此免疫荧光带为 Ig（主要为 IgG，也有 IgM、IgA）与补体在真皮表皮连接处沉积造成。

（九）血清补体测定

有 75% ~ 90% 的 SLE 患者血清补体减少，尤其在活动期，以 C_3、C_4 为著，但在其他结缔组织病如皮肌炎、硬皮病、类风湿关节炎中不减少。

（十）循环免疫复合物（CIC）

血清 CIC 在活动期增高。

六、诊断

本病病因不明，临床表现变化多端，累及的组织和器官较多，病情复杂，特别是早期不典型患者或仅有一两个脏器受累者，甚至无临床表现，诊断困难。现采用的为美国风湿病协会（ARA）在1997年再次修正的分类标准，共11项：①颧颊部红斑。②盘状狼疮。③光敏感。④口腔溃疡。⑤非侵蚀性关节炎。⑥胸膜炎或心包炎。⑦蛋白尿（＞0.5 g/d）或尿细胞管型。⑧癫痫发作或精神病，除外药物或已知的代谢紊乱。⑨溶血性贫血或白细胞减少，或淋巴细胞减少，或血小板减少。⑩抗 dsDNA 抗体阳性，或抗 Sm 抗体阳性，或抗磷脂抗体阳性（包括抗心磷脂抗体，或狼疮抗凝物，或至少持续6个月的梅毒血清试验假阳性三者中具备一项阳性）。⑪抗核抗体：在任何时候和未用药物诱发"药物性狼疮"的情况下，抗核抗体滴度异常。

该分类标准的11项中，符合4项和4项以上者，在除外感染、肿瘤和其他结缔组织病后，可诊断 SLE。其敏感性和特异性分别为95%和85%。

对一些特殊类型的 SLE 如以溶血性贫血、血小板减少性紫癜、淋巴结肿大、肾病综合征、关节炎和荨麻疹性血管炎为首发症状或突出表现的 SLE 要提高诊断警惕。

七、治疗

治疗原则一是应个体化。由于 SLE 有多种亚群，病情轻重不一，应根据每个患者的病情和过去治疗情况制订方案。二是要权衡风险/效果比。有很多药物可以控制 SLE，但均有不同程度的毒性，必须在控制病情活动和药物毒性之间寻求最适宜的药物种类、剂量和疗程。

（一）轻型

例如仅有皮疹、低热或关节症状者只需应用非甾体类抗炎药，然而该类药物有时可损伤肝细胞，使肾小球滤过率降低，血肌酐上升，对肾病患者须慎用。如无效可选用沙利度胺100～150 mg/d，维持量25～50 mg/d，氯喹250～500 mg/d 或羟氯喹400 mg/d 或雷公藤制剂。也可用小剂量的糖皮质激素如泼尼松15～20 mg/d。

（二）重型

1. 糖皮质激素　是目前治疗重症自身免疫疾病的首选药物，可显著抑制炎症反应，能抑制中性粒细胞向炎症部位趋附，抑制中性粒细胞和单核细胞的吞噬功能及各种酶的释放，具有抗增殖及免疫抑制作用，对淋巴细胞有直接的细胞毒作用，此外也可调整各种细胞因子水平，抑制抗原抗体反应。

适合使用的情况为：①急性或亚急性发作，有中等度发热或高热，关节痛和（或）病变迅速累及浆膜、心、肺、肝、肾、造血器官和其他脏器组织者。②慢性病例如伴有明确的进行性内脏损害者。

泼尼松的剂量为0.5～1.5 mg/（kg·d），如体温不太高，内脏损害相对较轻或中等度者可用泼尼松20～40 mg/d，重症病例可用泼尼松40～60 mg/d，个别病情笃重者，可用泼尼松60～80 mg/d，甚至120 mg/d。如初量已足够，则在12～36 h 内退热，1～2 d 内关节痛消失，发热引起的毒性症状明显好转。若2 d 内无好转，应将原剂量再增加25%～100%，直到症状有明显缓解为止。一旦病情好转稳定 2 周左右，则可开始逐步减量直至维持量 5 ~ 15 mg/d。

脉冲疗法：采用上述剂量的糖皮质激素效果不明显或发生狼疮危象（指病情进展迅速，急进性肾炎，迅速发展的肾功能不全，大量心包积液，弥漫性出血性肺泡炎和急性重症肺间质病变，重症血小板减少性紫癜，严重的心肌损害和 SLE 脑病，尤其是癫痫大发作、蛛网膜下隙出血及昏迷的病例），可改用脉冲疗法，以甲泼尼龙 1 g，加入 500 mL 溶液中静脉滴注，3 h 内滴入为妥，不宜太快，连续用 3 d，然后泼尼松 100 mg/d，3 ~ 4 周内递减至维持量；需要时可于 2 周后重复 1 个疗程。

2. 免疫抑制药　糖皮质激素合用免疫抑制药治疗 SLE，无论以肾衰竭进展的速度或以病死率来衡量，效果皆明显优于单用皮质激素者，故对免疫抑制药适应证者使用宜早不宜晚，不要顾忌太多。

适合使用的情况为：①单独使用糖皮质激素无效。②对长期大量糖皮质激素治疗不能耐受。③为了更有效地控制 SLE 中的某些病损如狼疮性肾炎。④狼疮危象：在狼疮危象时常与甲泼尼龙冲击疗法合用。⑤急性症状得到控制后为了进一步减少激素维持量或更顺利地逐渐递减激素。

环磷酰胺：很多学者就环磷酰胺于 SLE 中的应用提出不少方案，大致可归纳为下列 3 种方式：①持续中等剂量给药，每周 400 ~ 600 mg，分 2 ~ 3 次静脉注射，或每天 100 ~ 200 mg 口服，起效总量 4 ~ 6 g，有达 12 g 者，有效率 60% 左右。②大剂量冲击治疗，用法为 0.5 ~ 1 g/m²，60 min 内滴完，每月 1 次，共 6 个月，保持白细胞于 （1 ~ 3） ×10⁹/L，以后继续每 3 个月 1 次，至少 2 年。③最近有人倡导小剂量冲击疗法，即 400 mg，静脉注射，每 2 周 1 次，连续 3 个月，然后改为每 4 周 1 次，连续 6 个月，该法与上述大剂量冲击疗法治疗 9 个月后相比，两组患者的 SLE 病情活动性指标评分均有明显改善，疗效无明显差异，但小剂量冲击组不良反应的发生率显著低于大剂量冲击组。本药常见的不良反应为白细胞减少、胃肠道功能障碍、肝脏损害、继发感染等，长期应用可引起不育、畸胎，削弱免疫作用而发生癌肿。

环孢素 A （CsA）：不少学者认为 CsA 治疗狼疮性肾炎有较好疗效，能缓解症状，减少蛋白尿，减轻肾病理改变，改善肾功能。有报道 CsA 对部分常规治疗是无效的，对所谓难治性狼疮性肾炎如膜性肾小球肾炎仍可有一定疗效。初始剂量以 3 ~ 3.5 mg/ （kg·d） 为宜（1 次或分 2 次口服），如经 4 ~ 8 周无效，可间隔 1 ~ 2 个月增加 0.5 ~ 1 mg/ （kg·d），最大剂量为 5 mg/ （kg·d），适用于经其他药物治疗无效的患者。服药期间应注意肝、肾、神经系统毒性及高血压等。肿瘤发生率较一般人群显著增高。

麦考酚吗乙酯 （MMF）：对肝肾毒性少。凡有肝肾损害的狼疮性肾炎、合并病毒性肝炎的狼疮性肾炎，对上述治疗无效或忌用者，免疫抑制药应首选 MMF。初始剂量为 1.5 g/d，分 2 次口服，病情缓解后改为 0.5 ~ 1.0 g/d，疗程大于 6 个月。主要的不良反应有胃肠道症状、白细胞下降、易伴发感染、高血钾和肌痛等。

有时单用一种免疫抑制药治疗狼疮性肾炎的疗效不甚满意，特别是在 V 型、V + IV 型或 V + III 型狼疮性肾炎。因狼疮性肾炎的发生机制涉及免疫的多个方面，免疫复合物在肾组织内沉积的形式和部位各异，而各种免疫抑制药的作用部位各不相同。有的作用于 Th1，有的作用于 Th2；有的作用于细胞繁殖周期早期，有的作用于繁殖周期后期。因此有作者推出多靶点治疗方法。多靶点治疗是联合应用多个免疫抑制药，由于药物剂量较单一用药时剂量小，故不仅疗效好，而且不良反应少，耐受性更好，值得今后关注。

来氟米特：为一新型免疫抑制药，对 SLE 有一定治疗作用，先予以 100 mg/d 的负荷量，共 3 d，接着给予 20 mg/d 的维持量。常见不良反应为胃肠道功能紊乱、高血压、白细胞减少和一过性氨基转移酶升高。个案报道可出现肺纤维化。

3. 免疫调节药　使低下的细胞免疫恢复正常，如左旋咪唑、胸腺素、转移因子等。

4. 大剂量静脉输注免疫球蛋白　本法是一项强有力的辅助治疗措施，适用于狼疮危象、激素或免疫抑制药治疗无效、合并全身严重感染和 SLE 患者妊娠伴有抗磷脂抗体综合征等情况。笔者的体会是本法确有救急作用，能赢得抢救时机。方法为按 400 mg/（kg·d），连续 3～5 d，静脉滴注。作用机制迄今尚未完全明了，一般认为是封闭单核一巨噬细胞系统及 B 淋巴细胞；清除肾组织免疫复合物；充当活化补体成分的受体；与循环免疫复合物或感染性抗原形成不溶性免疫复合物等。

5. 血浆置换疗法　其原理是除去特异性自身抗体、免疫复合物以及参与组织损伤的非特异性炎症介质如补体、C 反应性蛋白、纤维蛋白原，并能改善单核一巨噬细胞系统清除循环免疫复合物的能力，一般在多脏器损害、激素效果不明显、器质性脑病综合征、全血细胞减少及活动性肾炎等重症病例进行。一般每次置换 1～1.5 L，每周 2～6 L，分 2～3 次进行，持续 2～3 周。由于血浆置换后可有"抗体反跳"现象，故于血浆置换后的代偿期内要给予环磷酰胺，以便得到较长期的好转。

6. 透析疗法与肾移植　晚期肾损害病例伴肾衰竭，如一般情况尚好，可进行血液透析或腹膜透析，除去血中尿素氮及其他有害物质，以改善氮质血症等情况。肾移植需在肾外损害静止时进行，用亲属肾作移植，2 年存活率据统计为 60%～65%，用尸体肾移植为 40%～45%。

7. 造血干细胞移植选择　对象为难治性患者，入选有严格标准：①危及生命的 SLE 患者，抗环磷酰胺的Ⅲ型或Ⅳ型肾小球肾炎，不能控制的血管炎（肺、心、脑），依赖输血的血细胞减少症。②常规治疗 3 个月无效，包括用大剂量糖皮质激素和细胞毒药物。③所有器官有足够功能，可耐受整个移植过程所引起的不良反应。本法费用昂贵，缓解期能持续多久，能否使部分 SLE 得到根治，尚待进一步研究。

8. 生物制剂　目前尚处于研究阶段，主要从下列几方面入手：①阻断 T 细胞的活化和 T－B 细胞间的协同作用。②抑制抗 dsDNA 抗体的产生。③抑制抗 dsDNA 抗体的沉积。④抑制补体的激活和沉积。⑤调节细胞因子产生。其中抗 CD20 单抗（利妥昔单抗）最引人注目，该药是直接针对 B 淋巴细胞的单克隆抗体，临床研究表明它对难治性 SLE 如中枢神经系统、肾脏、血液系统受累及血管炎有效，近 66% 的患者有满意的效果。

9. 伴发抗磷脂抗体综合征的治疗　原发病变 SLE 的治疗按前述方案进行。针对动、静脉血栓形成，一般可采用肠溶阿司匹林 100～300 mg/d，有抑制 TXA_2 的作用。但对曾有血栓形成的患者，应用华法林使凝血酶原时间维持在 25～30 s，以防止复发。

10. 缺血性骨坏死的治疗　早期患者应尽量减少糖皮质激素用量，保护关节不受各种重力，并可试用骨髓减压术。股骨头坏死的晚期病例需要股骨头置换或全髋关节置换手术。

八、预后

虽然 SLE 目前尚无法根治，但随着诊治水平的提高，患者的预后已有了很大的改善。复旦大学附属华山医院随访的 566 例住院 SLE 患者，以发病时间为计算起点，其 1 年、5 年和 10 年总体生存率分别为 93%、73% 和 60%，20 世纪 80 年代以后发病的患者，其生存率明显较 50 年代和 60 年代者高。病死率逐年下降，其中死于 SLE 本身病变者占 48.18%，尿毒症占第 1 位，心力衰竭次之，中枢神经系统病变再次之。而由各种并发症死亡者占 51.82%，较直接病变致死的为高，其中尤以死于各种继发感染如细菌性肺炎和败血症的为多。

糖皮质激素的应用能影响机体对感染的抵抗力，糖皮质激素的应用时间和剂量与感染率相关，泼尼松剂量在 30 mg/d 以上感染急剧上升。糖皮质激素本身尚能引起上消化道出血和胃肠道穿孔导致死亡。

此外，有的 SLE 患者早期出现的症状千变万化，尤其无皮肤损害的病例，容易误诊。随着免疫学诊断技术的进展，临床医生对本病诊断警惕性的提高，使本病能早期诊断，合理治疗，今后无疑会显著提高本病的存活率。

九、预防

1. 树立乐观情绪，正确对待疾病，建立战胜疾病的信心，生活规律化，注意劳逸结合，适当休息，预防感染。

2. 去除各种诱因，包括精神刺激、慢性感染病灶等，避免刺激性的外用药物以及一切外来的刺激因素。

3. 避免日光暴晒和紫外线等照射，特别在活动期，需要时可加涂防日光药物，如 3% 奎宁软膏、复方二氧化钛软膏、15% 对氨安息香酸软膏等，其他如寒冷、X 线等过多暴露也能引起本病的加剧，不可忽视。

4. 尽可能避免使用一些可能引起药源性狼疮的药物。

5. 患者应节育，活动期须避免妊娠，若有肾功能损害或多系统损害者，宜争取早做治疗性流产。

第七章
神经内科疾病

第一节　重症肌无力

重症肌无力（MG）是乙酰胆碱受体抗体（AChR-Ab）介导的、细胞免疫依赖及补体参与的神经肌肉接头（NMJ）传递障碍的自身免疫性疾病。也就是说重症肌无力是在某些具有遗传素质的个体中，产生抗乙酰胆碱受体抗体为代表的自身循环抗体，以神经肌肉接头处为靶点，在补体参与下破坏突触后膜烟碱型乙酰胆碱受体，造成突触间隙和突触前膜的形态和生理功能异常，神经肌肉接头传递障碍，导致临床上随意肌病态的易疲劳和无力，休息或用抗胆碱酯酶抑制药后可缓解的特征表现。

英国医生 Willis 1672 年描述一例肢体和延髓肌极度无力患者，可能是最早的 MG 记述。约 200 年后，法国医生 Herard 首次描述该病肌无力的典型波动性。Goldflam 1893 年首次对本病提出完整说明，并确定延髓麻痹特点，又称为 Erb-Goldflam 综合征。Jolly 1895 年首次使用重症肌无力概念，还用假性麻痹概念说明尸检缺乏结构性改变；最早证明可通过重复刺激运动神经使"疲劳"肌肉不断应答电流刺激，可复制肌无力，建议用毒扁豆碱（physostigmine）治疗本病未被重视，直至 Reman 1932 年及 Walker 1934 年证实此药的治疗价值。

Laquer 和 Weigert 1901 年首次注意到 MG 与胸腺瘤关系，Castleman 及 Norris 1949 年首先对胸腺病变进行了详尽描述。

Buzzard 1905 年发表 MG 临床病理分析，指出胸腺异常和肌肉淋巴细胞浸润（淋巴溢，lymphorrthage），还指出 MG 与甲状腺功能亢进症（Graves 病）及肾上腺功能减退症（Addison 病）有密切关系，现已证明它们存在共同自身免疫基础。

1960 年 Simpson 及 Nastuk 等各自独立地从理论上阐明 MG 的自身免疫机制。1973 年后 MG 自身免疫机制通过 Patrick、Lindstrom、Fambrough、Lennon 及 Engel 等一系列研究者的杰出工作得到确立。

Patrick 和 Lindstrom1973 年用电鳗电器官提取纯化 AChR 作为抗原，与 Freund 完全佐剂免疫家兔成功制成 MG 动物模型实验性自身免疫性重症肌无力（EAMG），为 MG 免疫学说提供有力证据。EAMG 模型 Lewis 大鼠血清可测到 AChR-Ab，并证明该抗体结合部位就在突触后膜 AChR，免疫荧光法检测发现 AChR 数目大量减少。

许贤豪教授总结 MG 的特点有：临床上是活动后加重，休息后减轻，晨轻暮重的选择性骨骼肌无力；电生理上是低频重复电刺激波幅递减，微小终板电位降低；单纤维肌电图上颤抖增宽；药理学上是胆碱酯酶抑制药治疗有效，对箭毒类药物的过度敏感性；免疫学上是血清 AChR-Ab 增高；免疫病理上是神经肌接头（NMJ）处突触后膜的皱褶减少、变平坦和突触后膜上 AChR 减少。

一、流行病学

世界各地均有发生。重症肌无力的发病率为（30~40）/10 万，患病率约 50/10 万，估计我国有 60 万 MG 患者，南方发病率较高。胸腺在其发病中起一定作用。

任何年龄组均可发病，常见于 20~40 岁，两个发病高峰，40 岁前女性患病率为男性的

2～3 倍；60～70 岁，多为男性并发胸腺瘤，总的男性与女性发病比为 4:6。胸腺瘤多见于 50～60 岁中老年患者；10 岁以前发病者仅占 10%，家族性病例少见。

二、病因和发病机制

神经肌肉接头由突触前膜、突触间隙和突触后膜组成，在突触后膜存在乙酰胆碱受体（AChR）、胆碱酯酶和骨骼肌特异性的酪氨酸激酶受体（MuSk），后者对 AChR 在突触后膜具有聚集的作用，此外突触前膜也存在少量的 AChR。MG 和自身免疫相关，80% 的患者存在乙酰胆碱受体抗体，该抗体和补体结合破坏突触乙酰胆碱受体，造成突触后膜结构破坏，使终板信息传递障碍。最近发现 20% 的 MG 患者出现 AChR 抗体阴性，这些患者出现骨骼肌特异性的 MuSK 抗体阳性，导致 AChR 脱落出现症状，乙酰胆碱受体抗体的产生可能和胸腺的微环境有关，但 MuSK 抗体产生的原因不明。病毒感染和遗传因素在发病中具一定促发作用。在严重的 MG 以及并发胸腺瘤的患者出现抗肌浆网的雷阿诺碱受体抗体（RyR-Ab），在胸腺瘤患者常出现抗 titin 抗体。在少数患者可能存在抗胆碱酯酶抗体和抗突触前膜 AChR 抗体。

虽然本病的确切发病机制不完全清楚，但肯定的是重症肌无力是一种以神经肌肉接头处为靶点的自身免疫性疾病。证据是：①85%～90% MG 患者血清可检出 AChR-Ab，正常人群及其他肌无力患者（一），具有诊断意义。②MG 患者血清 AChR-Ab 水平与肌无力程度相关，血浆交换后 AChR-Ab 水平降低，病情随之好转，1 周后随 AChR-Ab 水平回升，病情又复恶化。③AChR-Ab 可通过血—胎盘屏障由母体传给胎儿，新生儿 MG 出生时血清 AChR-Ab 水平高，病情重，若能存活血清 AChR-Ab 水平逐渐下降，病情渐趋好转。④将 MG 患者血浆、血清、引流液及 IgG 或 AChR-Ab 注入小鼠，可被动转移 MG 使小鼠发病，若把发病小鼠血清被动转移给健康小鼠，同样可引起 EAMG。⑤NMJ 在体标本试验显示，将鼠正常腓深神经—伸趾长肌标本放在 MG 患者血清或血清提取物中孵育，用低频重复电刺激神经，肌肉复合动作电位及微小终板电位波幅明显降低，用正常血清清洗后检测，电位波幅完全恢复。⑥AChR-Ab 主要针对 AChR 的 α-亚单位细胞外区 N 端 61～76 是主要免疫源区（MIR）。自身免疫的启动及胸腺在 MG 中的作用机制目前有 3 个学说。

1. 分子模拟假说　由于先天遗传性因素决定某些个体胸腺易被某些病毒所感染，被感染的胸腺上皮细胞变成上皮样（肌样）细胞，其表面出现新的抗原决定簇。机体对此新抗原决定簇发动免疫攻击，而该抗原决定簇的分子结构与神经肌肉接头处突触后膜 AChR 相似，于是启动对 AChR 自身免疫应答。约 90% MG 患者有胸腺病变，胸腺增生和肿瘤分别占 75% 和 15%～30%。

2. 病毒感染假说　单纯疱疹病毒糖蛋白 D 与 α-亚单位 160～170 氨基酸相同，逆转录病毒多聚酶序列和 α-亚单位 MIR 67～76 部分序列相似。

3. 胸腺阴性选择过程被破坏和"自身模拟"假说　例如胸腺瘤上存在一种 15.3 万蛋白，它既不与 α-Butx 结合，也不表达主要免疫区（MIR），但与 AChR 有部分交叉反应。这也许是一种自身免疫原。

病理上约 70% 成人型 MG 患者胸腺不退化，重量较正常人重，腺体淋巴细胞增殖；约 15% MG 患者有淋巴上皮细胞型胸腺瘤，淋巴细胞为 T 型淋巴细胞。NMJ 病理改变可见突触后膜皱褶丧失或减少，突触间隙加宽，AChR 密度减少。免疫化学法证实，残余突触皱褶中有抗体和免疫复合物存在。

三、临床表现

（一）一般表现

重症肌无力可发生于任何年龄，多数患者在 15～35 岁发病。一般女性多于男性，女性和男性发病比为 3∶2，男性发病年龄较晚，在 60～70 岁达到发病高峰。在青春期和 40 岁以后则男女发病率相等。在 40～49 岁发病的全身型重症肌无力多伴胸腺瘤。

（二）首发症状

起病隐匿，侵犯特定随意肌，如脑干运动神经核支配肌（眼肌、咀嚼肌、面肌、吞咽肌和发音肌），以及肩胛带肌、躯干肌、呼吸肌等，表现波动性肌无力或病态疲劳。50%～65%患者首先眼外肌受累。最早出现症状为眼睑下垂（25%）、复视（25%）。也有以延髓部肌肉无力为首发，表情呆板、面颊无力（3%）；构音困难、进食易呛（1%）。也可以肢体症状首发，下肢无力，包括下肢酸软、上楼费力等（13%）；上肢上举和梳头无力（3%）。

（三）病程

典型病程是起病第 1 年首先影响眼肌，1 年内陆续影响其余部位的肌肉，不同肌群交替出现症状或从一处扩展到另一处。四肢近端肌疲劳重于远端，多数患者双侧同时受累。有20%～25%病程中自发缓解。近年来由于治疗方法和呼吸器械的改进，重症肌无力死亡率约4%。老年患者常表现为眼睑下垂，吞咽、咀嚼和讲话困难，肌无力持续存在，常合并胸腺瘤，预后较差。

（四）体格检查

主要是眼球活动障碍、眼睑下垂和复视。也可有咽肌或全身肌无力。疲劳试验阳性。腱反射一般存在或较活跃，肌肉萎缩仅出现在晚期，无感觉障碍和肌肉压痛，无病理反射。

（五）加重或危象诱发因素

感染、高热、精神创伤、过度疲劳等可为诱因。一些药物使症状突然恶化，这些药物包括：抗生素如四环素、氨基糖苷类抗生素和大剂量青霉素；抗心律失常药物如奎尼丁、普鲁卡因酰胺、普萘洛尔、苯妥英钠；抗疟疾药如奎宁；风湿和感冒药物；精神药物；抗痉挛药物；激素类如 ACTH、皮质激素、催产素、口服避孕药和甲状腺激素；α 和 1b 干扰素、青霉胺；肌松药和麻醉药物。应避免使用。

20%的患者在怀孕期间发病。30%的患者在怀孕期间症状消失，45%的患者症状恶化。分娩后 70%症状加重。

（六）重症肌无力危象

重症肌无力危象指重症肌无力患者急骤发生呼吸肌无力、不能维持换气功能。重症肌无力危象是神经科急诊病症。由于咽喉肌和呼吸肌无力，患者不能吞咽和咳痰，呼吸极为困难，常端坐呼吸，呼吸次数增多，呼吸动度变小，可见三凹征。按危象不同的发生机制可分为 3 种。

1. 肌无力危象　发生于没有用过或仅用小剂量抗胆碱酯酶剂的全身型的重症患者，由于病情加重，抗胆碱酯酶药物不足而造成。最常见，90%以上危象均为此型。多有诱发因素，常见的诱发因素有全身感染、分娩、药物应用不当（庆大霉素、链霉素等抗生素，地西泮、吗啡等镇静呼吸抑制药）等。注射新斯的明或依酚氯铵可缓解症状。

2. 胆碱能危象 抗胆碱酯酶药物过量造成。见于长期服用较大剂量的抗胆碱酯酶剂的患者，常有短时间内应用过量的抗胆碱酯酶药物史。有乙酰胆碱能性不良反应的表现如出汗、肉跳（肌束颤动）、瞳孔缩小、流涎、腹痛或腹泻等。注射新斯的明症状加重，用阿托品后症状可好转。发生率为 1.1% ~6%。近年临床上十分罕见。

3. 反拗性危象 抗胆碱酯酶剂量未变，但突然对抗胆碱酯酶药物失效。原因不明，少数在感染、电解质紊乱、胸腺手术后等发生。无胆碱能不良反应出现。依酚氯铵、新斯的明或阿托品注射后均无变化。

3 种危象可用依酚氯铵试验鉴别，用药后肌无力危象可改善，胆碱能危象加重，反拗危象无反应。

（七）重症肌无力伴发疾病

1. 胸腺瘤 80%的患者有胸腺异常，10% ~40%的患者有胸腺瘤。胸腺增生多见于青年女性，胸腺髓质区有淋巴结型 T 细胞浸润和生发中心，有产生 AChR 抗体的 B 细胞和 AChR 特异性 T 细胞，肌样细胞并发指状树突细胞增多，而且指状树突细胞与 T 细胞密切接触。胸腺增生，多见于 40 ~60 岁，20 岁以下患者伴发少见。一般说伴有胸腺瘤的临床症状严重。胸腺瘤在病理上可分为上皮细胞型、淋巴细胞型和混合型。也可从另一角度分非浸润型（Masaoka 分期Ⅰ、Ⅱ期）和浸润型（Masaoka 分期Ⅲ、Ⅳ期）两大类。以非浸润型占多数，非浸润型的胸腺瘤本身常无临床症状，大多是在给 MG 患者做纵隔 CT 检查时发现。

（1）WHO 胸腺瘤分类临床意义：

A 型和 AB 型浸润性较小。

B 型浸润性较 A 型和 AB 型浸润性强，预后差。

C 型浸润性最强，预后更差。

B_2 型胸腺瘤最易伴发 MG（95.8%），B 型胸腺瘤较 A 型和 AB 型胸腺瘤更易伴发 MG。

（2）WHO 胸腺瘤分型与生存分析：5 年和 10 年总生存率分别为 75.6%和 36.4%。其中 5 年生存率：A 和 AB 型 91.7%，B 型胸腺瘤 73.1%（B_1 型 84.6%，B_2 型 62.5%，B_3 型 60%），C 型胸腺癌 33.3%，A 和 AB 型较 B 型存活期长（$P < 0.05$）。

（3）WHO 胸腺瘤分类临床意义：WHO 分类方法能反映肿瘤在胸腺内部所在层次，提示肿瘤性质（良性或恶性，越向皮质恶性程度越高），帮助判断预后。

然而，胸腺细胞层次的形成和分布是连续移行的，胸腺肿瘤分类是相对的。有识别困难时，最好观察多个切片，不要简单分类。遇疑难病例应全面观察，WHO 分类方法只对胸腺肿瘤分类，应结合临床论证。

2. 心脏损害 约16%患者有心律失常，尸检中发现局限性心肌炎，也有报道左心室功能损害。所以重症肌无力患者的死因除考虑到呼吸道的阻塞和呼吸功能衰竭以外，尚有心脏损害，应引起重视。

3. 其他自身免疫病 10% ~19%的患者并发甲状腺疾病，可以并发其他结缔组织病。一般认为女性比男性多见。有2.2% ~16.9%的全身型肌无力和眼肌型患者可伴发由于甲状腺炎造成的甲状腺功能亢进，而在19%的重症肌无力尸检中有甲状腺炎。还可伴风湿性关节炎、系统性红斑狼疮、自身免疫性胃炎和恶性贫血、干燥综合征、溶血性贫血、溃疡性结肠炎、多发性肌炎、硬皮病、天疱疮、肾炎、自身免疫性血小板减少症、有胸腺瘤的单纯红细胞性贫血、原发性卵巢功能减退、胸腺瘤伴白细胞减少等。

（八）临床分型

根据临床症状，重症肌无力可分为不同类型。

1. 儿童肌无力型

（1）新生儿MG：12% MG母亲的新生儿有吸吮困难、哭声无力，新生儿在出生后48 h内出现症状，持续数日至数周（一过性MG）。

（2）先天性肌无力综合征：以对称、持续存在、不完全眼外肌无力为特点，同胞中可有此病。

（3）家族性婴儿MG：家族中有此病，而母亲无，出生呼吸、喂食困难。

（4）少年型MG：多在10岁以后发病，血nACh-Rab阴性，常见。

（5）成人型：多见，可有AChR-Ab。

2. Osserman分型 1958年Osserman提出MG的临床分类方法，并在1971年修订，此分型有助于临床治疗分期及判定预后。

Ⅰ型：眼肌型（15%~20%）。仅眼肌受累，一侧或双侧眼睑下垂，有时伴眼外肌无力，可有轻度全身症状。儿童多见。

Ⅱ$_A$型：轻度全身型（30%）。进展缓慢，胆碱酯酶抑制药敏感，无危象，可伴眼外肌、球部症状和肢体无力，死亡率极低。

Ⅱ$_B$型：中度全身型（25%）。开始进行性发展，骨骼肌和延髓肌严重受累，明显咀嚼、构音和吞咽障碍等，胆碱酯酶抑制药的效果不满意，死亡率低，无危象。

Ⅲ型：重症急进型（15%）。症状重，进展快，在几周或几个月内急性发病和迅速发展，球部肌、呼吸肌和其他肌肉受累，胆碱酯酶抑制药效果差，常伴胸腺瘤，出现危象需气管切开或辅助呼吸，死亡率高。

Ⅳ型：迟发重症型（10%）。开始为眼肌型或轻度全身型，2年或更长时间后病情突然恶化，常合并胸腺瘤。胆碱酯酶抑制药反应不明显，预后不好。

Ⅴ型：肌萎缩型。此型少见，出现在晚期。

3. 其他分型 如药源性重症肌无力：见于青霉胺治疗后，停药消失。

（九）对病情的动态变化进行描述和评估

1. "临床绝对评分法"（准确客观，总分计60分）

（1）上睑无力计分：患者平视正前方，观察上睑遮挡角膜的水平，以时钟位记录，左、右眼分别计分，共8分。0分：11~1点；1分：10~2点；2分：9~3点；3分：8~4点；4分：7~5点。

（2）上睑疲劳试验：令患者持续睁眼向上方注视，记录诱发出眼睑下垂的时间（秒）。眼睑下垂：以上睑遮挡角膜9~3点为标准，左、右眼分别计分，共8分。0分：>60s；1分：31~60s；2分：16~30s；3分：6~15s；4分≤5s。

（3）眼球水平活动受限计分：患者向左、右侧注视，记录外展、内收露白的毫米数，同侧眼外展露白毫米数与内收露白毫米数相加，左、右眼分别计分，共8分。0分：外展露白＋内收露白≤2 mm，无复视；1分：外展露白＋内收露白≤4 mm，有复视；2分：外展露白＋内收露白＞4 mm，≤8 mm；3 分：外展露白＋内收露白＞8 mm，≤12 mm；4 分：外展露白＋内收露白＞12 mm。

（4）上肢疲劳试验：两臂侧平举，记录诱发出上肢疲劳的时间（秒），左、右侧分别计分，共 8 分。0 分：＞120 s；1 分：61～120 s；2 分：31～60 s；3 分：11～30 s；4 分：0～10 s。

（5）下肢疲劳试验：患者取仰卧位，双下肢同时屈髋、屈膝各 90°。记录诱发出下肢疲劳的时间（秒），左、右侧分别计分，共 8 分。0 分：＞120 s；1 分：61～120 s；2 分：31～60 s；3 分：11～30 s；4 分：0～10 s。

（6）面肌无力的计分：0 分：正常；1 分：闭目力稍差，埋睫征不全；2 分：闭目力差，能勉强合上眼睑，埋睫征消失；3 分：闭目不能，鼓腮漏气；4 分：噘嘴不能，面具样面容。

（7）咀嚼、吞咽功能的计分：0 分：能正常进食；2 分：进普食后疲劳，进食时间延长，但不影响进食量；4 分：进普食后疲劳，进食时间延长，已影响每次进食量；6 分：不能进食，只能进半流质；8 分：鼻饲管进食。

（8）呼吸肌功能的评分：0 分：正常；2 分：轻微活动时气短；4 分：平地行走时气短；6 分：静坐时气短；8 分：人工辅助呼吸。

本法简单，每个患者检查及评分时间最多不超过 5～6 min。

2. 相对计分计算法　相对计分＝（治疗前总分－治疗后总分）/治疗前总分。

3. 临床疗效分级　临床相对记分≥95% 者定为痊愈，80%～95% 为基本痊愈，50%～80% 为显效，25%～50% 为好转，≤25% 为无效。

临床绝对计分的高低反映 MG 患者受累肌群肌无力和疲劳的严重程度，以临床相对计分来做病情的比较和疗效的判定。相对分数越高，说明病情变化越大，相对分数为正值，表明病情有好转，负值表明病情有恶化。

四、辅助检查

（一）血、尿、脑脊液常规检查

血、尿、脑脊液常规检查常正常。

（二）神经电生理检查

1. 肌电图低频重复电刺激　特征是以 3～5 Hz 的低频率电流对神经进行重复刺激时，出现肌肉动作电位波幅的递减，递减的幅度至少在 10% 以上，一般对重症肌无力的检查采取 3 Hz 刺激 5～6 次的方法，常用检查部位为三角肌和斜方肌，眼轮匝肌、口轮匝肌、额肌和大小鱼际肌也可以应用于检查，如果检查的神经超过 3 条，则阳性率可达 90%，活动后、加热和缺血情况下可以增加阳性率。

2. 单纤维肌电图　可以出现歧脱增加，并出现间隙，称阻断。单纤维肌电图的阳性率可达 90%～95%，且不受应用胆碱酯酶抑制药的影响，在高度怀疑重症肌无力而重复电刺激又正常时可以采用。

3. 常规肌电图　一般正常，严重的重症肌无力患者通过给予胆碱酯酶抑制药也不能改善临床症状，在此情况下肌电图显示肌病改变。应当注意肌电图结果和依酚氯铵试验一样对重症肌无力无特异性。神经传导速度多正常。大部分全身型重症肌无力可以发现脑干听诱发电位的异常。

（三）免疫学检查

1. 乙酰胆碱受体抗体和酪氨酸激酶受体（MuSk-Ab）　　用人骨骼肌提取的乙酰胆碱受体做抗原，采用放射免疫法或酶联免疫吸附试验，80%～90%的患者出现阳性，在缓解期仅24%的患者阳性，眼肌型约50%阳性，轻度全身型阳性率为80%，中度严重和急性全身型100%阳性，慢性严重型89%阳性。临床表现与 AChR-Ab 阳性和抗体滴度没有相关性，但如果血清抗体滴度下降50%并持续1年以上多数患者的临床症状可以缓解，而且在激素、免疫抑制药、血清置换和胸腺切除后临床症状改善和血清抗体滴度的下降相关。胆碱酯酶抑制药对抗体滴度改变没有影响，临床上必须考虑到，不同的试验方法和抗原的不同其检查结果也不同。10%～20%患者 AChR-Ab 阴性。

2. 柠檬酸提取物抗体　　血清中抗体的出现提示该重症肌无力患者有胸腺瘤。

3. 抗突触前膜抗体　　仅部分患者阳性，提示突触前膜受累可能也参与了部分重症肌无力的发病机制。

4. 乙酰胆碱酯酶抗体　　见于以眼肌麻痹为主的重症肌无力及肌无力综合征。

5. 其他非 AChR 抗体　　这些抗体包括抗骨骼肌抗体、抗甲状腺抗体、titin 抗体、雷阿诺碱受体抗体（RyR-Ab）等。

（四）X 线或 CT 检查

75%的重症肌无力患者可发现胸腺增生，约15%患者有胸腺瘤。

（五）肌肉活检

从临床角度看肌肉活检对于重症肌无力的诊断没有意义，多数患者没有必要进行肌肉活检，少部分患者出现淋巴溢现象和个别肌纤维出现变性改变，此外可见肌病改变、神经源性肌萎缩、Ⅱ型肌纤维萎缩和弥漫性肌纤维萎缩，神经末梢出现萎缩和终板加大。电镜检查和神经肌肉接头的形态计量分析显示神经末梢和突触后膜萎缩，突触后膜变短，乙酰胆碱受体抗体脱失，出现免疫复合物沉积，此外肌间神经和毛细血管也出现异常改变。

五、诊断

（一）诊断依据

1. 起病隐匿，侵犯特定随意肌，如脑干运动神经核支配肌，以及肩胛带肌、躯干肌、呼吸肌等，受累肌肉分布因人因时而异，表现波动性肌无力或病态疲劳。

2. 肌无力呈斑片状分布，持续活动出现，休息减轻，呈晨轻暮重的规律性波动，不符合某神经或神经根支配区。

3. 疲劳试验　　快速眨眼50次，观察睑裂变化；大声朗读3 min 可诱发构音不清和鼻音；双上肢平举3 min 诱发上肢无力。

4. 用抗胆碱酯酶药的良好反应（依酚氯铵试验或新斯的明试验阳性）。

（1）Neostigmine 试验：1～2 mg 肌内注射，为防止腹痛等不良反应，常配以0.5 mg 的阿托品进行肌内注射，20 min 后肌力改善为阳性，可持续2 h。

（2）Tensilon 试验：10 mg 用注射用水稀释至1 mL，先静脉注射2 mg，再用15 s 静脉注射3 mg，再用15 s 静脉注射5 mg。30 s 内观察肌力改善，可持续数分钟。

5. 特异性 EMG 异常　　约80%的 MG 患者尺神经、腋神经或面神经低频神经重复电刺激

（2~3 Hz 和 5 Hz）出现阳性反应（动作电位波幅递减 10%以上）。单纤维肌电图显示颤抖增宽或阻滞。

6. 血清中测得高于正常值的乙酰胆碱受体抗体，或其他神经肌肉接头传导相关自身抗体。血清 nAChR-Ab 滴度 >0.4 mmol/L，放免法阳性率 85%，伴发胸腺瘤阳性率 93%。

7. 肌肉病理检查发现突触后膜皱褶变平，乙酰胆碱受体数目减少。

（二）确定是否并发胸腺病变

1. 70%胸腺增生，多见于年轻女性；10%~15%并发胸腺瘤，伴胸腺瘤的 MG 临床特征为 40~59 岁为高峰，大多为 MG 全身型，以男性略多。

2. 影像学检查，主要依靠胸部 X 线照片、CT 和 MRI 扫描等影像学检查。X 线照片不能发现 <2 cm 的胸腺瘤，阳性率低。CT 阳性率约 91%。

3. 胸腺瘤相关抗体（CAEab）的测定，阳性率约 88%。

（三）有无伴发其他自身免疫性疾病

约 10%伴发其他自身免疫性疾病，女性多见。一般可伴发甲状腺功能亢进症、桥本甲状腺炎、类风湿关节炎、系统性红斑狼疮、干燥综合征、溶血性贫血、溃疡性结肠炎、天疱疮、克罗恩病、多发性肌炎。根据相关的病史、症状和体征，结合实验室检查可明确诊断。

六、鉴别诊断

1. 主要与兰伯特—伊顿综合征鉴别（表 7-1）。

表 7-1　MG 与兰伯特—伊顿综合征鉴别要点

疾病	MG	兰伯特—伊顿综合征
发病机制	是与胸腺有关的 AChR-Ab 介导、细胞免疫依赖的自身免疫病，主要损害突触后膜 AChR，导致 NMJ 传递障碍	多数与肿瘤有关累及胆碱能突触前膜电压依赖性钙通道（VGCC）的自身免疫病
一般情况	女性患者居多，常伴发其他自身免疫病	男性患者居多，常伴小细胞肺癌等癌或其他自身免疫病
无力特点	表现眼外肌、延髓肌受累，全身性骨骼肌波动性肌无力，活动后加重，休息后减轻，晨轻暮重	四肢近端肌无力为主，下肢症状重，脑神经支配肌不受累或轻，活动后可暂时减轻
疲劳试验	阳性	短暂用力后肌力增强，持续收缩后又呈病态疲劳，为特征性表现
Tensilon 试验	阳性	可呈阳性反应，但不明显
电生理	低频、高频重复电刺激波幅均降低，低频更明显	低频使波幅降低，高频可使波幅增高
血清检测	AChR-Ab 为主	VGCC-Ab 为主
治疗	抗胆碱酯酶药对症治疗，皮质类固醇病因治疗，血浆置换、免疫球蛋白静脉注射、胸腺切除等	二氨基吡啶治疗，病因治疗如手术切除肺癌。也可行皮质类固醇、血浆置换、免疫球蛋白静脉注射等

2. 肉毒杆菌中毒 肉毒杆菌毒素作用在突触前膜，影响了神经肌肉接头的传递功能，表现为骨骼肌瘫痪。但患者多有肉毒杆菌中毒的流行病学病史，应及时静脉输葡萄糖和生理盐水，同时应用盐酸胍治疗。

七、治疗

一经确诊，进行分型，了解肌无力的程度以便判断和提高疗效；进一步检查确定有无伴发胸腺瘤和合并其他自身免疫性疾病；注意有无感染和是否使用影响神经肌肉接头处传导的药物，有无结核、糖尿病、溃疡病、高血压、骨质疏松等干扰治疗的疾病。

（一）一般支持治疗

主要是消除各种诱发因素和控制并发症。适当休息，保证营养，维持水、电解质和酸碱平衡，降温，保持呼吸通畅，吸氧，控制感染，尤其注意不用影响神经肌肉接头的抗生素、镇静药和肌肉松弛药等药物。

（二）胆碱酯酶抑制药

用于除胆碱能危象以外的所有患者，通过抑制胆碱酯酶，使乙酰胆碱的降解减少，神经肌肉接头处突触间隙乙酰胆碱的量增加，利于神经冲动的传递，从而使肌力增加，仅起对症治疗的作用，不能从根本上改变自身免疫过程。长期使用疗效渐减，并促进 AChR 破坏。故应配合其他免疫抑制药治疗，症状缓解后可以减量至停药。

最常用为溴吡斯的明，对延髓支配的肌肉无力效果较好，成人起始量 60 mg 口服，每 4 h 一次；按个体化原则调整剂量，根据患者具体情况用药，如吞咽困难可在饭前 30 min 服药，晨起行走无力可起床前服长效溴吡斯的明 180 mg，可改善眼肌型眼睑下垂，但有些患者复视持续存在，起效较慢，不良反应较小，作用时间较长。不良反应为毒蕈碱样表现，如腹痛、腹泻、呕吐、流涎、支气管分泌物增多、流泪、瞳孔缩小和出汗等，预先肌内注射阿托品 0.4 mg 可缓解症状。新斯的明常用于肌无力急性加重时。

（三）免疫抑制药治疗

1. 皮质类固醇 适应证为所有年龄的中-重度 MG 患者，对 40 岁以上成年人更有效，常同时合用抗胆碱酯酶药。常用于胸腺切除术前处理或术后过渡期。值得注意的是，应用肾上腺皮质激素治疗重症肌无力在治疗开始时，有可能使病情加重，因而最好能在病房中进行，准备好病情加重时的可能抢救措施。

（1）泼尼松大剂量递减隔天疗法：60~80 mg/d 或隔天开始，1 个月内症状改善，数月疗效达高峰，逐渐减量，直至隔天服 20~40 mg/d 维持量。较推崇此法。

（2）泼尼松小剂量递增隔天疗法：20 mg/d 开始，每周递增 10 mg，直至隔天服 70~80 mg/d 至疗效明显时。病情改善慢，约 5 个月疗效达高峰，病情加重的概率小，但日期推迟，风险较大。

（3）大剂量冲击疗法：甲泼尼龙 1 g/d，连用 3 d；隔 2 周可重复治疗，2~3 个疗程。

2. 其他免疫抑制药 激素治疗半年内无改善，可试用。

（1）硫唑嘌呤：成人初始剂量 1~3 mg/（kg·d），维持量 3 mg/（kg·d）。抑制 T 细胞、IL-2 受体，每天 50~200 mg，3 个月起效，12~24 个月高峰。应常规检查血常规，发现粒细胞减少，及时换药和对症处理。

（2）环磷酰胺（CTX）：1000 mg + 0.9%氯化钠注射液 500 mL，静脉滴注，每 5~7 d 一次。10 次后改为半个月 1 次，再 10 次后改为每月 1 次。大剂量主要抑制体液免疫，小剂量抑制细胞免疫。冲击疗法疗效快，不良反应小。总量≥30 g。疗程越长效果越佳，疗程达 33 个月可使 100%的患者达完全缓解而无复发，这说明记忆 T 细胞也受到抑制。不良反应为骨痛，对症治疗好转后不复发。若 WBC < 4 × 10^9/L 或 PLT < 60 × 10^9/L，应暂停治疗 1~2 周，再查血常规，若正常可继续用 CTX。

（3）环孢素：影响细胞免疫，多用于对其他治疗无效者，每天 3~6 mg/kg，3~6 个月为 1 个疗程。常见不良反应为高血压和肾功能损害。

（四）血浆置换

血浆置换是通过清除血浆中 AChR 抗体、细胞因子和免疫复合物起作用。起效迅速，但疗效持续时间短，一般持续 6~8 周。多用于危象抢救、新生儿肌无力、难治性重症肌无力和胸腺手术前准备。每次平均置换血浆 2000~3000 mL，连续 5~6 次为 1 个疗程。缺点是医疗费用太高。

（五）大剂量丙种球蛋白

治疗机制尚不完全明了，可能为外源性 IgG 使 AChR 抗体结合紊乱。常用剂量为每天 400 mg/kg，静脉滴注，连续 5 d。多用于胸腺切除术后改善症状、危象抢救和其他治疗无效时。起效迅速，可使大部分患者在注射后症状明显好转，疗效持续数周至数月，不良反应少，但价格昂贵。

（六）胸腺切除

胸腺切除术能切除胸腺内肌样细胞表面上的始动抗原，切除抗体的主要来源（因胸腺是合成抗体的主要部位），胸腺切除后可见血中淋巴细胞迅速减少。适用于：①伴胸腺瘤的各型重症肌无力（包括眼型患者），应尽可能手术。②60 岁以下全身型 MG，疗效不佳宜尽早手术，发病 3~5 年内中年女性手术疗效佳。特别对胸腺肥大和高抗体效价的年轻女性患者效果尤佳。③14 岁以下患者目前尚有争议。症状严重的患者风险大，不宜施行。

术前用肾上腺皮质激素疗法打好基础，再行胸腺切除术，术后继续用肾上腺皮质激素疗法巩固，本手术疗效的特点：①女性优于男性。②病情越轻、病程越短越好。③胸腺内的生发中心越多，上皮细胞越明显，手术疗效越好。④术前术后并用肾上腺皮质激素和放射治疗效果好，因胸腺切除的疗效常延迟至术后数月或数年后才能产生。

胸腺手术本身死亡率极低，有的学者甚至认为是 0，胸腺手术死亡率影响因素不是手术本身而是术后可能出现的危象。为取得胸腺手术的疗效，手术前后的处理是十分重要的。一般来讲，希望患者能在肌无力症状较轻的状况下进行手术，以减少术后的危象发作。因而术前应使用适量的抗胆碱酯酶药或激素，把患者病情控制到较理想的程度，必要时可在术前使用血浆置换。

由于胸腺手术后的疗效一般需数月至数年才能有效，因而术后应继续给予内科药物治疗。非胸腺瘤患者，术后 5 年有效率可达 80%~90%，而胸腺瘤患者可达 50%左右。

胸腺瘤与重症肌无力的并存：既不是胸腺瘤引起了 MG，也不是 MG 引起了胸腺瘤，只是并存关系，是免疫功能紊乱所导致的两个相伴疾病，30% MG 患者有胸腺肿瘤。

对伴胸腺瘤的 MG 患者手术疗法的确切疗效尚未能做出结论。而对 MG 患者的胸腺手术切除的缺点和危害性却发现了许多。①术后 MG 患者的病情恶化。②术后 MG 患者的抗乙酰胆碱受体抗体效价增高。③术后 MG 患者发生危象的机会增多。④术中死亡时有发生。⑤术后长期疗效并不理想。手术切除胸腺瘤不仅存活率较低，而且存活质量也较差。

伴有胸腺瘤的胸腺确实具有免疫调节作用，而且主要是免疫抑制作用，切除了这种具有免疫抑制作用的胸腺瘤以后使原来的 MG 症状恶化，抗体增高，甚至本来没有 MG 而术后诱发了 MG 等现象就不难理解了。对伴良性胸腺肿瘤的肌无力患者，特别是尚处于Ⅰ、Ⅱ期的良性胸腺瘤患者则应尽可能久地采用非手术的保守疗法。而对伴有浸润型（Ⅲ、Ⅳ期）胸腺瘤的 MG 患者应积极采用手术治疗，且尽可能地采用广泛的胸腺瘤和胸腺的全切手术。术前就尽快采用免疫抑制疗法，把 MG 患者的病情调整到最佳状态再进行手术，术后继续给予类固醇疗法、化学疗法和放射疗法等。

另外尚需提出的一个问题是部分原来没有重症肌无力临床症状的胸腺瘤患者，在手术切除胸腺瘤后临床上出现了重症肌无力症状，部分重症肌无力患者切除胸腺瘤后肌无力症状反而加重。这是一个临床事实，目前对此有多种解释，如认为胸腺瘤细胞可分泌抗肌无力因子，术后使已存在着的轻症重症肌无力（可能被临床漏诊）表现加重而被发现。也有人认为手术是促发产生重症肌无力的一种诱因。

（七）胸腺放疗

可直接抑制胸腺增生及胸腺瘤，MG 药物疗效不明显者，最好于发病 2～3 年内及早放疗，巨大或多个胸腺，无法手术或术前准备治疗，恶性肿瘤术后追加治疗。^{60}Co 每天 200～300 cGy，总量 5000～6000 cGy，有效率达 89.4%。大多在放疗后 1～4 年，完全缓解及显著好转率 66.5%，2～20 年随访，疗效较巩固。以往文献报告疗效欠佳多与剂量偏小有关。为预防放射性肺炎，对 60 岁左右的患者总量≤5200 cGy，在放疗的同时最好不并用化疗。

（八）伴胸腺瘤的 MG 患者的治疗

1. 伴胸腺瘤的 MG 患者 采用手术、激素、放疗和环磷酰胺化疗综合治疗，提高远期生存率。原则上应针对胸腺肿瘤手术切除治疗，并清扫纵隔周围脂肪组织。即使年老患者也可争取手术或放疗。对拒绝手术或有手术禁忌证患者，采用地塞米松治疗，病情缓解后针对胸腺进一步采用胸腺区放射治疗，经长期随访，疗效稳定。5 年和 10 年生存率分别达到 88.9%和 57.1%。

Masaoka 分期Ⅲ期和Ⅳ期患者，2 年和 5 年生存率分别达到 81.3%和 50%，而未放疗患者仅为 25%和 0。2 例经活检和 3 例复发者放疗后肿瘤明显缩小。

2. 伴恶性胸腺瘤的 MG 患者 对恶性胸腺瘤手术和放疗后，仍反复出现 MG 危象，肿瘤复发转移，按细胞周期采用联合化疗治疗。MG 患者伴恶性胸腺肿瘤，虽手术切除肿瘤、放疗及激素治疗，患者仍易反复出现危象，并且 MG 症状难以控制，针对肿瘤细胞增殖周期，对手术病理证实恶性胸腺瘤，术后反复出现危象的 MG 患者，选用抗肿瘤药物组成联合化疗。

（九）危象的治疗

一旦发生危象，应立即气管切开，并进行辅助呼吸、雾化吸入和吸痰，保持呼吸道通畅，预防及控制感染，直至康复。

1. 调节抗 AChR 剂的剂量和用法 一般装上人工呼吸器应停用抗胆碱酯酶药 24～72 h。

可明显减少唾液和气管分泌物，这些分泌物与支气管痉挛和肺阻力增加有关。然后重新开始给予适量的新斯的明肌内注射或溴吡斯的明鼻饲或口服。应从小剂量开始。

2. 对诱因治疗　积极抗感染、降温、停用能加重 MG 的药物等。链霉素、卡那霉素、新霉素、黏菌素、多黏菌素 A 及 B、巴龙霉素及奎宁、氯仿和吗啡等均有加重神经肌肉接头传递及抑制呼吸肌的作用，应当禁用。地西泮、苯巴比妥等镇静药对症状较重、呼吸衰竭和缺氧者慎用。

3. 大剂量免疫球蛋白疗法　外源性 IgG 使 AChR 抗体结合紊乱，常用剂量为每天 400 mg/kg，静脉滴注，连续 5 d。

4. 血浆交换疗法　有效率 90% ~ 94%。通常每次交换 2000 ~ 3000 mL，隔天 1 次，3 ~ 4 次为 1 个疗程。

5. 大剂量糖皮质激素疗法　一般可用泼尼松每天 60 ~ 80 mg，晨顿服，特大剂量甲泼尼龙（每次 2000 mg，静脉滴注，每隔 5 d 一次，可用 2 ~ 3 次）停药过早或减量过快均有复发的危险。拔管后继续用激素（下楼法）、化疗、放疗或手术疗法。

6. 环磷酰胺　1000 mg 静脉滴注，每周 1 次（15 mg/kg）以促进 T、B 淋巴细胞的凋亡。不良反应：第二天呕吐。可用甲氧氯普胺 10 ~ 20 mg 肌内注射，每天 2 次。骨痛可用止痛药。

由于辅助呼吸技术的高度发展，死于呼吸困难的危象已日益减少。从总体上讲，约 10% 的重症肌无力患者可发生危象，大多有促发诱因，胸腺切除术为促发危象之最重要原因，上呼吸道感染也是一个重要的促发原因。危象的定义是症状的突然恶化并发生呼吸困难，因而危象的最基本治疗是进行辅助呼吸，控制诱因，保持生命体征及控制可能合并的感染。由于临床上实际很难区分肌无力危象及胆碱能危象，因而在危象时，原则上主张暂停用乙酰胆碱酯酶抑制药，但可继续使用肾上腺皮质激素。只要辅助呼吸进行得顺利，也不一定使用血浆置换或大剂量丙种球蛋白。当然治疗危象是血浆置换的重要适应证之一。危象前如已应用抗胆碱酯酶药物，则危象解除后应重新给予抗胆碱酯酶药物。

（十）选择合理治疗的原则

1. 确诊为重症肌无力后首先要合理安排活动与休息，原则上在不影响患者生活质量前提下尽量鼓励多活动，以多次小幅度活动为好。

2. 防止各种肌无力危象的诱发因素。

3. 抗胆碱酯酶药和肾上腺皮质激素两大主要治疗是把"双刃剑"。

抗胆碱酯酶药具有两重性，治标不治本，治标疗效明显，可暂时缓解症状，改善吞咽和呼吸，勉强维持生命，为进一步进行免疫治疗争取时间。但不能从根本上改变自身免疫过程。长期使用疗效渐减，并可使神经肌肉接头损害加重，故应配合其他免疫抑制药治疗。

肾上腺皮质激素治本不治标，见效慢，甚至可使病情一过性加重，免疫抑制药的长远效果可使病情根本缓解，应是最根本的治疗措施。渐减法出现疗效快，但早期出现一过性加重者较多，适用于 Ⅰ 型和 Ⅱa 型；渐增法出现疗效慢，但一过性加重者较少，适用于 Ⅱb、Ⅲ 和 Ⅳ 型患者。一过性加重的出现是由于大剂量激素可抑制 ACh 释放。可用下列措施减轻肌无力加重现象：酌情增加溴吡斯的明的剂量和次数；补充钾剂和钙剂。不良反应：胃出血；股骨头坏死（为缺血性，做"4"字试验可早发现，行手术减压）。

4. 血浆置换和丙种球蛋白疗法疗效确切，但效果为一过性，用于危重情况，以避免气管切开和上呼吸器。

5. 胸腺切除术是治疗 MG 最根本的方法。全部胸腺及周围的淋巴组织彻底清扫干净。手术有效率达 70% ~ 90%。手术前后并用激素疗法，术后 3 年缓解率达 100%，而对伴胸腺瘤的 MG 患者手术疗法的确切疗效尚未能做出结论。

八、预后

除上述力弱的波动性外，原则上讲重症肌无力并不是一个进行性发展的疾病。全身型患者，通常在第一个症状出现后数周至数月症状即会全部表现出来。眼肌型患者，如发病后 2 年仍局限于眼肌，则很少转变为全身型。自发性的缓解也似乎主要发生在发病后的头 2 年内，因而头 2 年内对症状的观察及治疗是十分重要的。大多数 MG 患者用药物治疗可有效处理。常死于呼吸系统并发症如吸入性肺炎等。

典型病程是起病第 1 年首先影响眼肌，1 年内陆续影响其余部位的肌肉。有 20% ~ 25% 病程中自发缓解。近年来由于治疗方法和呼吸器械的改进，重症肌无力死亡率约 4%。一般说来 40 岁以上的老年患者、起病急而严重、有胸腺瘤者预后较差。

第二节　多发性肌炎

炎症性肌病是以肌肉纤维、纤维间和肌纤维内炎症细胞浸润为病理特征，表现为肌无力和肌痛的一组疾病。主要包括多发性肌炎、皮肌炎和包涵体肌炎等。人们早已认识到横纹肌和心肌是许多感染性疾病唯一攻击的靶子，但许多肌肉炎症状态无感染病灶存在，提出自身免疫机制，至今尚未完全确定。

一、病因和发病机制

特发性多发性肌炎（PM）和皮肌炎（DM）的病变主要累及横纹肌、皮肤和结缔组织。多发性肌炎是以多种病因引起骨骼肌间质性炎性改变和肌纤维变性为特征的综合征，病变局限于肌肉，累及皮肤称皮肌炎，如 PM 和 DM 均与结缔组织有关，则命名为 PM 或 DM 伴风湿性关节炎、风湿热、系统性红斑狼疮、硬皮病，或混合性结缔组织病等。本组疾病早在 19 世纪就已为人们所知，特发性 PM 和 DM 的病因及发病机制尚未明确。目前研究发现，可能的病因如下。

1. 感染　较多的研究显示，感染与 PM/DM 有关，如寄生虫、立克次体感染可造成严重的肌炎症状。目前对病毒的研究较为深入，至今已成功地用小 RNA 病毒，如柯萨奇病毒 B_1、流行性腮腺炎（SAIDSD）病毒及 HTLV-1 型（人 T 淋巴瘤病毒 1 型）病毒造成多发性肌炎样动物模型。病毒可能通过分子模拟机制，诱导机体产生抗体，在一些易感人群中导致 PM/DM 的发生。有人曾在电镜下观察到本病肌纤维有病毒样颗粒，但致病作用尚未得到证实，也未发现患者病毒抗体水平持续升高。PM 和 DM 常伴许多较肯定的自身免疫性疾病，如重症肌无力、桥本甲状腺炎等，提出其与自身免疫有关。PM 被认为是细胞免疫失调的自身免疫性疾病，也可能与病毒感染骨骼肌有关。DM 可发现免疫复合物、IgG、IgM、补体等沉积在小静脉和小动脉壁，提示为免疫反应累及肌肉的小血管，典型病理表现为微血管周围

B 细胞为主的炎症浸润，伴有微血管梗死和束周肌萎缩。PM/DM 常与恶性肿瘤的发生有关。国内报道 DM 伴发恶性肿瘤的频率为 8%，国外报道其发生率高达 10%～40%，PM 合并肿瘤的发病率较 DM 低，约为 2.4%。50 岁以上患者多见。肿瘤可在 PM/DM 症状出现之前、同时或其后发生。好发肿瘤类型与正常人群好发肿瘤类型基本相似。

2. 药物　研究发现肌炎的发生可与某些药物有关。如乙醇、含氟的皮质类固醇激素、氯喹及呋喃唑酮等，药物引起的肌炎发病机制尚不清楚，可能是由于免疫反应或代谢紊乱所造成。药物引起的肌炎在停药后症状可自行缓解或消失。

3. 遗传因素　Behan 等曾报道 PM/DM 有家族史。研究发现，PM/DM 中的 HLA-DR$_3$ 和 HLA-B$_8$ 较正常人增高。PM/DM 的自身抗体产生及临床类型与 HLA 表现型有关。包涵体肌炎 HLA-DRI 的发生率为正常对照组的 3 倍。经动物实验研究发现不同遗传敏感性小鼠患多发性肌炎的易感性明显不同。以上这些研究都说明 PM/DM 的发生有一定遗传倾向。

二、临床表现

（一）起病情况

发病率为 0.5/10 万～1.0/10 万，女性多于男性。文献报道 PM 与 DM 的男女发病比例分别为 1:5 和 1:3.75。本病可发生在任何年龄，呈双峰型，在 5～14 岁和 45～60 岁各出现一个发病高峰。本病在成人发病隐匿，儿童发病较急。急性感染可为其前驱表现或发病病因。呈亚急性至慢性进展，多为数周至数月内症状逐渐加重。

（二）主要临床表现

主要的临床表现包括近端肌无力和肌萎缩，伴肌痛、触痛。DM 患者还伴有皮疹的出现。

1. 多发性肌炎的首发症状依次为下肢无力（42%）、皮疹（25%）、肌痛或关节痛（15%）和上肢无力（8%）等。可出现骨盆带、肩胛带和四肢近端无力，表现为从坐位或蹲位站立、上下楼梯、步行、双臂上举或梳头等困难，颈肌无力表现为抬头困难、头部歪斜。大多数学者认为 PM 并发周围神经损害是 PM 的一个罕见类型。郭玉璞等报道 43 例 PM 的神经或肌肉病理分析，发现有 8 例并发神经损伤（18.60%），提示 PM 并发神经损伤可能是变态反应性神经病对肌肉和神经两系统的损伤。最常见和最重要的肌电图表现是运动和（或）感觉神经传导速度减慢。有学者认为多发性肌炎是主要累及骨骼肌的疾病，有时除肌病外还伴随周围神经损伤的表现，如感觉损伤和（或）肌腱反射消失等，则称为神经肌炎（NM）。至于 PM 并发周围神经损伤是一独立的疾病，还是 PM 病程中神经受损伤的表现之一，目前还没有定论。

2. 皮肌炎

（1）肌无力表现与 PM 相似，但病变较轻。

（2）典型皮疹：①向阳性紫红斑，上眼睑黯紫红色皮疹伴水肿，见于 60%～80% DM 患者，是 DM 的特异性体征。②Gottron 征，位于关节伸面，肘、掌指、近端指间关节多见，为斑疹或在红斑基础上高于皮面的鳞屑样紫红色丘疹，是 DM 特异性皮疹。③暴露部位皮疹，位于颈前、上胸部"V"区、颈后背上部、前额、颊部、耳前、上臂伸面和背部等处。④技工手，掌面和手指外侧面粗糙、鳞屑样、红斑样裂纹，尤其在抗 Jo-1 抗体阳性 PM/DM

患者中多见。

（3）其他皮肤病变：虽非特有，但也时而出现，包括指甲两侧呈黯紫色充血皮疹，指端溃疡、坏死，甲缘梗死灶，雷诺现象，网状青斑，多形性红斑等。皮损程度与肌肉病变程度可不平行，少数患者皮疹出现在肌无力之前，约7%患儿有典型皮疹，但始终无肌无力、肌病，酶谱正常，称为"无肌病皮肌炎"。

（4）儿童 DM 皮损多为暂时性，临床要高度重视这种短时即逝的局限性皮肤症状，可为诊断提供重要线索，但常被忽略。

（5）DM 伴发结缔组织病变较 PM 多见。

（6）关节炎改变通常先于肌炎，有时同时出现，血清 CK 轻度升高。

PM 和 DM 患者常有全身表现，所有系统均受累。①关节：关节痛和关节炎见于约15%的患者，为非对称性，常波及手指关节，引起手指屈曲畸形，但 X 线无骨关节破坏。②消化道：10%~30%的患儿出现吞咽困难、食物反流，造成胃反流性食管炎。③肺：约30%患儿有肺间质改变，急性间质性肺炎、急性肺间质纤维化的临床表现，部分患者为慢性过程，临床表现隐匿。肺纤维化发展迅速是本病死亡的重要原因之一。④心脏：仅1/3患者病程中有心肌受累，出现心律失常、心室肥厚、充血性心力衰竭，也可出现心包炎。心电图和超声心动图检测约30%出现异常，其中以 ST 段和 T 波异常最常见。⑤肾脏：约20%患者肾脏受累。⑥钙质沉着：多见于慢性 DM 患者，尤其是儿童。钙质在软组织内沉积，若沉积在皮下，溃烂后可有石灰样物流出，并可继发感染。⑦恶性肿瘤：约1/4患儿，以及50岁以上患者，可发生恶性肿瘤，多为实体瘤，男性多见。DM 发生肿瘤多于 PM，肌炎可先于恶性肿瘤2年左右，或同时或晚于肿瘤出现。⑧其他结缔组织病：约20%患儿可伴其他结缔组织病，如 SLE、系统性硬化、干燥综合征、结节性多动脉炎等，PM 和 DM 与其他结缔组织病并存，符合各自的诊断标准，称为重叠综合征。

（三）既往史

患者既往病史对诊断有一定意义。特别要询问有否肿瘤和其他结缔组织病史。

（四）体格检查要点

1. 一般情况　有些患者精神萎靡，乏力。有肌肉和关节疼痛患者会出现痛苦面容，可伴低热。有些晚期患者可出现呼吸功能障碍，患者气促、大汗淋漓等。

2. 淋巴结　合并有肿瘤的患者，淋巴结可肿大。

3. 皮肤黏膜　这是体格检查的重点所在。可出现不同程度的皮疹，早期为紫红色充血性皮疹，逐渐转为棕褐色，晚期可出现脱屑、色素沉着和硬结。眶周、口角、颧部、颈部、前胸、肢体外侧、指节伸侧和指甲周围可见红色皮疹和水肿，皮肤损害常累及关节（如肘、指及膝）伸侧皮肤，表现为局限性或弥漫性红斑、斑丘疹、脱屑性湿疹及剥脱性皮炎。某些病例表现为一处或多处局限性皮炎，恢复期皮肤可遗留黯红萎缩性色素沉着和扁平的带鳞屑基底，晚期皮肤可出现硬皮病样改变，称硬皮病性皮肌炎。

4. 心脏　可出现室性、房性早搏等心律失常，心音减弱等改变。

5. 肺部　严重病例可出现双肺呼吸音减弱，如果合并有吸入性肺炎，双肺可布满干湿啰音。

6. 关节　合并有关节炎的患者，可发现关节肿胀，甚至畸形、肌肉挛缩等改变。

7. 神经系统体格检查 主要阳性体征集中在运动系统的检查中。一般面部的肌肉不受损，可见上肢近端、下肢近端和颈屈肌无力，以及吞咽困难、肌痛或触痛（一般以腓肠肌明显）、肢体远端无力和肌萎缩。腱反射通常不减低，无感觉障碍。

三、辅助检查

1. 血清肌酶 肌肉中含有多种酶，当肌肉受损时这些酶释放入血液中，因此对肌酶的检测，不仅有助于 PM/DM 的诊断，而且定期复查是了解病情演变的良好指标。肌酸激酶（CK）是肌炎中相对特异性的酶，有一部分肌酶在疾病初期即可升高，在疾病稳定、临床症状尚未好转时降低，因此对诊断、指导治疗和估计预后具有重要意义。

其中以 CK 对 PM 的诊断及其活动性判断最敏感且特异。血清肌酶的增高常与肌肉病变的消长平行，可作为诊断、病程疗效监测及预后的评价指标。肌酶升高常早于临床表现数周，晚期患者由于肌肉萎缩肌酶不再释放，故慢性 PM 和广泛肌肉萎缩的患者，即使处于活动期，肌酶水平也可正常。

（1）CK：95% 的 PM 在其病程中出现 CK 增高，可达正常值的数十倍。CK 有 3 种同工酶：即 MM、MB、BB。CK-MM 大部分来源于横纹肌、小部分来自心肌；CK-MB 主要来源于心肌，极少来源于横纹肌；CK-BB 主要来源于脑和平滑肌。其中 CK-MM 活性占 CK 总活性的 95%～98%。PM 主要是 CK-MM 升高，CK-MB 也可稍增高，多由慢性或再生的肌纤维释放引起。晚期肌萎缩患者 CK 可以不升高。血清 CK 受下列因素的影响：长期剧烈运动、肌肉外伤或手术、肌电图操作、针刺、心肌梗死、肝炎、脑病及药物影响（吗啡、地西泮、巴比妥可以使 CK 的排出降低），因此 CK 的特异性也有一定的限度。

（2）ALD：小部分 CK 不升高的 PM 其血清 ALD 升高，但其特异性及与疾病活动性的平行性不如 CK。

（3）CAⅢ：为唯一存在于横纹肌的氧化酶，横纹肌病变时升高。对 PM 特异性较好，但临床应用较少。

（4）其他：AST、LDH 因在多种组织中存在，特异性较差，仅作为 PM 诊断的参考。

2. 免疫指标 由于本病是自身免疫性疾病，故在血清中存在多种抗体，可作为诊断及病情观察的指标。

（1）抗核抗体（ANA）：PM 患者 ANA 的阳性率为 38.5%，DM 为 50%。

（2）抗合成酶抗体，其中抗 Jo-1 抗体（胞浆 tRNA 合成酶抗体）阳性率最高，临床应用最多。抗 Jo-1 抗体在 PM 的阳性率为 25%，主要见于 DM，阳性率为 8%～20%。儿童型 DM 及伴恶性肿瘤的 DM 偶见抗 Jo-1 抗体阳性。

（3）抗 SRP 抗体：仅见于不到 5% 的 PM，其阳性者多起病急、病情重，伴有心悸，男性多见，对治疗反应差。

（4）抗 Mi-2 抗体为 PM 的特异性抗体。

（5）其他抗核抗体：多出现在与其他结缔组织病重叠的患者。抗 Ku、抗 PM-Scl 抗体见于与系统性硬化重叠患者。抗 RNP 抗体为混合性结缔组织病中常见抗体，抗 SSA、抗 SSB 抗体多见于与干燥综合征重叠的患者。抗 PM-1/PM-Sul 抗体：抗原为核仁蛋白，阳性率为 8%～12%，可见于与硬皮病重叠的病例。抗 PL-7 抗体：即抗苏酰 tRNA 合成酶抗体，PM 患者中阳性率为 3%～4%。抗 PL-12 抗体：即抗丙氨酰 tRNA 合成酶抗体，阳性率为 3%。

3. 肌电图（EMG） 肌电图检查是一种常用的肌肉病变检查方法，它通过对骨骼肌活动时的电生理变化分析，从而断定肌肉运动障碍的原因、性质及程度，以协助诊断、判定预后。对早期表现为肌无力，而无明显肌萎缩者，肌电图检查可以做到早期发现。PM 和 DM 的异常 EMG 表现为出现纤颤电位、正锐波，运动单位时限缩短、波幅减小，短棘多相波增加，重收缩波型异常和峰值降低，但以自发电位和运动单位电位时限缩短为最重要。自发性电活动出现，提示膜的应激性增加，神经接头的变性或不稳定，或是由于肌肉节段性坏死分离终板和肌肉导致继发性失神经电位，也可能是肌纤维的变性和间质炎症造成的电解质浓度改变，使肌纤维的兴奋性升高的结果。肌电图自发电位的出现与 PM 和 DM 患者疾病时期有关。自发电位出现量多表示病变处于活动期，自发电位出现量少则表示病变处于恢复过程或在缓慢进展中或肌肉显著纤维化等。活动期与稳定期比较，运动单位时限缩短、波幅降低和病理干扰相的出现率没有明显差异，说明运动单位时限缩短、波幅降低和病理干扰相与 PM 和 DM 疾病分期没有直接关系。在多发性肌炎的发展过程中除了由于肌肉坏死变性而使一个运动单位异步化所形成的多相波外，还有肌肉的坏死变性引起的肌纤维失神经的影响，在修复过程中又有芽生所造成的时限长的多相波。这些现象会在疾病的不同时期存在，它反映了疾病的不同时期神经、肌肉所处的功能状态。部分患者出现神经元损害的表现，并不代表有原发性神经源性病变，可能肌膜易激惹性增高所致，也可能是由于肌肉内神经小分支的受累或者肌纤维节段性坏死而导致部分正常的运动终板隔离而出现失神经性的改变。肌电图检查是诊断 PM/DM 的重要手段，选择合适的肌肉进行检查以获得较高的 EMG 阳性率。

4. 病理检查 皮肤和肌肉活检是诊断此病的关键，光镜下可见 PM 的病理表现为：肌纤维膜有炎细胞浸润，且有特异性的退行性表现；DM 特征性的病理表现为：肌束周围萎缩和微小血管改变。有人认为，肌束周围萎缩是诊断 DM 的主要表现。肌束周围萎缩即肌束周边区肌纤维处于同一程度的萎缩，束周萎缩区包括变性坏死纤维、再生纤维和萎缩纤维。可能是由于一些损伤因素的持续存在造成了束周区肌纤维的反复坏死和不完全再生所致。电镜下的超微结构主要表现为：激活的淋巴细胞浸润，肌丝坏死溶解，吞噬现象，肌纤维内线粒体、糖原颗粒、脂滴明显增多。PM 的毛细血管改变轻微，而 DM 毛细血管改变较明显，主要有微血管网状结构病变、内皮细胞浆膜消失、胞浆内异常细胞器等。

5. 磁共振（MRI） 作为一种非创伤性影像学检查技术，MRI 已用于许多神经肌肉疾病的诊断，国内研究 PM/DM 的 MRI 的表现为在常规自旋回波序列上，受累肌肉在 T_2WI 上呈片状或斑片状高信号。T_1WI 上呈等信号，提示肌肉的炎性水肿样改变。同时还发现 DM 的异常多发生在股四头肌，肌肉的 MRI 表现与肌肉的力弱、肌酶的升高、EMG 的表现、病理表现无必然相关性。

6. ^{31}P 磁共振波谱分析 ^{31}P 磁共振波谱分析（$^{31}PMRS$）技术是唯一可测定人体化学物质无机磷（Pi）、三磷酸腺苷（ATP）、磷酸肌酸（Pcr）的非创伤性技术。Pi 和 Pcr 的比值是检测肌肉生化状态和能量储备的有效指标。Pi 和 Pcr 的升高常提示肌组织产生和利用高能磷酸化合物障碍。Park 等用该技术测得肌肉感染的患者发现，休息状态下 ATP、Pi、Pcr 均低于正常人。而运动时更低，而 ADP 增高。说明其与肌肉力弱程度和疲劳程度相关，本技术对肌肉力弱，而对肌酶正常的患者有重要意义。肌肉的 MRI 和 $^{31}PMRS$ 技术应用于临床诊断，对确定活检部位、观察病情演变及指导临床用药有重要意义。

四、诊断

（一）诊断标准

Bohan 和 Peter（1975）提出的诊断标准：①对称的四肢近端肌无力，面肌和颈肌均可累及。②血清肌酶升高。③肌电图提示为肌源性损害。④肌活检提示肌纤维变性、坏死和再生，间质内炎性细胞浸润。⑤典型的皮疹。具备上述 1~4 项者可确诊 PM；具备上述 1~4 项中的 3 项可能为 PM；只具备 2 项为疑诊 PM。具备第 5 条，再加上 3 项或 4 项可确诊为 DM；第 5 条加上 2 项可能为 DM；第 5 条加上 1 条，为可疑 DM。应注意有无并发其他结缔组织病的可能。对 40 岁以上的男性患者，需除外恶性肿瘤的可能。

血清酶是一项较客观、敏感的指标，它能较准确地反映出肌肉病变的程度，是诊断 PM 和 DM 较重要的化验指标。大多数活动期 PM 和 DM 患者 CK 明显增高，治疗后在疾病开始稳定、临床症状尚未好转时，稳定期 PM 和 DM 患者 CK 明显降低，CK-MB、AST、LDH、HBDH 均与 CK 有一致性，但升高幅度和动态变化均不及 CK 明显，说明 CK 的升高是 PM/DM 中最常见且是所有血清酶中最敏感的指标，可以作为监测疾病活动性的一个指标。CK 的检测对诊断、指导治疗和估计预后具有重要意义。

（二）临床类型

1. Walton 和 Adams 最早指出，多发性肌炎和皮肌炎可表现为多种形式，根据患者的病因范围、年龄分布及伴发的疾病，可分为 5 型。

（1）Ⅰ型：单纯多性肌炎，炎症病变局限于横纹肌。

（2）Ⅱ型：单纯皮肌炎，单纯多发性肌炎合并皮肤受累。

（3）Ⅲ型：儿童多发性肌炎或皮肌炎。儿童型 DM 和儿童型 PM：儿童型临床特征与成人 DM/PM 类似，均可表现对称性近端肌无力、肌痛，血清肌酶增高，肌电图呈肌源性损害，但儿童型也有其自身的特点，如肌萎缩、胃肠道受累、钙质沉着等较常见，而并发恶性肿瘤者少见，另外大部分患儿有发热，对称性大、小关节炎，腓肠肌疼痛，除皮疹与成人型相同外，还可有单纯性眼睑红斑；30%~70%的患者出肌肉钙化，多见于肘、臀部的皮下筋膜内；可伴有关节挛缩。儿童型的肌组织与成人基本相同，但最典型的改变是在病程的早期出现微血管病变或血管炎症，且其后可发展成为钙化灶。儿童型 PM 也具有自身的特征和转归：学龄儿童发病，呼吸道感染后出现肌肉症状，腓肠肌疼痛，步态异常，后逐渐波及大腿，伴肌肉肿胀。CK 升高，对激素反应较好，预后比成人好，大部分患者在 1~5 d，少数在 4~7 周内完全恢复，本型因其症状轻易被忽视。

（4）Ⅳ型：多发性肌炎（或皮肌炎）重叠综合征，约 1/3 的 PM 或 DM 合并 SLE、RA、风湿热、硬皮病、干燥综合征或几种病变构成的混合性结缔组织病等。重叠综合征的发病率不清，据报道仅 8%的 SLE 病例伴真正的坏死性炎症性肌病、硬皮病、风湿性关节炎等，接受 D-青霉胺治疗的风湿性关节炎患者 PM 和 DM 的发病率增加。重叠综合征肌无力和肌萎缩不能单用肌肉病变解释，因关节炎引起疼痛可限制肢体活动，导致失用性萎缩。有些结缔组织病可伴发肌炎或多年后出现肌炎，疾病早期仅有肌肉不适、酸痛及疼痛，诊断有时依靠血清肌酶、EMG 及肌肉活检。PM 或 DM 可与风湿性关节炎、风湿热、系统性红斑狼疮、硬皮病及其他混合性结缔组织病并存。

（5）V型：伴发恶性肿瘤的多发性肌炎或皮肌炎。1916 年 Stertz 首次报道了 PM/DM 与恶性肿瘤的相关性，并存率为 5%~25%，大部分出现在 DM，小部分在 PM，其后不断有相关文献报道，但各报道之间恶性肿瘤的发生率（13%~42.8%）以及肿瘤分型差别较大。目前认为男性患者肿瘤综合征与肺癌和结肠癌、前列腺癌的关系最密切，女性患者与乳腺癌和卵巢癌关系密切。肿瘤可发生在所有的器官，但此型患者肌肉和皮肤均未见肿瘤细胞。约半数患者 PM 或 DM 症状先于恶性病变，有时早 1~2 年或更多年。40 岁以上发生者尤其要高度警惕潜在的恶性肿瘤可能，应积极寻找病灶，定期随访，有时需数月至数年才能发现病灶。PM 或 DM 伴发症的发生率和病死率通常取决于潜在恶性肿瘤的性质及对治疗的反应，有时肿瘤切除可避免发生肌炎。PM/DM 易合并恶性肿瘤，且恶性肿瘤的发生可出现在 PM/DM 的任何时期。因此对于年龄较大（40 岁以上）的 PM/DM 患者应提高警惕，尤其是对于男性、合并系统损害、肿瘤血清学检测阳性的患者，应积极寻找肿瘤的证据，以免延误病情。

2. 以上的分类标准对本病的诊断、治疗和预后有一定的指导作用，但由于患者起病方式、临床表现、实验室检查等方面变化很大，这些方法区分的各类型肌炎患者在临床、实验室、遗传学方面的差别不显著。而肌炎特异性抗体（MSAs）与某些临床表现密切相关，有更好的分类作用。以 MSAs 来区分 PM/DM，按阳性率高低主要分为 3 大类：抗合成酶抗体，以抗 Jo-1 抗体为主，临床表现为抗合成酶综合征，预后中等。抗 SRP 抗体易发生心肌受累，对免疫抑制药反应差，有很高的病死率，预后差。抗 Mi-2 抗体主要见于 DM 对免疫抑制药有很好的反应，一般预后良好。不同的 MSAs 分别与各自的临床类型相联系，对预后有判断价值。

其中抗 Jo-1 抗体阳性者常有特征性临床表现：间质性肺病、关节炎、雷诺现象、技工手等，合称为抗 Jo-1 抗体综合征。由于其临床表现多样化，容易延误诊治。其中以间质性肺炎为首发症状者最多见。由于在整个病程中以间质性肺炎为主要表现，且可出现在肌炎之前，临床甚至无肌炎表现，常被诊为"特发性肺间质病变""肺感染""类风湿关节炎"，因此联合检测抗 Jo-1 抗体、肌酶及免疫学指标有利于诊断。患者在间质性肺炎的基础上，加之呼吸肌无力易致分泌物潴留和肺换气不足，吞咽困难增加了吸入性肺炎机会，激素、免疫抑制药的应用也增加感染的机会，故抗 Jo-1 抗体阳性的 PM/DM 患者易发生肺部感染，也是主要的死亡原因之一。

五、鉴别诊断

1. 进行性肌营养不良症　此病患者学龄前起病，表现为近端肌无力，病程较缓，有家族史，既往无结缔组织病史，血清 CK 增高明显，肌电图提示肌源性受损，肌活检发现抗肌萎缩蛋白缺如，皮质类固醇治疗可使患者的血清肌酶下降，但病情改善不明显。

2. 慢性吉兰-巴雷综合征　患者表现为四肢乏力，以远端为主，可伴有末梢型浅感觉障碍，肌电图提示周围神经受损，脑脊液提示蛋白-细胞分离现象，患者无肌肉酸痛，血清肌酶不高等可与多发性肌炎鉴别。

3. 重症肌无力　患者表现为四肢无力，眼肌麻痹很常见，受累肌肉呈无力或病态疲劳，症状常局限于某组肌肉，肌群重复或持续运动后肌力减弱，呈晨轻暮重的规律性波动，活动后症状加重，休息后不同程度缓解。肌疲劳试验（Joily 试验）、新斯的明和依酚氯铵试验阳性，血清 AChR-Ab 测定，肌电图等可确诊。

4. 线粒体肌病 属于遗传性疾病，患者以轻度活动后的肌肉病态疲劳为主要临床表现，休息可缓解。血清肌酶可增高，血乳酸和丙酮酸值增高。鉴别有困难者可分析运动前后乳酸与丙酮酸的浓度，运动前乳酸，丙酮酸浓度高于正常值，或运动后 5 min 以上不能恢复正常水平为异常。肌肉活检可见破碎红纤维为其特征性改变，运用分子生物学方法检测线粒体DNA 是确诊本病的金标准。

5. 脂质沉积性肌病 为常染色体隐性遗传，有家族史，是由于遗传因素致卡尼汀或卡尼汀棕榈转移酶缺乏引起肌纤维内脂肪代谢障碍，致使肌细胞内脂肪堆积而引起的肌病。临床表现与多发性肌炎相似，确诊主要根据肌肉病理和生化测定。肌肉活检的重要依据就是脂肪染色阳性，脂滴聚集以Ⅰ型纤维为重，但需要鉴别线粒体肌病和炎性肌病中肌纤维增多的问题。陈琳等认为，与原发性脂质沉积性肌病相比，肌炎患者肌纤维内脂滴增多的程度比较轻，或为散在单根纤维内脂滴堆积，或为普遍轻度到中度增多。

6. 肌糖原累积病 是一种遗传性疾病，由于糖酵解的关键酶突变引起糖原的合成与分解障碍，大量异常或正常的糖原累积在肝脏、心脏与肌肉而引起多种临床表现。临床主要表现为肌无力，运动后肌肉酸痛和痉挛，有时伴有腓肠肌肥大，易误诊为多发性肌炎。确诊主要依靠糖原代谢酶的生化检查和肌肉活检。活检提示主要以空泡纤维为主，PAS 染色阳性，多累及Ⅰ型纤维，纤维坏死再生及淋巴细胞浸润少见，电镜下可见大量糖原沉积。与多发性肌炎的肌纤维坏死和炎症细胞浸润不同。

7. 甲状腺功能低下性肌病 此病最早是在 1880 年报道，之后陆续有相关报道。该病主要表现为不同程度的近端肌无力，肌痉挛，肌痛，肌肥大，反射延迟等。同时可以有甲状腺功能低下的表现，如黏液水肿，怕冷，行动迟缓，反应迟钝，心率减慢，腹胀厌食，大便秘结。但是甲状腺功能低下所致的全身性症状不能作为甲状腺功能低下性肌病的主要诊断依据，因为有的甲低患者并无明显的系统性症状，而以肌肉的症状为主。肌肉活检可见肌纤维形态和大小的改变，以及肌细胞坏死，中心核沉积，炎细胞浸润，核心样结构，Ⅰ型、Ⅱ型肌纤维的萎缩或肥大等。这些改变与多发性肌炎有很多相似之处，甲状腺功能的实验室检查及甲状腺素替代治疗有效（骨骼肌症状缓解，血清学指标恢复正常或趋于正常等）可予以鉴别。

六、治疗

（一）治疗原则

抑制免疫反应，改善临床症状，治疗原发病。

（二）治疗计划

1. 一般治疗 急性期卧床休息，病情活动期可适当进行肢体被动运动和体疗，有助于预防肢体挛缩，每天 2 次，症状控制后的恢复期可酌情进行主动运动，还可采用按摩、推拿、水疗和透热疗法等。予高热量、高蛋白饮食，避免感染。

2. 皮质类固醇 皮质类固醇是 PM 和 DM 的一线治疗药物，泼尼松成人 0.5 ~ 1.0 mg/（kg·d），儿童剂量为 1 ~ 2 mg/（kg·d），多数患者于治疗 6 ~ 12 周肌酶下降，接近正常，待肌力明显恢复、肌酶趋于正常 4 ~ 8 周开始缓慢减量（一般 1 年左右），减量至维持量 5 ~

10 mg/d后继续用药2年以上；对病情发展迅速或有呼吸肌无力、呼吸困难、吞咽困难者，可选用甲泼尼龙成人0.5~1.0 g/d，儿童30 mg/（kg·d），静脉冲击治疗，连用3 d，之后改为60 mg/d口服，根据症状及肌酶水平逐渐减量。在服用激素过程中应密切观察感染情况，必要时加用抗感染药物。激素使用疗程要足，减量要慢，可根据肌力情况和CK的变化来调整剂量，治疗有效者CK先降低，然后肌力改善，无效者CK继续升高。

应注意长期应用皮质类固醇减量停药后的不良反应和防治。

（1）反跳现象：皮质类固醇减量乃至停药过程中出现原有疾病加重。防止或减轻"反跳现象"的方法："下台阶"阶梯减量的方法逐渐撤减皮质类固醇。

（2）虚弱征群：长期、连续服用皮质类固醇而停用后会出现乏力、食欲缺乏、情绪消沉，甚至发热、呕吐、关节肌肉酸痛等。患者对皮质类固醇产生依赖性，对停用有恐惧感，主观感觉周身不适和疾病复发。此时须鉴别确实是"疾病复发"还是"虚弱征群"。防治方法：在疾病处于稳定期后或在停用前隔天服用皮质类固醇，以减少对垂体的抑制。

（3）应激危象：长期用皮质类固醇后HPA轴功能被抑制，停用后该轴功能需要9~12个月或更长时间恢复。因此，各种应激状态时均应加大皮质类固醇用量，已停用者可再次应用。

3. 硫唑嘌呤（AZA） 除激素外，硫唑嘌呤是临床上使用最悠久的自身免疫性疾病药物。AZA的活性产物^{6}MP，能抑制嘌呤生物合成而抑制DNA、RNA及蛋白合成。对细胞和体液免疫均有明显的抑制作用，但并不干扰细胞吞噬和干扰素的产生，为一种非特异性的细胞毒药物。对激素治疗无效或不能耐受的患者，可予口服硫唑嘌呤2~3 mg/（kg·d），初始剂量25~50 mg/d，渐增加至150 mg/d，待病情控制后逐渐减量，维持量为25~50 mg/d。无类固醇激素不良反应，适于需长期应用免疫抑制药的患者。

在人类AZA不良反应发生率为15%。主要不良反应为骨髓抑制，增加感染机会，肝脏毒性，脱发，胃肠道毒性，胰腺炎以及具有诱发肿瘤危险。

（1）骨髓抑制：最常见为剂量依赖性，常发生在治疗后7~14 d。表现为白细胞减少，血小板减少导致凝血时间延长而引起出血和巨幼红细胞性贫血。AZA所致造血系统损害是可逆性的，及时减量或停用，大部分患者造血功能可恢复正常。

（2）肝脏毒性：主要表现为黄疸。实验室检查异常：血清碱性磷酸酶、胆红素升高，和（或）血清氨基转移酶升高。罕见但严重危及生命的肝毒性为静脉闭塞性肝病。

（3）胃肠道毒性：主要发生在接受大剂量AZA患者，表现为恶心呕吐，食欲减退和腹泻。分次服用和（或）餐后服药可减轻胃肠道不良反应。呕吐伴腹痛也可发生在少见的过敏性胰腺炎。其他包括口腔、食管黏膜溃疡以及脂肪泻。

（4）致癌性和致畸性：A2A对人类具有致癌性已经被公认。AZA能致膀胱肿瘤和白血病。关于对人类的致畸性尚未见报道，但对动物（大鼠、小鼠、兔子、仓鼠）的致畸性已经得到证实（四肢、眼、手指、骨骼、中枢神经系统）。

（5）过敏：不可预知，罕见并具有潜在致命危险的不良反应是超敏反应，AZA药物过敏反应表现多样，可从单一的皮疹到过敏性休克（如发热，低血压和少尿）。胃肠道过敏反应的特点为严重恶心、呕吐，这一反应也可以同时伴发腹泻、皮疹、发热、不适、肌痛、肝酶增高，以及偶尔发生低血压。

（6）增加感染机会：AZA为一种毒性药物，应该在严密监护下合理使用。AZA与其他免疫抑制药物合用将明显增加其毒性作用，应注意监测外周血细胞计数和肝脏功能。

4. 甲氨蝶呤（MTX）　MTX 剂量由 5 mg 开始，每周增加 5～25 mg，每周 1 次静脉注射，口服时由 5～7.5 mg 起始，每周增加 2.5～25 mg，至每周总量 20～30 mg 为止，待病情稳定后渐减量，维持治疗数月或数年。儿童剂量为 1 mg/kg。甲氨蝶呤可与小剂量泼尼松（15～20 mg/d）合用，一般主张开始从小剂量泼尼松治疗时就与一种免疫抑制药合用，DM 并发全身性血管炎或间质性肺炎时须采用此方案。

5. 环磷酰胺（CTX）　对 MTX 不能耐受或不满意者可选用，50～100 mg/d 口服，静脉注射，重症者可 0.8～1.0 g 静脉冲击治疗。用药期间应注意白细胞减少、肝肾功能及胃肠道反应。

6. 环孢素（CsA）　环孢素 2.5～5.0 mg/（kg·d），使血液浓度维持在 200～300 ng/mL，可能对 DM 患者更有益。主要不良反应为肾功能异常，震颤，多毛症，高血压，高脂血症，牙龈增生。尽管其肾脏毒性是有限的，但为必须调整或停药的指征。

（1）牙龈增生：常见的不良反应，常发生在使用后的第 1 个月，服用 CsA 后 3 个月内就会出现明显牙龈增生。15 岁以下儿童更常见。钙通道阻滞药硝苯地平（心痛定）能够加剧 CsA 所致的牙龈增生。

（2）肾脏毒性：CsA 所致肾毒性为最常见但同时也是最严重的不良反应。表现为 BUN 和 Scr 升高。临床上也可表现为水潴留，水肿，但常常不易被察觉。其肾毒性与药物剂量相关且停药或减量后可恢复正常。血浆浓度 >250 ng/mL 肾毒性明显增加。CsA 的肾毒性分急性和慢性两种。急性肾脏毒性发生在用药的开始 7 d 内，亚急性毒性出现在用药后 7～60 d，CsA 的慢性毒性出现在用药 30 d 以后。表现为不可逆肾脏功能异常。其临床特征为进行性的肾功能减退，影响患者的长期存活。一旦发生无有效的治疗方法。

（3）肝脏毒性：发生在用药的第 1 个月并与药物剂量呈正相关。表现为肝功能异常（GOT，GPT 增高）以及血胆红素增高。肝脏毒性可在 CsA 减量或停药后逆转。

（4）对水、电解质的影响：高钾血症（常伴高氯性代谢性酸中毒），低镁血症以及碳酸氢盐浓度下降。高尿血症也较常见，尤其是同时给予利尿药治疗时更易发生且可能导致痛风。

（5）神经系统不良反应：震颤，手掌烧灼感，跖肌感觉异常，头痛，抑郁和嗜睡，视觉障碍（包括视神经盘水肿、幻视）等。偶尔发生抽搐或癫痫发作等不良反应。有报道，CsA 与大剂量甲泼尼龙同时使用，可发生抽搐或癫痫发作。中毒剂量表现醉酒感，手足感觉过敏和头痛等。

（6）胃肠道不良反应：腹泻，恶心呕吐，食欲减退和腹部不适等常见。其次可发生胃炎、打嗝和消化性溃疡。也有报道可出现便秘，吞咽困难和上消化道出血。

（7）皮肤：多毛症（分布于脸、上肢和背部）。

（8）内分泌不良反应：高血糖，催乳素增高，睾酮下降，以及男子女性化乳房，糖尿病等 CsA 能增加早产发生率，CsA 能通过胎盘并可分泌乳汁。至今尚未见有关正在哺乳的妇女使用该药的报道。

（9）其他：例如肌病，可逆性肌损害伴肌电图异常。

CsA 肾毒性的防治：①严格注意用药适应证和禁忌证，肝肾功能异常或肾组织病理检查有明显小管间质病变者慎用或禁用。②选择合适剂量、疗程并监测血药浓度调整用量。剂量一般每天 4 ~ 6 mg/kg，分 12 h 口服给药，3 d 后以血药浓度调整 CsA 剂量，总疗程一般不超过 2 年（足量 6 ~ 9 个月后开始减量）。③严密监测临床不良反应，血压，肝肾功能，如 BUN、SCr、血清胆红素，电解质（尤其是钾和镁）。监测尿酶，微量蛋白等。④中药：冬虫夏草、丹参、人参总皂苷和粉防己碱对 CsA 引起的急性肾毒性有保护作用。

7. **免疫球蛋白**　免疫球蛋白对 PM 的治疗有益，0.4 g/（kg·d），静脉滴注，连用 5 d，每月 1 次，根据病情可使用数月。可减少免疫抑制药的用量，但缺乏临床对照试验证实。血浆置换疗法可在免疫抑制药无效时采用，去除血液中细胞因子和循环抗体，改善症状。

8. **全身放疗或淋巴结照射**　抑制 T 细胞免疫活性，对药物治疗无效的难治性 PM 病例可能有效，不良反应较大。

9. **支持疗法和对症治疗**　包括注意休息、摄入高蛋白及高纤维素饮食、适当体育锻炼和理疗等。重症卧床患者肢体可被动活动，以防关节挛缩及失用性萎缩，恢复期患者应加强康复治疗。

10. **中西医结合治疗**　雷公藤兼有免疫抑制及糖皮质激素二者的作用特点，故可应用。某些中药替代激素治疗或联合使用时，可减少激素用量，从而降低其不良反应。雷公藤为卫矛科雷公藤属长年生藤本植物，具有清热解毒、消肿、消积、杀虫、止血等功效。是迄今为止免疫抑制作用最可靠的中药之一。因其不良反应较大，又有断肠草之称。目前临床上雷公藤有多种剂型，如汤剂、糖浆剂、颗粒剂、片剂、流浸膏剂、酊剂、擦剂、软膏剂等。

雷公藤多苷片为临床最常用的剂型，对免疫系统呈双向调节作用。在体外低浓度时促进 T、B 细胞增殖，高浓度时则呈抑制作用；在体内，低浓度时促进 B 细胞功能，但对 T 细胞功能无明显影响；高浓度则对 T、B 细胞功能均有抑制作用。对 NK 细胞的作用也是如此。

其不良反应包括生殖系统毒性、肝脏损害、粒细胞减少和肾脏损害等，长期应用可导致肾间质纤维化，其中较为突出的是对生殖系统的影响。①生殖系统：对生殖系统有明显影响，不仅影响女性卵巢功能，也影响男性睾丸及精子发育。因此，此药疗程不宜过长，一般用药疗程小于 6 个月，长期使用也可能引起生殖器官的难逆性损害。一般停药后，生殖系统功能有望恢复。②血液系统和骨髓抑制作用：白细胞及血小板减少，严重者可发生粒细胞缺乏、贫血和再生障碍性贫血。多在用药后 1 周出现，常同时伴有腹泻，停用本品后常于 1 周后可逐渐恢复正常。③肝肾功能的不良反应：本品可出现肝脏酶谱升高和肾肌酐清除率下降，这种作用一般是可逆的，但也有严重者发生急性肾衰竭而导致死亡。④皮肤黏膜改变：可达 40%，表现皮肤色素沉着、皮疹、口腔溃疡、痤疮、指甲变软、皮肤瘙痒等。⑤其他不良反应：胃肠道反应，纵隔淋巴瘤，不宁腿综合征，听力减退，复视等。

为了减少雷公藤多苷的不良反应，在临床用药过程中要严格掌握适应证和禁忌证，防止滥用本品；尤其青春期儿童慎用。肝、肾功能异常及造血功能低下者慎用；掌握好用药剂量和疗程：不超过每天 1 mg/kg，最大不超过 30 mg/d，疗程一般不超过 6 个月。对生殖系统不良反应的防止：青春发育期慎用。对哺乳期妇女，雷公藤能通过乳汁影响婴儿，此阶段应禁止使用。控制用药剂量，适量联合用药，可提高疗效，减少不良反应。可与 CsA 等药物联用，增加药物疗效，降低用药剂量，减轻单独用药的不良反应。在疾病的活动期，不宜单独使用雷公藤制剂。用药期间严密监测血常规、肝肾功能等。出现不良反应立即停药，并积极对症处理以达到安全、有效、合理的应用。

（三）治疗方案的选择

1. 本病的治疗通常联合应用免疫抑制药和细胞毒性药物　一般说来，对激素反应好的PM、DM，应选择激素＋细胞毒性药物治疗；对激素抵抗的PM、DM，应选择细胞毒性药物IVIG治疗；对激素依赖的PM、DM，应选择细胞毒性药物；对激素、细胞毒性药物均抵抗的DM、PM，应选用甲泼尼龙＋细胞毒性药物，如MTX＋CSA、IVIG治疗。陈洁等认为在免疫抑制药的使用中，MTX的疗效优于CTX和硫唑嘌呤，故以MTX为首选。

难治性PM、DM可首选IVIG、激素＋CSA、CSA＋IVIG，儿童型DM选用甲泼尼龙，合并有肺间质病变时选用环磷酰胺，皮炎治疗选用羟基氯喹、MTX、IVIG，钙盐沉着时加用阿仑膦酸钠、丙磺舒。激素、细胞毒性药物及丙种球蛋白，推荐逐级、逐步经验治疗，前二者可一开始即联合应用。

2. 部分难治性PM/DM的治疗　现有许多研究者采用静脉注入大量人体免疫球蛋白（IVIG）进行治疗，其机制是抑制B细胞产生有交叉反应基因型的自身抗体，抑制T细胞介导的细胞毒作用，对有血管病变的DM患者可改善血管壁病变。静脉注射IVIG的剂量为0.4 g/kg，连用5 d后，可每个月应用1次，Dalakas等研究认为，应用大剂量的IVIG 1 g/kg，连续2 d，每个月1次，使用4~6个月，可使难治性PM/DM获得明显的疗效。免疫抑制药无效时，也有学者提出使用血浆交换及白细胞去除方法，去除血液中的细胞因子和循环抗体，是治疗难治性PM/DM的有效方法。对于难治性或危及生命的PM/DM患者，有学者提出使用全身放疗（TBI）。其作用机制是通过抑制周围淋巴细胞数量，从而影响其功能，Hengstman等应用抗肿瘤坏死因子α的单克隆抗体治疗PM/DM患者，取得了较好的疗效，认为是一种安全、起效快的治疗方法。但这一方面只处于初步研究阶段，尚缺大样本的病例研究。

七、病程观察及处理

（一）病情观察要点

1. 注意生命体征，特别是呼吸功能，必要时予呼吸机辅助呼吸。

2. 四肢的肌力和肌张力情况，注意腱反射等的改变。

3. 心脏的功能，有无颈静脉怒张、下肢水肿等情况。

4. 监测药物的不良反应，皮质类固醇激素引起的高血压、血糖增高等，细胞毒性药物引起的骨髓抑制等。

5. 定期复查血常规、肝肾功能等。

6. 对于进行血浆置换的患者，需观察其血压、神志等情况，注意低钾、低钙、过敏等并发症。

（二）疗效判断与处理

治疗的理想标准应该是主要临床症状如肌肉力弱及皮疹消失，CK水平恢复正常，激素完全撤除。但不是每个患者都能达到这一标准，因此需要一个现实的实际标准，即临床症状明显减轻，使用最小的激素维持量，CK正常或下降，皮疹减轻。但有时临床症状减轻与CK下降不平行，或肌肉力弱有恢复而皮疹不减轻，因此如何确定治疗标准以评定疗效和正确选择治疗还需要进一步研究，是否不以临床改善作为主要判断，是否监测CK

变化而不以 CK 正常作为治疗标准，是否不以皮疹消失作为用药标准。

八、预后评估

PM 和 DM 一般预后尚好，伴恶性肿瘤例外。成人及儿童的病程明显不同，大多数病例经皮质类固醇治疗后症状改善，也有许多患者遗留不同程度的肩部、臀部肌无力。20%的患者完全恢复，20%长期不复发。急性或亚急性 PM 起病即开始治疗预后最好，并发恶性肿瘤者用皮质类固醇治疗可减轻肌无力和降低血清酶水平，但数月后可复发，继续用药无效，如成功切除肿瘤可不再复发。发病数年后病死率约 15%，儿童型 DM、PM 并发结缔组织病及恶性肿瘤病死率高。由于本病并发恶性肿瘤概率为 9%～52%，对于中老年患者，应每 3～6 个月随访 1 次，详细检查有无肿瘤伴发。

参考文献

[1] 张润宁. 常见脑血管疾病临床诊治 [M]. 石家庄：河北科学技术出版社，2013.

[2] 赵建平. 呼吸疾病诊疗指南 [M]. 北京：科学出版社，2016.

[3] 崔丽英. 神经内科诊疗常规 [M]. 北京：中国医药科技出版社，2013.

[4] 尹安春，史铁英. 内科疾病临床护理路径 [M]. 北京：人民卫生出版社，2014.

[5] 吕坤聚. 现代呼吸系统危重症学 [M]. 北京：世界图书出版公司，2015.

[6] 杨岚，沈华浩. 呼吸系统疾病 [M]. 北京：人民卫生出版社，2015.

[7] 董卫国，魏云巍，富冀枫. 消化系统 [M]. 北京：人民卫生出版社，2015.

[8] 陈楠. 肾小管间质疾病诊疗新技术 [M]. 北京：人民军医出版社，2012.

[9] 王志敬. 心内科诊疗精萃 [M]. 上海：复旦大学出版社，2015.

[10] 郭继鸿，胡大一. 中国心律学 2015 [M]. 北京：人民卫生出版社，2015.

[11] 戈文尚. 心内科速查 [M]. 济南：山东科学技术出版社，2014.

[12] 李红，李映兰. 临床护理实践手册 [M]. 北京：化学工业出版社，2010.

[13] 尤黎明，吴瑛. 内科护理学 [M]. 5 版. 北京：人民卫生出版社，2012.

[14] 宁光. 内分泌学高级教程 [M]. 北京：人民军医出版社，2014.

[15] 崔屹. 消化系统疾病合理用药 [M]. 济南：山东科学技术出版社，2010.

[16] 王拥军. 神经内科学高级教程 [M]. 北京：人民军医出版社，2014.

[17] 黄连军. 先天性心脏病介入治疗 [M]. 北京：北京大学医学出版社，2016.

[18] 李青. 中枢神经系统肿瘤病理学 [M]. 北京：人民卫生出版社，2011.

[19] 董为伟. 神经系统与全身性疾病 [M]. 北京：科学出版社，2015.

[20] 赵文汝. 临床神经训导康复治疗学 [M]. 北京：人民卫生出版社，2014.

[21] 刘鸣，谢鹏. 神经内科学 [M]. 北京：人民卫生出版社，2014.

[22] 井霖源. 内科学基础 [M]. 北京：中国中医出版社，2015.